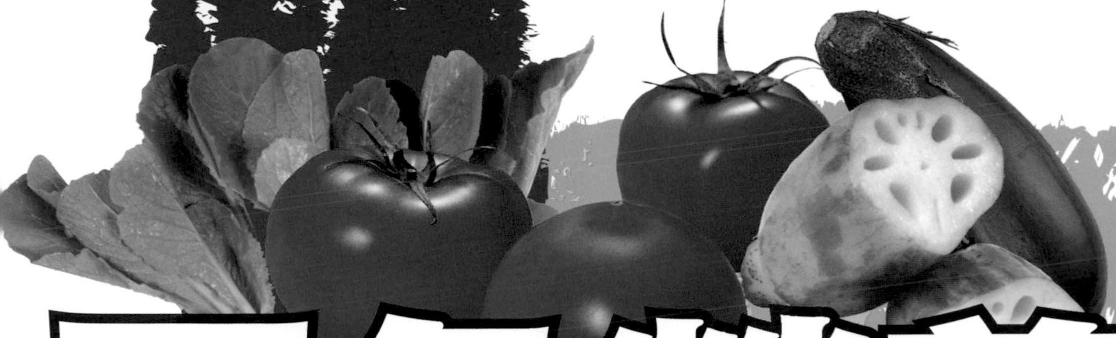

五色營養

食物顏色 是天然營養素

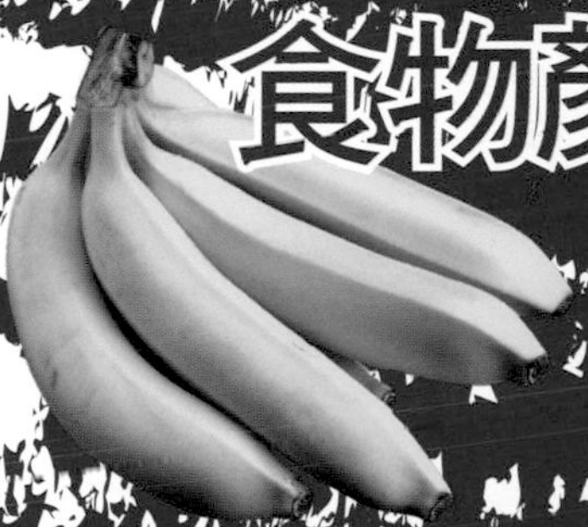

〈家庭書架〉編委會／著

TVBS「健康兩點靈」、「女人我最大」諮詢專家
國立陽明大學醫學院藥理教授、台北市議員
潘懷宗博士 監修推薦

文經社

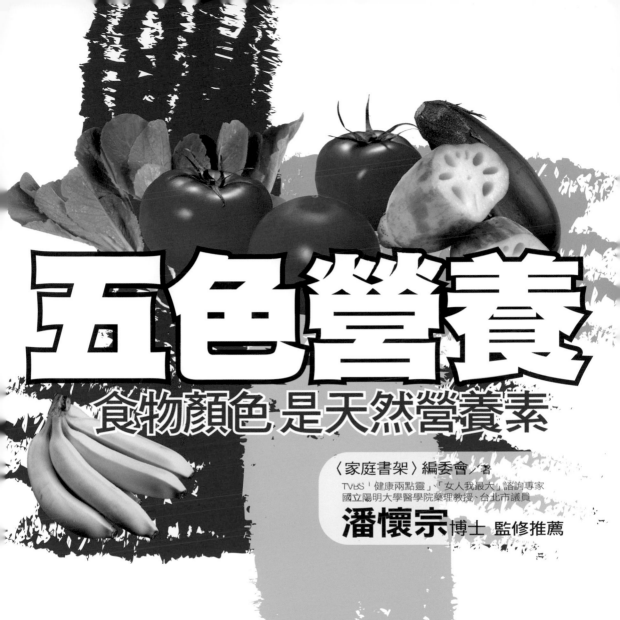

序

■ 潘懷宗
（TVBS「健康兩點靈」諮詢專家
國立陽明大學醫學院藥理教授、台北市議員）

數千年前中國人就已經懂得食物顏色的重要性與營養價值，將食物的顏色與味道劃分為五類，與人體的五臟理論、天地的五行學說相對應連繫起來，並影響至今。食物的五色各有主味，任一類的食品，其營養保健功能是不同的，要實際對症處方，根據每個人不同的需要選擇飲食，方可達到事半功倍、祛病強身的功效，意即飲食的五色需調節適當，才能滋養五臟。

現代科學研究也證明，食物本身擁有的天然顏色，與其含有的營養成分關係十分密切，不同的顏色蘊含各種令人驚奇的營養素，而且顏色愈深或愈鮮豔者含量愈豐富，舉凡維生素、礦物質、植化素、三大營養素等，都包含在這五彩繽紛的顏色裡，對人體健康的幫助與影響不言可喻。隨著人們物質生活水準的提高，食物的效用早已不只是用來果腹填肚、充饑止餓，如今人們在每日或簡單或繁瑣的三餐膳食裡，更注重營養的均衡，更關心健康的問題。所以，選擇合適的飲食配餐，提高人體對環境與季節的適應能力，進而活絡人體免疫功能，都是非常重要的。營養專家建議，善用食物顏色搭配食用，不但可以讓餐桌的菜色更豐富多樣不單調，也能提高食欲，直接攝取到較多樣且充足的營養，提供一日所需。醫學報告也證實，這些多采多姿的食物，都能有效清除自由基，具有抗氧化、抗炎性的作用，並能增強機體解毒的能力，排除有毒物質的侵害。綜合以上所述，不外乎再次提醒我們：「人要健康長壽，五色營養吃透透。」

書中按照黑、紅、綠、黃、白等顏色順序，將日常食物分門別類，每種食物皆規畫保健功效、食用宜忌等相關主題分別解說，也提供選購要訣、保存須知，方便讀者採購時有所參考。沒有冗長的理論說明，言簡意賅直接切入重點，將讀者想知道的林林總總，完整呈現，尤其是營養素部分，以表格方式清楚列出，更容易讓人一目了然，隨查隨知，是一本淺顯易懂、人人能讀且必讀的家庭營養簡易指南，希望藉由本書的出版，人人都能成為家庭的營養師。

PREFACE

前言

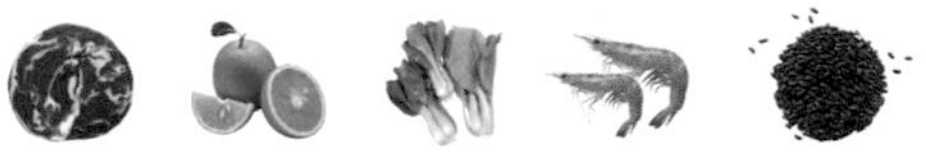

每一天的餐桌都應五彩繽紛

大千世界，食物的品種成千上萬，顏色也是五彩繽紛。營養學界將這些食物按其天然色澤大致分為五大類：白、黃、紅、綠、黑。營養學家認為，同顏色的食物所含有的營養成分是不相同的，每類顏色的食物都有其「一技之長」。

白色食物是指米、麵和白色雜糧等，它們含有豐富的蛋白質及其他多種營養元素，消化吸收後可維持人體的生命活動，人體所需熱量的60%以上都是由此類食物供給的。但白色食物往往缺少人體必需的胺基酸。

黃色食物包括各種豆類，它們富含植物蛋白質，是高蛋白、低脂肪的食中佳品，其中又以豆腐、豆芽菜等最易消化吸收，宜於患有高脂血症的中、老年人食用。

紅色食物包括畜禽肉類，它們是優質蛋白質和許多微量元素的來源，若按照對人體健康的有益程度排列先後，其順序為魚肉、雞肉、牛肉、羊肉、豬肉等。此類食物所含動物脂肪較多，且大多缺乏各種維生素，所以不宜多食。

綠色食物包括各種新鮮蔬菜和水果，它們為人體提供所需的維生素、膳食纖維和礦物質等，其中以深綠色的葉菜為最佳。

黑色食物包括各種黑色的動、植物，如烏雞、甲魚、海帶、黑米、黑豆、黑芝麻及各種深色食用菌等。此類食物維生素和微量元素的含量極為豐富，且富含優質動、植物蛋白，是極具營養價值的食物。

可見，白、黃、紅、綠、黑這五種顏色的天然食物，對人體健康益處多多，只要善加利用，就能達到相對應的保健作用。可以說，顏色之於食物，已不僅是一種表現特徵，更體現內在的營養價值；顏色之於食物，已不僅是令人賞心悅目，更體現特有的健康呵護。

本書正是針對這一點，首先對五種顏色的食物進行分門別類的詳盡介紹，使讀者能夠在第一時間就對白、黃、紅、綠、黑這五色食物有清晰的認知，並能迅速掌握每類食物的保健功效和基礎營養素含量。

《黃帝內經》記載，人要健康，就要吃五色、五味、五香的食物。可見，早在三千年前，我們的祖先就已意識到飲食均衡的重要性。

隨著現代人生活水準的不斷提高，追求營養、注重保健更是成為一種生活時尚，而科學的飲食營養離不開五色食物。因為人體必需的營養物質，是世界上任何單一的食物所無法全部包括的，也沒有一種營養素具備所有食物的功能。只有讓五色食物同上餐桌，並時常注意它們之間的色彩和營養搭配，做到既能賞心悅目、增進食欲，又能使人體得到全面均衡的營養，才能保證人類身體體質和健康水準的真正提高。

要做到這一點，必須熟悉具體的五色食物。本書以相當的篇幅，對各色典型食物進行了詳細的說明，以黑色的甲魚、烏骨雞，紅色的番茄、蘋果，到綠色的蘆薈、苦瓜，黃色的胡蘿蔔、玉米，再到白色的牛奶、大蒜，每一種食物的保健功效、食用方法、選購要點都條分縷析地一一列出，並附上了一道道美味佳餚的烹飪方法。

本書集科學性、知識性和實用性於一體，使讀者不僅在閱讀之時開卷有益，而且還能在閱讀之後掌握正確的選擇、搭配、平衡五色膳食的方法，使每一天的餐桌上都能夠五彩繽紛、營養均衡。這樣才能既不會發生營養不良，又不致於營養過剩，以致誘發各種「現代文明病」。

白、黃、紅、綠、黑「一個都不能少」，才能真正構成日常餐桌上一道亮麗的彩虹！

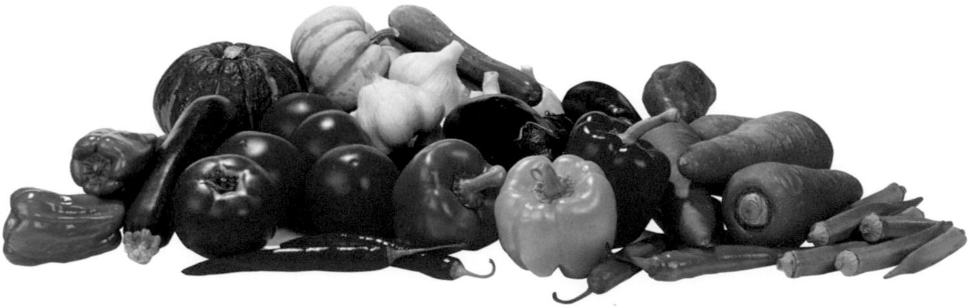

CONTENTS 目錄

CONTENTS

3 第三章 綠色食物
——生命元素大本營

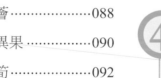

4 第四章 黃色食物
——免疫力堡壘

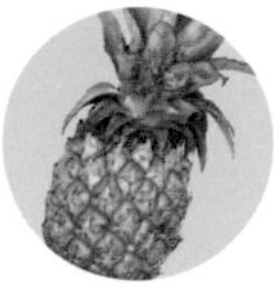
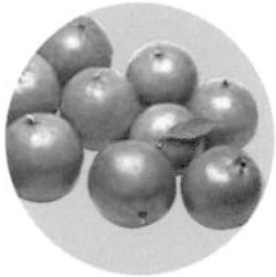
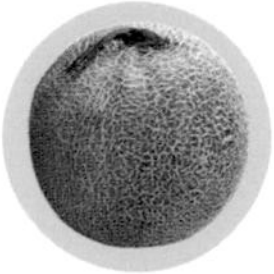

5 第五章 白色食物——人體營養基石

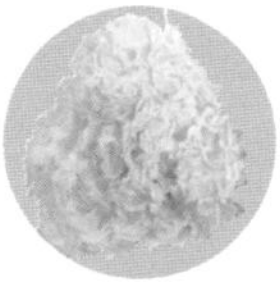
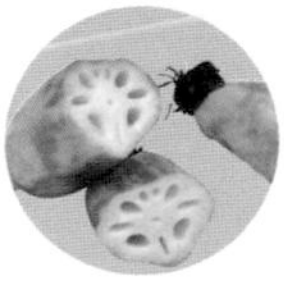

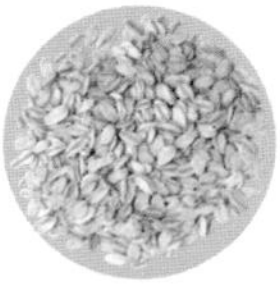
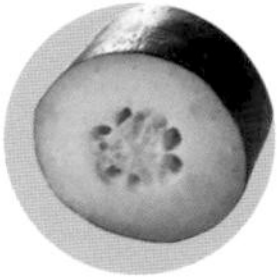
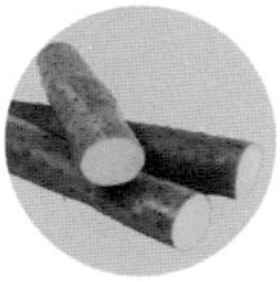
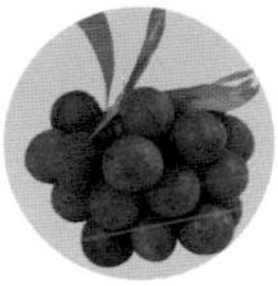

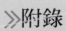

»附錄

引言 FOREWORD

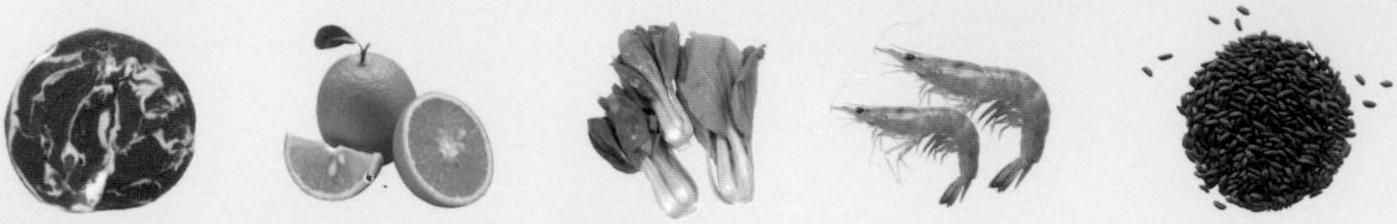

何謂五色營養

現代科學研究發現，食物的營養結構與其本身呈現的天然色彩有著密切的關係，不同顏色的食物所含的營養成分各不相同。形形色色的色素不但讓食物變得絢麗繽紛，讓餐桌的顏色不再單調，而且還在人體健康中扮演著重要的角色。

飲食中的「五色」就是指食物的五種天然顏色，即紅、黃、綠、白、黑。早在三千年前，《黃帝內經》就記載，人要健康長壽，就要吃「五色、五味、五香」的食物。食物的「五色」理論和「五行、五臟、五時」理論聯繫起來，構成了中醫學理、法、方、藥及養生的基石，並影響至今。在中醫學的觀點中，世界由金、木、水、火、土五種基本物質所構成，這五種物質是自然界運行的原動力，一切事物無不與這五種物質相關聯。人體的五臟、食物的五色以及五味也都與五行緊密相繫。下表即是食物的五色與「五行、五臟、五味」的對應關係：

五色	五行	五臟	五味
紅	火	心	苦
黃	土	脾	甘
綠	木	肝	酸
白	金	肺	辛
黑	水	腎	鹹

體質與五色養生

所謂「體質」，是指每個人受先天遺傳和後天環境的影響，而產生固有的、相對穩定的身體特質，通俗地說，就是身體的內在環境。目前人們主要根據家族遺傳、性格情緒和飲食習慣等多方面來對體質進行評價和劃分。

人的體質同樣可以對應五行學說，中醫學理論認為，只有認清自己的體質，知道體質的五行屬性，再結合食物的顏色，針對性地進行養生，才能達到人體體質和食物性味之間的平衡。

食物顏色揭祕

食物色澤的強大誘惑力，一點也不遜於香和味，這也正是人們將食物的色、香、味並列的奧妙所在。食物的顏色從何而來？其實就是所含的色素。色素不同，食物營養成分便不相同，當然對健康的影響也就不同。

穀類

顏色深的穀物一般呈黑色，如黑米、大

麥、燕麥等；顏色稍淺的穀物一般呈黃色，如小米、玉米等；顏色更淺的穀物則一般呈白色，如白米、小麥等。研究證明，深色穀物所含的營養素比淺色穀物高，而經過多次加工的穀物顏色會相對變淺，是因為其色素流失較多，營養損失程度較大。概括地說，穀物類的顏色深淺與人體健康的關係由高到低的順序為：黑色、黃色、白色。

肉食類

肉食類以顏色的有無及深淺可分為四大類：一類為富含黑色素的肉類食物，如甲魚、烏骨雞等，可稱為黑色肉；二類是色澤鮮紅或暗紅的肉類，如豬肉、牛肉、羊肉等，稱為深色肉或紅肉；三類如雞肉、鴨肉、鵝肉、兔肉及魚肉等，肉色嫩白，稱為淺色肉或白肉；四類是水生貝殼類動物肉，如蛤蜊、牡蠣與螃蟹等，幾乎無色，稱為無色肉。其中淺色和無色肉中的飽和脂肪和膽固醇含量明顯低於紅肉，因此更利於人體健康；而黑色肉的營養價值又遠遠高出以上三類，對人體健康更為有益。如果要根據顏色深淺與人體健康的關係排出一個座次表來，則無疑是：黑色、無色、白色、紅色。

水果蔬菜類

水果和蔬菜按照顏色可分為黑色、綠色、紅色、黃色和白色五類。研究表明，白色果蔬如竹筍，營養成分以碳水化合物和水分為主，營養較少；黃色果蔬如南瓜、柑橘，營養價值比白色果蔬略高；紅色果蔬如番茄、草莓，營養價值高於黃色和白色果蔬；綠色果蔬富含維生素、胡蘿蔔素以及多種微量元素，營養價值高於紅色果蔬；顏色最深的黑色果蔬如茄子、香菇營養成分最高。所以果蔬顏色按照營養高低的排列順序依次為：黑色、綠色、紅色、黃色、白色。此外，即使是在同一株蔬菜或同一個水果中，不同部位的營養成分也有差別，顏色深的部位營養成分高，顏色淺的部位營養成分低。例如，大蔥的蔥綠部分比蔥白部分營養含量高得多，蘋果著色較深的部分比淺色的部分營養含量更高。

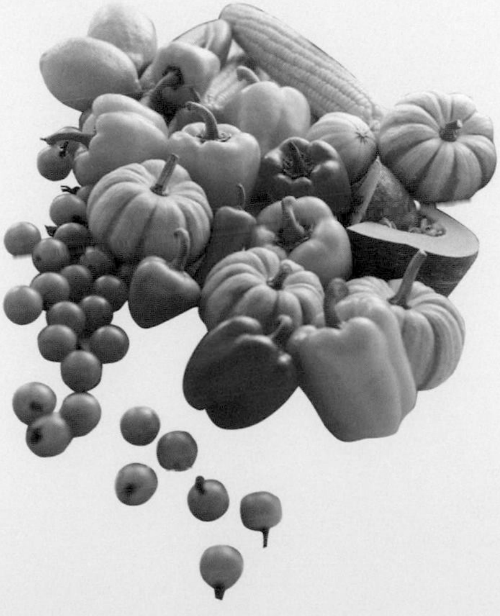

第一章
黑色食物
——抗衰老聖品

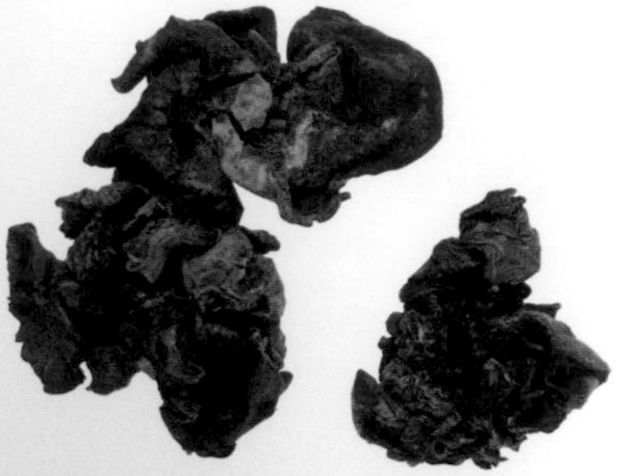

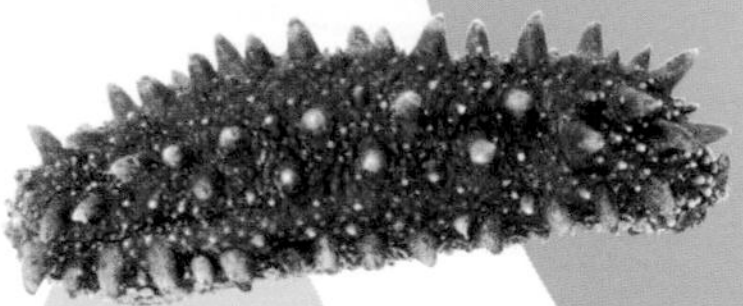

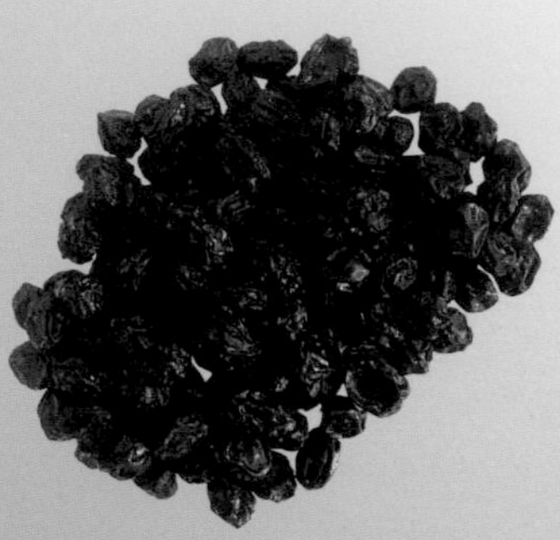

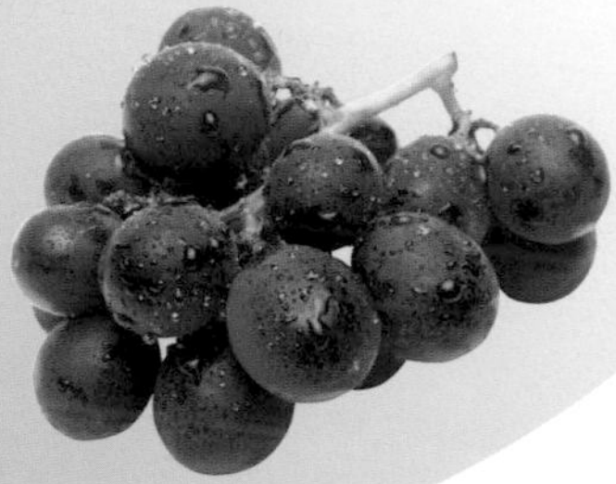

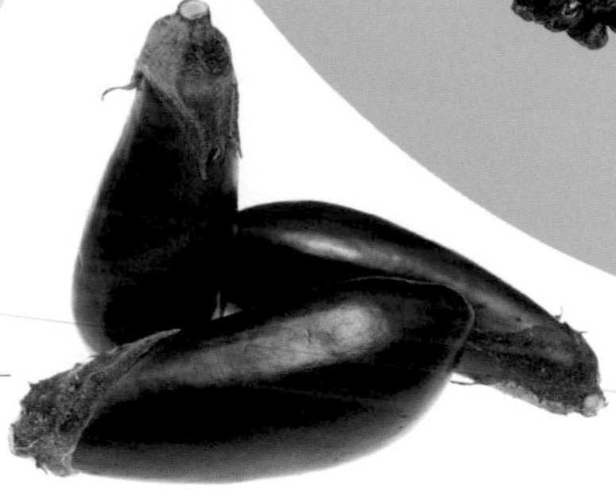

黑色食物主要是指因含有天然黑色素而呈現黑色、紫色或深褐色的食物，如烏雞、甲魚、紫菜、黑米等。現代醫學研究發現，黑色食物的保健功效除與其所含的營養素、維生素、微量元素有關外，黑色素也發揮了特殊的積極作用。

黑屬水，入腎。腎為先天之本，居五臟之首，產生物質之精髓，支配生長和發育，影響心、肝、脾、胃之功能。黑色食物中所含營養素比值均衡、結構合理，能夠調養各種生理機能，實屬天然多功能藥食。

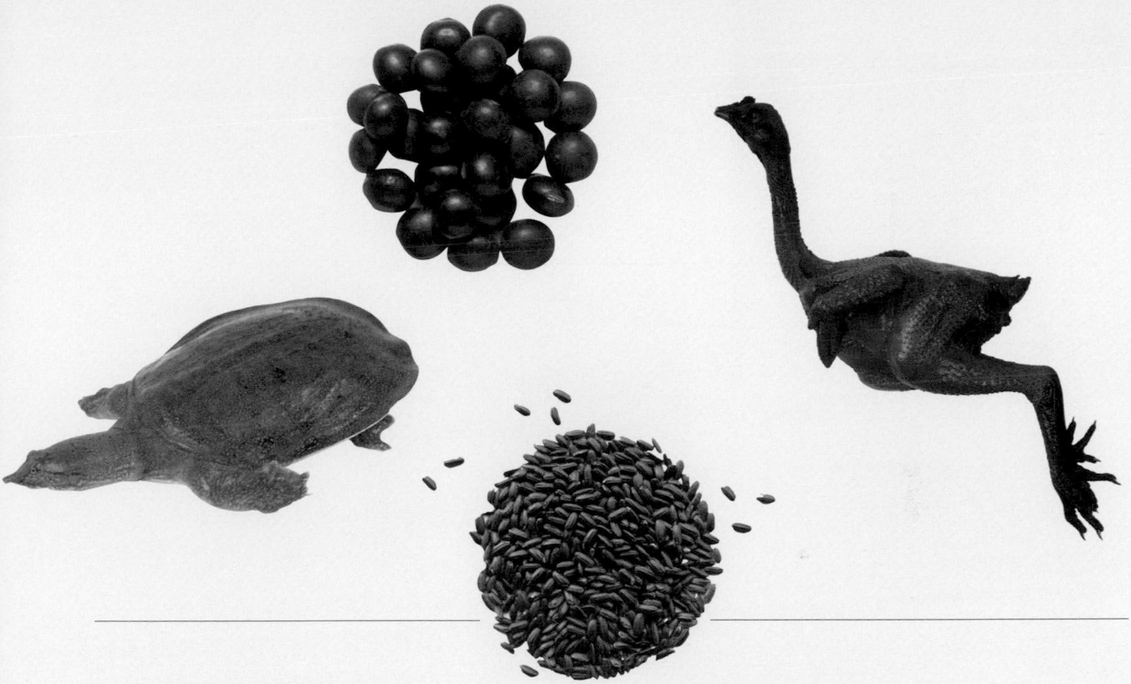

強力保健功效

◆防癌抗癌　黑色食物中所含的花青素其抗氧化能力是維生素C的20倍，因此能有效清除體內不斷產生的自由基，降低膽固醇，抗腫瘤。此外，黑色食物中許多特殊的酶、多糖等物質也具有提高人體免疫力、殺死癌細胞的作用。

◆補腦健腦　黑色食物中的黑色素可以安定腦幹部位的自律神經，防止記憶力減退；花青素的超強抗氧化能力使有害物質和有毒物質無法進入大腦，從而對大腦發揮保護作用。

◆烏髮美容　頭髮的黑色素不足會導致髮質變黃、變白，而從黑色食物中可以攝取大量的天然黑色素，讓頭髮烏黑有光澤。另外，黑色素能吸收可見光和紫外線，保護人體細胞免受輻射損傷，還可防止色素沉澱和老人斑形成。

基礎營養素

- ◆黑色食物能提供優質蛋白和不飽和脂肪酸，是絕佳的健腦食物。
- ◆黑色食物的維生素含量豐富，尤其是維生素B群。
- ◆黑色食物中鈣、鐵、鋅等微量元素的含量均比普通食物高得多，尤其是鈣、磷的比例更加合理。

甲魚
五味肉

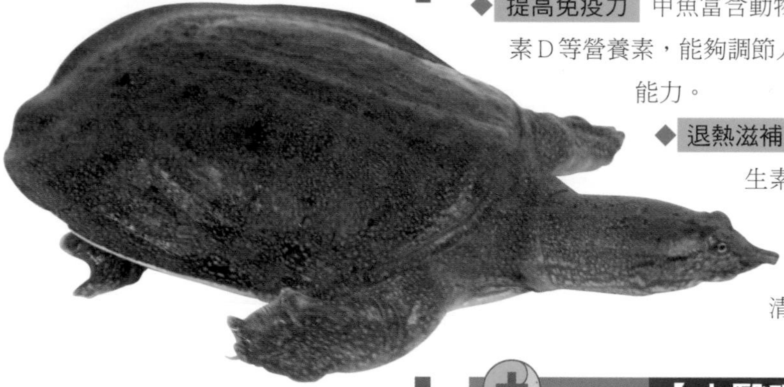

甲魚 又名團魚、元魚、水魚、中華鱉等，是深受人們喜愛的水產佳餚，現多以人工養殖。甲魚肉中含有豐富的胺基酸、維生素、微量元素、多肽和一般食物中少有的蛋胺酸（又稱甲硫胺酸，對人而言是唯一的含硫胺基酸），營養價值極高，是一種高蛋白、低脂肪的珍貴補品。此外，甲魚肉質細膩、肥腴鮮美，融和雞、鹿、牛、羊、豬五種肉的滋味，因此又有「五味肉」之美稱。

【保健功效】

◆ **防癌抗癌** 現代醫學研究發現，甲魚肉及其萃取物能有效地防治肝癌、胃癌和急性淋巴性白血病，並可用於防治因放療或化療引起的身體虛弱、貧血、白血球減少等症。

◆ **淨血除脂** 甲魚有良好的淨血作用，常食可降低血中膽固醇含量，對高血壓、冠心病患者有益。

◆ **提高免疫力** 甲魚富含動物膠質、角蛋白、銅、維生素D等營養素，能夠調節人體內分泌功能，增強抗病能力。

◆ **退熱滋補** 甲魚含人體所需的多種維生素、胺基酸、微量元素等，是高蛋白、低脂肪的珍貴食品，在夏季食用尤有清潤滋補的功能。

【中醫理論】

甲魚肉味甘、鹹，性平，有滋陰涼血、消熱除瘧、消腫去瘀、益氣補虛、豐肌亮膚等功效，可治療咳嗽、盜汗、腎虧、閉經等症。

【食法宜忌】

甲魚富含蛋白質和動物膠質，不容易消化吸收。如果一次吃得太多，容易敗胃，影響消化功能。

忌 ◆甲魚不宜與雞蛋、兔肉、豬肉、雞肉、鴨肉及莧菜同吃，否則很容易引起食物中毒。

◆生甲魚血或膽汁配酒會使飲用者中毒或罹患嚴重貧血症。

◆死甲魚嚴禁食用。

【人群宜忌】

宜 ◆肺結核、貧血、身體虛弱者宜食用甲魚。

忌 ◆失眠、孕婦及產後便祕者應慎食甲魚。

◆腸胃功能虛弱、消化不良者應慎食甲魚。

◆腎衰、肝炎、肝硬化患者應忌食甲魚。

【選購要訣】

甲魚必須鮮宰活殺。選購時，可將甲魚仰翻在案上，能夠迅速翻身的為佳。

保存須知

熟甲魚保存期較短，最好一次吃完。吃不完時，要用保鮮袋密封後放入冰箱內冷藏保存，但也應該儘快食用。

食療處方

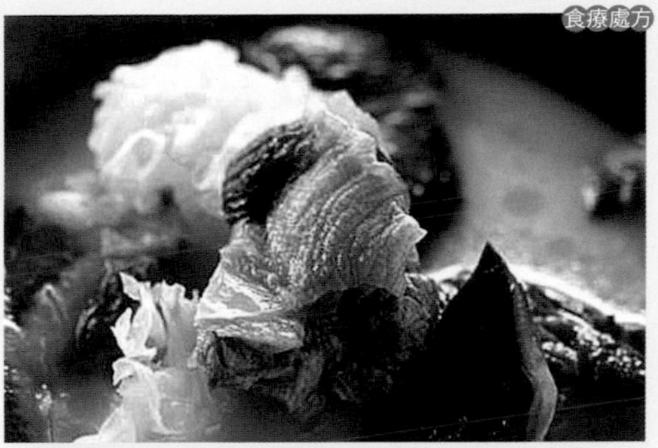

銀耳甲魚湯

【材料】甲魚1隻，銀耳50克，料酒、薑、蔥、鹽、味精、胡椒粉、香油各少許。

【做法】

1.將甲魚宰殺後，去頭、尾、內臟及爪。

2.將銀耳用溫水發透，去蒂頭，撕成瓣；薑切片，蔥切段。

3.將甲魚和銀耳同放燉鍋內，加入料酒、薑、蔥、水2800cc，用旺火①燒沸。

4.再用小火煮35分鐘，加入鹽、味精、胡椒粉、香油調味即成。

【功效】滋陰、養血、潤膚、美容。適用於陰虛火旺、肌膚不潤、面色無華、眼角魚尾紋多等症。

營養素（每百克的含量）

熱量	三大營養素			膽固醇	膳食纖維	礦物質								
（千卡）	蛋白質（克）	脂肪（克）	碳水化合物（克）	（毫克）	（克）	鈣（毫克）	鐵（毫克）	磷（毫克）	鉀（毫克）	鈉（毫克）	銅（毫克）	鎂（毫克）	鋅（毫克）	硒（微克）
197	16.5	0.1	1.6	95	0	107	1.4	135	150	10	0.05	23	4.4	3.25

維生素						
維生素A（微克）	維生素 B_1（毫克）	維生素 B_2（毫克）	維生素 B_6（毫克）	維生素 B_{12}（微克）	維生素C（毫克）	維生素D（毫克）
94	0.62	0.37	0.11	1.2	1	4
維生素E（毫克）	生物素（微克）	維生素K（微克）	維生素P（微克）	胡蘿蔔素（毫克）	葉酸（微克）	泛酸（毫克）
1	0	5	0	0	16	0.2

（注：焦耳是現在使用的熱量國際標準單位，但是千卡作爲熱量單位更爲人們所熟知，故本書全文統一使用千卡來標注熱量值。1千卡=4.18千焦。）

烏骨雞
滋補珍禽

【保健功效】

◆**抗衰抗癌** 烏骨雞含有大量的維生素A、微量元素硒和黑色素，它們具有清除體內自由基，抑制過氧化脂質形成，抗衰老和抑制癌細胞生長的功效。

◆**調治婦科疾病** 烏骨雞含有大量鐵元素，具有滋陰補血、健脾固沖的作用，可有效治療女性月經不調、缺鐵性貧血等症。《本草綱目》認為「（烏骨雞）益產婦，治婦人崩中帶下」。

◆**養生防病** 烏骨雞含大量蛋白質，多種維生素以及硒、鐵、銅、錳等微量元素，而膽固醇含量極低，是高蛋白、低脂肪的滋補佳品。近年研究還證明，烏骨雞含有的DHA和EPA可以提高兒童智力，防止老年性癡呆症，預防腦血栓和心肌梗塞。

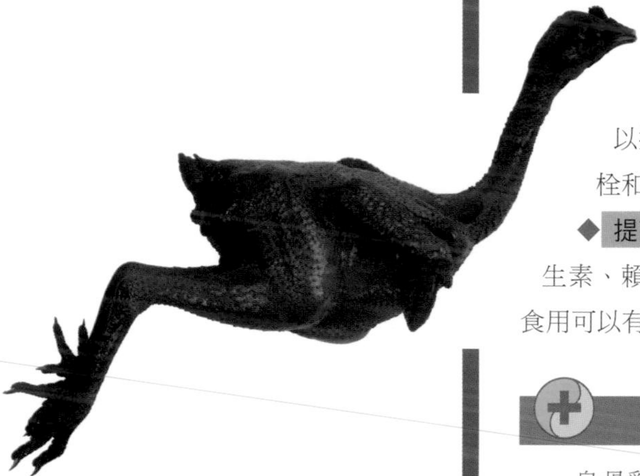

◆**提高免疫力** 烏骨雞含有人體不可缺少的多種維生素、賴胺酸（離胺酸）、蛋胺酸和組胺酸等，經常食用可以有效調節生理機能，提高人體免疫力。

【中醫理論】

烏骨雞具有養陰退熱、補益肝腎等功效，入藥能治一切虛症，如頭暈目眩、病後虛弱、體質瘦弱、骨蒸潮熱、腰腿疼痛、脾虛腹瀉、月經不調和遺精等症。

【食法宜忌】

宜 ◆烏骨雞中的維生素E含量較多，若搭配富含維生素B群的食物食用，可以增進體力。

◆烏骨雞連骨熬湯滋補效果更好。

◆用砂鍋文火慢燉為佳，最好不用高壓鍋。

【人群宜忌】

宜 ◆少年兒童、中老年人、產婦、貧血者、身體虛弱者宜經常食用烏骨雞。

烏骨雞 又名烏雞、藥雞、絨毛雞、黑足雞等，為我國特有品種。烏骨雞與普通雞的形態基本相同，有白羽、黑羽之分，但去毛後為黑皮、黑肉、黑骨。烏骨雞肉質十分細嫩，味道鮮美爽口，含有豐富的蛋白質、黑色素、多種維生素和微量元素等，營養價值極高，並具有一定的醫療保健作用，是難得的滋補佳品。

◆糖尿病患者可以食用烏骨雞。

忌 ◆嚴重皮膚疾病患者應少食或不食烏骨雞。

【選購要訣】

以黑色深重、體型較大的為佳，其保健成分含量高於淺色烏骨雞。

保存須知

若長期保存，可宰殺洗淨後放入冰箱內冷凍。

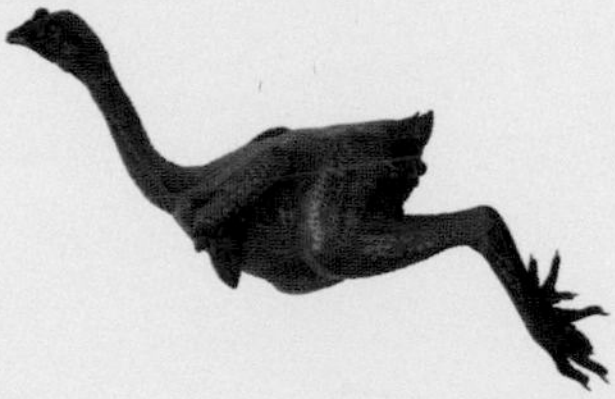

食療處方

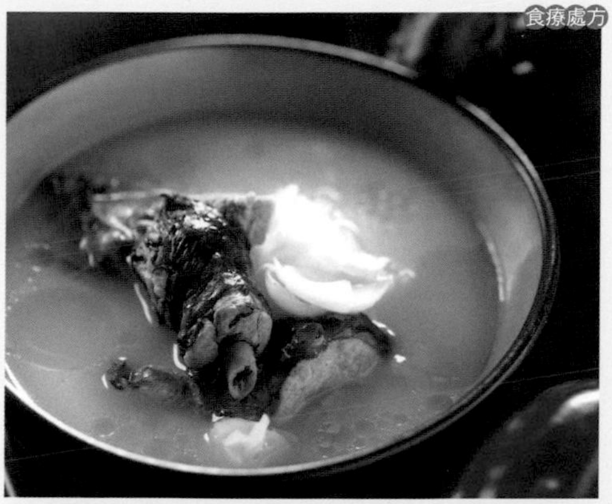

鮮奶銀耳烏雞湯

【材料】烏骨雞1隻，豬瘦肉250克，銀耳19克，百合38克，鮮奶1杯，薑片、鹽4克，冷水2000cc。

【做法】

1.銀耳用水浸泡20分鐘，清洗乾淨；百合洗淨；烏骨雞宰殺後去毛、內臟，汆燙後再沖洗乾淨；豬瘦肉洗淨。

2.燒滾適量水，下烏骨雞、豬瘦肉、銀耳、百合和薑片，水沸後改文火煲②約2小時，倒入鮮奶拌勻，續煮5分鐘，下鹽調味即成。

【功效】補血填精，強壯筋骨，防治骨質疏鬆。

營養素（每百克的含量）

熱量	三大營養素			膽固醇	膳食纖維	礦物質								
（千卡）	蛋白質（克）	脂肪（克）	碳水化合物（克）	（毫克）	（克）	鈣（毫克）	鐵（毫克）	磷（毫克）	鉀（毫克）	鈉（毫克）	銅（毫克）	鎂（毫克）	鋅（毫克）	硒（微克）
111	22.3	2.3	0.3	106	0	17	2.3	210	323	64	0.26	51	1.6	7.73

維生素						
維生素A（微克）	維生素B_1（微克）	維生素B_2（毫克）	維生素B_6（毫克）	維生素B_{12}（微克）	維生素C（毫克）	維生素D（毫克）
42	20	0.2	0.33	2.12	0	250
維生素E（毫克）	生物素（微克）	維生素K（微克）	維生素P（微克）	胡蘿蔔素（毫克）	葉酸（微克）	泛酸（毫克）
1.77	16	0	0	0	0	0

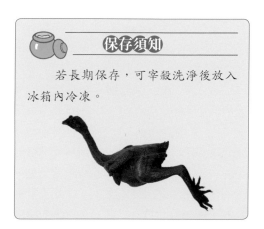

016

黑芝麻

輕身延老

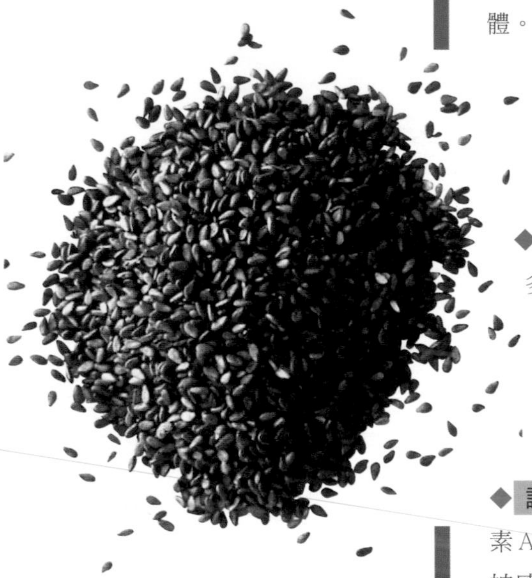

黑芝麻　又名胡麻，為一年生草本植物芝麻的乾燥成熟種子，各地均有栽培。黑芝麻富含多種營養成分，經常食用還可預防多種疾病、延緩衰老。《本草綱目》中稱「服（黑芝麻）至百日，能除一切痼疾。一年面光澤不饑，二年白髮返黑，三年齒落更生」。

【保健功效】

◆**強體抗癌**　除了富含維生素E之外，黑芝麻還含有抗氧化能力更強的硒元素，常食能提高身體免疫力，對抗癌症。

◆**延緩衰老**　黑芝麻的維生素E含量居植物性食物之首。它能促進細胞分裂，延緩細胞衰老，常食可消除或中和細胞內氧自由基的累積，從而延年益壽、強身健體。

◆**防治貧血**　黑芝麻含豐富的不飽和脂肪酸、蛋白質、多種微量元素和維生素，鐵元素尤其豐富，比豬肝的鐵元素多1倍，比蛋黃多6倍。常食不僅對調整偏食、厭食有積極的作用，還能預防缺鐵性貧血。

◆**補鈣壯骨**　黑芝麻中鈣含量比蔬菜和豆類都高得多，僅次於蝦皮，常食對骨骼、牙齒的發育及防護都大有益處。

◆**增強記憶力**　黑芝麻含有增進大腦營養的重要元素，如油酸、亞油酸等，能夠預防腦部細胞退化，從而達到健腦與增強記憶力的功效。

◆**護膚美膚**　黑芝麻中的維生素E，能促進人體對維生素A的利用，並可與維生素C協同保護皮膚健康，減少被感染的機會；對皮膚中的膠原纖維和彈力纖維有「滋潤」作用，能夠增強皮膚彈性；促進皮膚內的血液循環，使皮膚得到充分的營養物質與水分，保持柔嫩亮澤。

【中醫理論】

黑芝麻味甘，性平，入肝、腎經，具有滋補肝腎、生津潤腸、潤膚護髮、抗衰祛斑、明目通乳的功效，可用於血虛、視物昏花、耳鳴、津少便祕、面斑、久咳不癒、髮枯不澤、乳汁不通、失眠等症。

【食法宜忌】

宜　◆黑芝麻仁外面有一層稍硬的膜，碾碎後人體才能吸收到其中的營養，所以整粒的黑芝麻應加工後再食用。

◆將黑芝麻製成糊可以更加有效地吸收維生素 E 和亞油酸等成分。

【人群宜忌】

宜 ◆兒童、中老年人宜食用黑芝麻。

◆貧血、髮質差、皮膚乾燥、高血壓者宜食用黑芝麻。

【選購要訣】

以色澤黑且亮、顆粒均勻飽滿者為佳。

保存須知

乾燥後密封於容器內再放入冰箱冷藏為佳。

食療處方

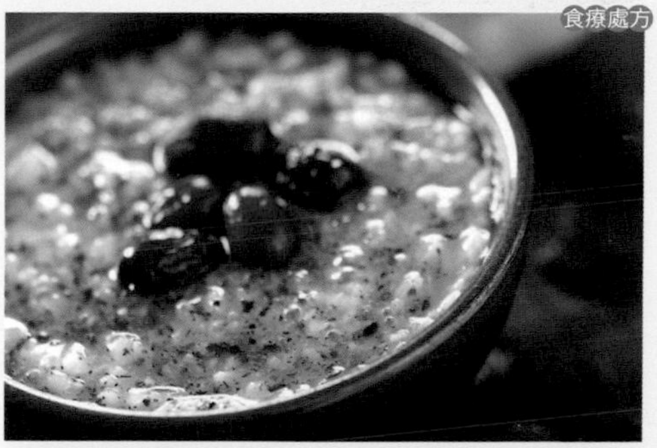

黑芝麻紅棗粥

【材料】黑芝麻20克，白米150克，紅棗8顆，白糖30克，冷水1500cc。

【做法】

1.黑芝麻下入鍋中，用小火炒香，研成粉末，備用。

2.白米洗淨，用冷水浸泡半小時，撈出，瀝乾水分；紅棗洗淨去核。

3.鍋中加入約1500cc冷水，放入白米和紅棗，先用旺火燒沸，然後改用小火熬煮，待米粥爛熟時，調入黑芝麻粉及白糖，再稍煮片刻即可。

【功效】養膚、烏髮、補血、明目、補肝腎、祛風、潤腸、生津、通乳。

營養素（每百克的含量）

熱量	三大營養素			膽固醇	膳食纖維	礦物質								
（千卡）	蛋白質（克）	脂肪（克）	碳水化合物（克）	（毫克）	（克）	鈣（毫克）	鐵（毫克）	磷（毫克）	鉀（毫克）	鈉（毫克）	銅（毫克）	鎂（毫克）	鋅（毫克）	硒（微克）
655	17.3	60.5	10.3	0	6.4	946	10.1	530	140	8.2	1.41	202	6.24	4.06

維生素						
維生素A（微克）	維生素 B_1（毫克）	維生素 B_2（毫克）	維生素 B_6（毫克）	維生素 B_{12}（微克）	維生素C（毫克）	維生素D（毫克）
32	0.24	0.2	0	0	0	0
維生素E（毫克）	生物素（微克）	維生素K（微克）	維生素P（微克）	胡蘿蔔素（毫克）	葉酸（微克）	泛酸（毫克）
38.28	110	0	0	0.19	0	0

黑米
補血長壽米

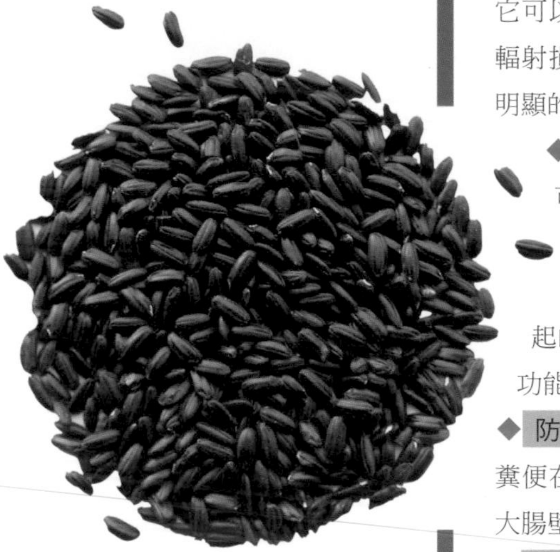

黑米 是稻米中的珍貴品種，屬糯米類，在古代是上呈皇帝的貢品，所以又稱黑貢米。用黑米熬製的米粥清香油亮、軟糯適口，因其營養豐富，滋補效果甚佳，被人們稱為「補血米」、「長壽米」。近年研究發現，黑米還具有許多特殊的營養功效，並能有效地改善缺鐵性貧血和動脈粥狀硬化，多食可以預防疾病，增進健康。

【保健功效】

◆ **抗癌抗過敏** 黑米含有黃酮、花青素、生物鹼、類固醇、強心甙、皂甙等生物活性物質，能夠提高機體非特異性免疫功能，增強人體的抗病及抗過敏能力；能維持血管的正常滲透壓，減低血管的脆性，防止血管破裂；同時還有抗菌、抑制癌細胞生長的作用。

◆ **防治動脈硬化** 黑米中的黑色素屬於黃酮類化合物，它可以阻斷氧自由基在人體內的連鎖反應，減緩或改善輻射損傷、關節炎等疾病，對防治動脈粥狀硬化有比較明顯的效果。

◆ **補血** 黑米中含有一種叫紫黑糯米醇的物質，它可促進人體骨髓造血細胞增殖，從而增強造血功能，對貧血也有一定的預防作用。

◆ **抗衰老** 紫黑糯米醇對絲裂原、刀豆凝集素引起的淋巴細胞增殖有一定的促進作用，從而增強免疫功能，防治早衰。

◆ **防治便祕** 黑米的膳食纖維，可促進腸胃蠕動，縮短糞便在大腸中滯留的時間，減少致癌物質的生成及其與大腸壁接觸的機會，防治便祕和大腸癌。

◆ **滋補強身** 黑米富含蛋白質和多種胺基酸，常食用黑米對慢性病患者、恢復期病人、產婦、幼兒、身體虛弱者，都有顯著的滋補作用。

【中醫理論】

黑米具有滋陰補腎、健脾益肝、明目活血的作用，可以治療貧血、頭昏、視物不清、頭髮早白等多種病症。

【食法宜忌】

忌 ◆不宜吃未煮爛的黑米，以免引起急性腸胃炎。

◆服用四環素類藥物時不宜食用黑米。

【人群宜忌】

宜 ◆少年白髮、婦女產後虛弱以及貧血、腎虛者宜食用黑米。

忌 ◆消化功能較弱的孩子和老弱病者慎食黑米。

◆病後消化能力弱者不要急於食黑米，可先以紫米調養。

【選購要訣】

看外觀：優質黑米有光澤，米粒大小均勻，無爆腰③，少碎米，無蟲，無雜質。

聞氣味：優質黑米具有正常的清香味，無其他異味。

嘗味道：優質黑米滋味微甜，無任何異味。

保存須知

置於低溫乾燥處貯存。

食療處方

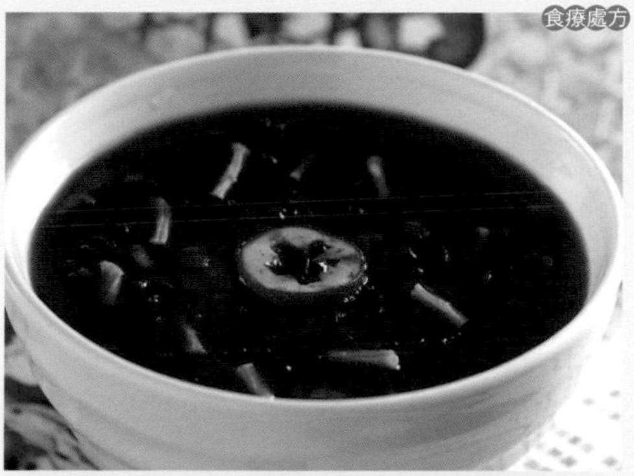

黑米黨參山楂粥

【材料】黑米100克，黨參15克，山楂10克，冰糖10克，冷水1200cc。

【做法】

1.黑米洗淨，用冷水浸泡3小時。

2.黨參洗淨，切片；山楂洗淨，去核切片。

3.鍋內加入約1200cc冷水，將黑米、山楂片、黨參片放入，先用旺火燒沸，然後轉小火煮45分鐘，待米粥熟爛，調入冰糖即可。

【功效】增食欲，消食積，散瘀血，驅絛蟲，止痢疾。

營養素（每百克的含量）

熱量	三大營養素			膽固醇	膳食纖維	礦物質								
（千卡）	蛋白質（克）	脂肪（克）	碳水化合物（克）	（毫克）	（克）	鈣（毫克）	鐵（毫克）	磷（毫克）	鉀（毫克）	鈉（毫克）	銅（毫克）	鎂（毫克）	鋅（毫克）	硒（微克）
339	8.9	2.2	70.8	0	2.8	12	1.6	179	256	7.1	0.15	147	3.8	3.2

維生素						
維生素A（微克）	維生素 B_1（毫克）	維生素 B_2（毫克）	維生素 B_6（毫克）	維生素 B_{12}（微克）	維生素C（毫克）	維生素D（毫克）
19	0.41	0.33	0.54	104	32	0
維生素E（毫克）	生物素（微克）	維生素K（微克）	維生素P（微克）	胡蘿蔔素（毫克）	葉酸（微克）	泛酸（毫克）
0.6	270	0	0	3.87	15	0.2

黑木耳
素中之葷

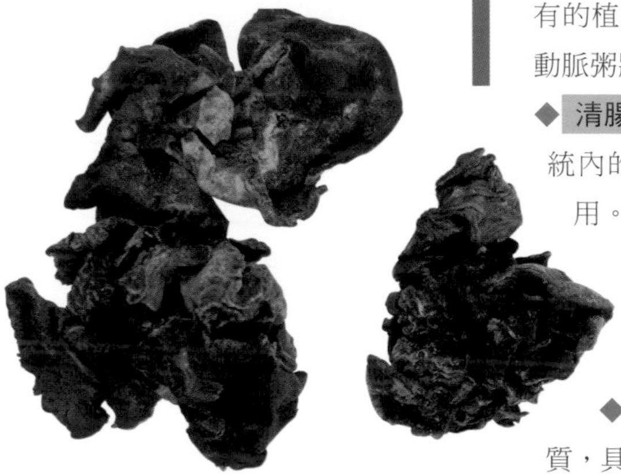

黑木耳 又名木蛾、樹雞、雲耳、耳子等，是生長在朽木上的一種膠質食用菌，主要分布在溫帶和亞熱帶地區，因其顏色淡褐，形似人耳而得名。其種類很多，目前人工栽培的主要有光木耳和毛木耳。光木耳呈黑褐色，質地滑嫩鮮脆，口感好；毛木耳呈黑色，質地粗韌，硬脆耐嚼。黑木耳脆嫩可口、味道鮮美，營養極為豐富，並具有很高的醫療保健價值，有「素中之葷」的美譽，曾是古代帝王獨享之佳品。

【保健功效】

◆ **防癌抗癌** 黑木耳中含有木糖、葡萄糖醛酸、甘露糖、葡萄糖和岩藻糖等物質，可以增強機體免疫力，降低癌細胞的活性。

◆ **防治心腦血管疾病** 黑木耳含有的一種類核酸物質，可以降低血中的膽固醇和三酸甘油酯含量，並具有抗血小板凝聚，阻止血液中膽固醇沉積的作用；黑木耳中含有的植物膠質還能減少血凝塊。常食黑木耳可收到防治動脈粥狀硬化、冠心病等心腦血管疾病的效果。

◆ **清腸排異物** 黑木耳的膠質可吸附殘留在人體消化系統內的渣滓並將其排出體外，從而發揮清胃滌腸的作用。同時，它對無意中吃下的頭髮、穀殼、木渣、纖維質、沙子、金屬屑等外源性異物有溶解作用，對膽結石、腎結石等內源性異物也有比較顯著的化解功效。

◆ **延緩衰老** 黑木耳的核酸及卵磷脂、腦磷脂等物質，具有健膚美容、延緩衰老、常保青春的功效。

【中醫理論】

黑木耳性味甘平，有滋潤強壯、清肺益氣、涼血補血、活血化瘀、鎮靜止痛等功效，可調治貧血、便血、尿血、便祕、產後虛弱、腰腿疼痛、手足抽筋麻木等症。

【食法宜忌】

宜 ◆乾黑木耳在烹調前應用潔淨的溫水泡發。
◆黑木耳富含維生素D，如果搭配富含鈣質的食物，可以有效促進人體對鈣的吸收。

忌 ◆黑木耳泡發後仍然緊縮在一起的部分不宜食用。
◆鮮木耳含有毒素，不可食用。

【人群宜忌】

宜 ◆身體虛弱者、中老年人宜經常食用黑木耳。

◆癌症、高血壓、冠心病、動脈硬化患者宜經常食用黑木耳。

◆礦工、紡織工人、化工廠工人宜經常食用黑木耳。

忌 ◆出血性疾病患者不宜食用黑木耳。

◆孕婦不宜多食用黑木耳。

【選購要訣】

優質乾黑木耳又薄又脆，手抓易碎，顏色自然，正面黑而似乎透明，反面發白，似有一層絨毛附在上面。反之，質地又厚又硬，正面和反面都非常黑，顏色近乎一致，並且水洗掉色的是染色木耳或有毒木耳。

保存須知

置於通風透氣、乾燥陰涼處，避免陽光照射，避免重物擠壓。

食療處方

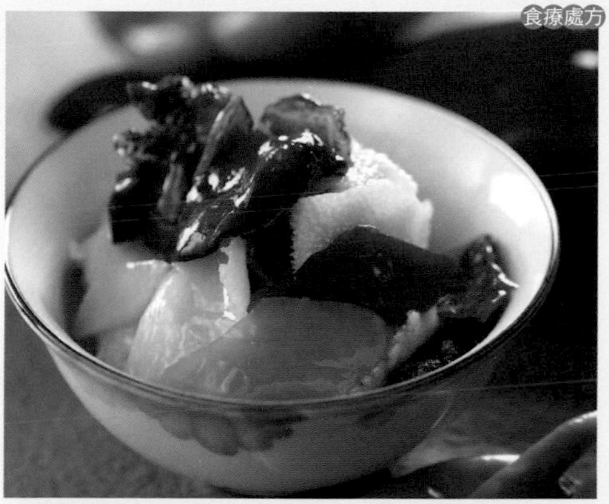

黑木耳炒牛百葉

【材料】黑木耳250克，牛百葉④150克，紅、綠尖椒各適量，精鹽5克，味精1克，料酒15克，薑、蔥各4克，太白粉、植物油適量。

【做法】

1.將黑木耳用溫水發透，去雜質，撕成瓣狀；牛百葉切塊；紅、綠尖椒去子後切成塊；薑切片、蔥切段待用。

2.用沸水將木耳和紅、綠尖椒焯一下，撈起。

3.鍋內放少許植物油，加薑片炒香，下入全部原料及調料炒2分鐘，撒味精，用太白粉勾薄芡即可。

營養素（每百克的含量）

熱量（千卡）	三大營養素			膽固醇（毫克）	膳食纖維（克）	礦物質								
	蛋白質（克）	脂肪（克）	碳水化合物（克）			鈣（毫克）	鐵（毫克）	磷（毫克）	鉀（毫克）	鈉（毫克）	銅（毫克）	鎂（毫克）	鋅（毫克）	硒（微克）
205	12.4	1.2	36.2	0	33.4	295	11.9	292	773	7.1	0.32	152	1.66	3.72

維生素						
維生素A（微克）	維生素B_1（毫克）	維生素B_2（毫克）	維生素B_6（毫克）	維生素B_{12}（微克）	維生素C（毫克）	維生素D（毫克）
17	0.17	0.44	0.1	4	5	440
維生素E（毫克）	生物素（微克）	維生素K（微克）	維生素P（微克）	胡蘿蔔素（毫克）	葉酸（微克）	泛酸（毫克）
11.34	0	320	0	0.1	87	1.14

海帶
長壽菜

海帶 又名江白菜、昆布，為褐藻類海帶科植物。海帶的口感一般，但富含膳食纖維和微量元素碘等營養物質。其食療價值很高，尤其在預防中老年疾病方面效果突出。因此，海帶也有「長壽菜」的美譽。

【保健功效】

◆ **排毒防癌** 海帶富含膳食纖維，可以促進有毒或致癌物質的排除，保持腸道健康。同時，海帶中還含有一種海藻酸鈉的化合物，它與強致癌化學元素鍶90的親和力很強，可以幫助人體組織在吸收鍶90後，將其排出體外，預防癌症的發生。

◆ **保護血管** 海帶中的多種微量元素可以軟化血管，增加血液流動性。同時，其富含的膳食纖維可以降低膽固醇，並促進排除導致血壓升高的微量元素鈉。經常食用海帶可有效預防心腦血管疾病。

◆ **防治甲狀腺腫** 海帶中碘含量極高，對於治療因缺碘而引起的甲狀腺腫大十分有效。

◆ **調節內分泌** 碘元素可以刺激垂體前葉分泌黃體生成素，促進卵巢濾泡黃體化，從而使雌激素水準降低，恢復卵巢的正常機能，改善內分泌失調，預防乳腺增生。

◆ **治療水腫** 海帶含有一定量的甘露醇，它是一種很強的利尿劑，有治療水腫的功效。

【中醫理論】

中醫視海帶為良藥，其性鹹味寒，具有軟堅散結、消痰平喘、通行利水、去脂降壓等功效，可治療癭疽、宿食不消、小便不暢、咳喘、水腫、高血壓等症。

【食法宜忌】

宜 ◆烹製海帶前應先用清水浸泡2～3個小時，中間換一兩次水。同時不要除去附著在海帶上的「白霜」，這些「白霜」對人體十分有益。

忌 ◆海帶泡發時間最多不要超過6小時，以免水溶性的營養物質損失過多。吃海帶後不宜馬上喝茶，也不宜立刻食用酸澀的水果。

◆海帶不宜食用過多，以免造成高碘性甲狀腺腫大。

【人群宜忌】

宜 ◆水腫、腳氣、肺病初期、甲狀腺腫大、心血管疾病患者宜常食海帶。

◆乳腺增生並伴有體胖、內分泌失調的婦女宜常食海帶。

忌 ◆孕婦和乳母不宜多食用海帶。

◆脾胃虛寒、腹痛便祕和高碘性甲狀腺腫大者忌食海帶。

【選購要訣】

以葉寬厚、色濃綠、無枯葉黃葉者為上品。

保存須知

乾海帶宜用塑膠袋或紙袋包裝好後置於通風乾燥處保存。

食療處方

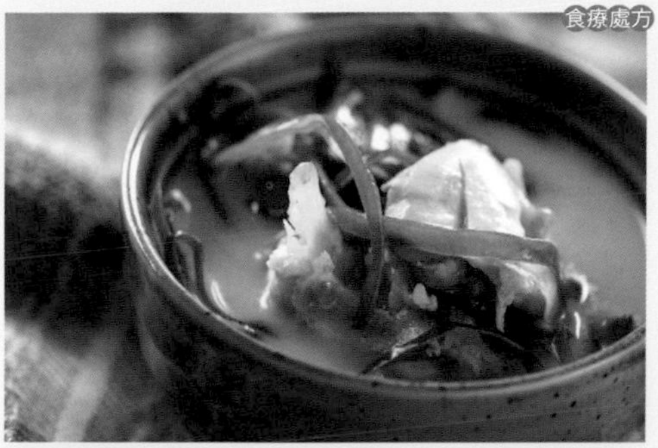

海帶魚頭湯

【材料】海帶200克，魚頭1個，料酒、薑、蔥、鹽、味精、胡椒粉、香油各少許，冷水適量。

【做法】

1.將海帶用清水浸泡，洗去泥沙，切成細絲；薑切片，蔥切段。

2.將魚頭去鰓，剁成小塊。

3.將海帶、料酒、魚頭、薑、蔥一同放入燉鍋內，加水適量，用旺火燒沸。

4.改小火燉煮35分鐘，加入鹽、味精、胡椒粉、香油調味即成。

【功效】補益虛虧、開胃生津、理氣化痰，適用於脾胃虛弱、腰膝痠軟、倦怠無力、咳嗽痰多等症。

營養素（每百克的含量）

熱量	三大營養素			膽固醇	膳食纖維	礦物質								
（千卡）	蛋白質（克）	脂肪（克）	碳水化合物（克）	（毫克）	（克）	鈣（毫克）	鐵（毫克）	磷（毫克）	鉀（克）	鈉（毫克）	銅（毫克）	鎂（毫克）	鋅（毫克）	硒（微克）
64	4	0.1	11.9	0	6.1	445	10.2	52	1.338	353.8	0.14	129	0.97	5.84

維生素						
維生素A（微克）	維生素B_1（毫克）	維生素B_2（毫克）	維生素B_6（毫克）	維生素B_{12}（微克）	維生素C（毫克）	維生素D（毫克）
40	0.40	0.23	0.07	0	0	0
維生素E（毫克）	生物素（微克）	維生素K（微克）	維生素P（微克）	胡蘿蔔素（毫克）	葉酸（微克）	泛酸（毫克）
0.85	0	74	0	0.24	19	0.33

海參
海底珍寶

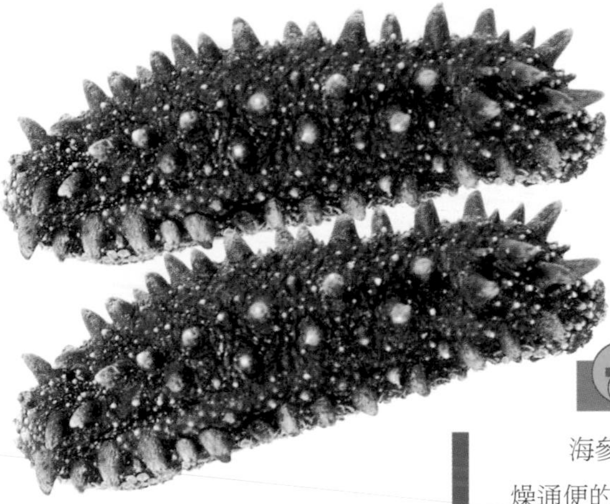

海參　又名海鼠、刺參等，因補益功效強，類似人參而得名，在我國沿海的淺海海底均見踪跡。海參肉質細嫩、富有彈性、鮮美爽口，營養十分豐富，是典型的高蛋白、低脂肪、低膽固醇的食療佳品，保健價值極高，列海產「八珍」之一，與燕窩、鮑魚、魚翅齊名。

【保健功效】

◆**防癌抗癌**　海參的微量元素硒和其他抗癌物質，對癌細胞的生長、轉移具有顯著抑制作用，在臨床上已廣泛應用於各種癌症的輔助治療及術後的食療。

◆**保護血管**　海參中富含尼克酸，它能夠有效降低血壓、血脂和膽固醇，減緩冠狀動脈硬化、降低心肌梗塞等症的發病率，具有預防高血壓、心腦血管疾病的作用。

◆**補血壯骨**　海參富含鐵，對貧血患者十分有益。此外，還含有鈣和磷，經常食用海參可預防小兒軟骨病、佝僂病及老年性骨折、骨質疏鬆症等，有壯骨強身之效。

◆**延緩衰老**　海參含有酸性黏多糖、軟骨素和牛磺酸等物質，具有延緩衰老的功效。

【中醫理論】

海參味甘、鹹，性溫，具有補腎益精、壯陽療痿、潤燥通便的作用，凡眩暈耳鳴、腰痠乏力、夢遺滑精、小便頻繁的患者，都可用海參滋補食療。

【食法宜忌】

忌　◆泡發海參時，切莫沾染油脂、鹼、鹽，否則會妨礙海參吸水膨脹，甚至會使海參溶化或腐爛變質。

◆發好的海參不能再冷凍，因而一次不宜發得太多。

◆海參不宜與甘草同食。

◆涼拌海參時不宜放醋。

【人群宜忌】

宜　◆營養不良、病後產後體虛者及老年人宜食用海參。

◆腎陽不足、陽痿遺精、小便頻繁者宜食用海參。

◆癌症、糖尿病、神經衰弱、高血壓、高脂血症、冠心病、動脈硬化、肝硬化腹水患者宜經常食用海參。

忌 ◆感冒、咳痰、氣喘、腹瀉、急性腸炎患者忌食海參。

【選購要訣】

優質海參的參體大，個頭整齊均勻，有光澤；乾海參的乾度足（水分在22%以下），水發量大；泡發海參的形體完整，肉質肥厚，肉刺齊全，開口端正，膛內無餘腸和泥沙。

保存須知

泡發好的海參不宜冷藏保存，最好現買現吃；乾海參在低溫、乾燥的環境下可長時間保存。

食療處方

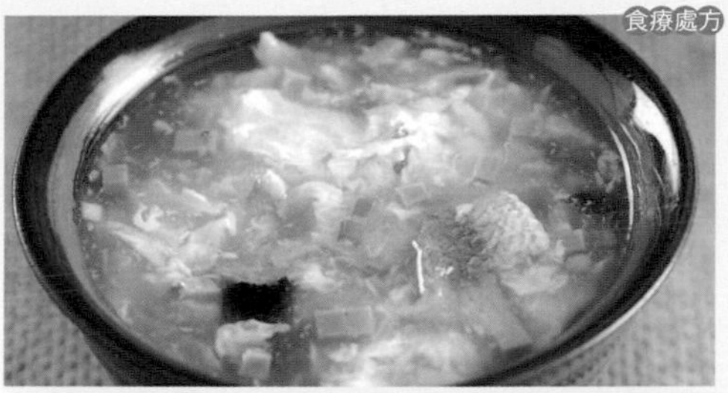

黃魚海參羹

【材料】水發海參80克，大黃魚肉100克，火腿10克，雞蛋2個，料酒6克，鹽3克，豬油、沙拉油各15克，蔥末3克，太白粉10克，味精、胡椒粉各1克，高湯300克。

【做法】1.大黃魚肉及水發海參切成小方厚片，火腿切末，放入蒸鍋內蒸熟。

2.雞蛋打入碗中，攪拌均勻。

3.熱鍋放入沙拉油，燒至五成熟時，放入蔥末爆香，隨即加入料酒、高湯、海參片、黃魚片及胡椒粉，燒沸後放入鹽、味精略煮，緩緩倒入雞蛋，待各食材熟透時倒入太白粉勾稀芡，離火，倒入碗中，淋上豬油，撒上火腿末，即可食用。

【功效】本方能夠安神醒腦，提高記憶力，還能補腎益氣。

營養素（每百克的含量）

熱量	三大營養素			膽固醇	膳食纖維	礦物質								
(千卡)	蛋白質(克)	脂肪(克)	碳水化合物(克)	(毫克)	(克)	鈣(毫克)	鐵(毫克)	磷(毫克)	鉀(毫克)	鈉(毫克)	銅(微克)	鎂(毫克)	鋅(毫克)	硒(微克)
71	16.5	0.2	0.9	51	0	285	13.2	28	43	502.9	50	149	0.63	63.93

維生素						
維生素A(微克)	維生素B_1(微克)	維生素B_2(微克)	維生素B_6(微克)	維生素B_{12}(微克)	維生素C(毫克)	維生素D(毫克)
42	30	40	40	2.3	0	10
維生素E(毫克)	生物素(微克)	維生素K(微克)	維生素P(微克)	胡蘿蔔素(毫克)	葉酸(微克)	泛酸(毫克)
3.14	0	0	0	0	4	0.71

紫葡萄
植物奶

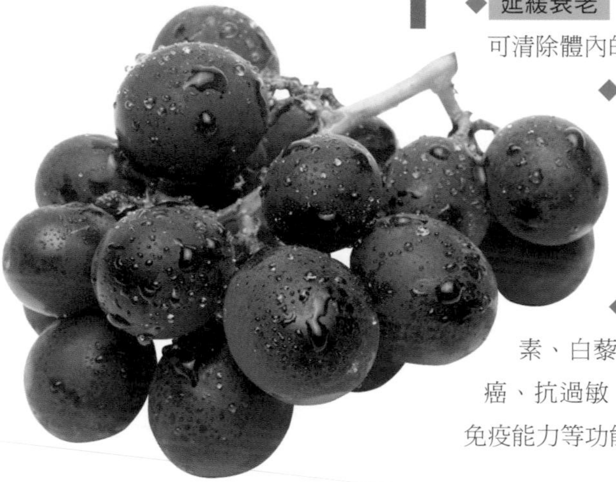

紫葡萄 又名蒲桃、蒲陶、草龍珠、山葫蘆等，原產於西亞，大約在漢朝時期傳入我國，栽種歷史已有兩千年之久，是深受人們喜愛的水果之一。葡萄品種很多，有紫葡萄、白葡萄、綠葡萄和紅葡萄等等，但以紫葡萄最為常見，且營養價值也較高。紫葡萄色澤誘人、酸甜適口、水分多，富含葡萄糖和其他營養成分，經常食用對人體健康大有裨益，因此又有「植物奶」的美稱。

【保健功效】

◆ **活血護心** 葡萄中豐富的維生素C和鉀等物質具有降血脂，擴張血管，增加冠狀動脈血流量，降低血壓和膽固醇，軟化血管等作用，能阻止血栓形成，對冠心病、高脂血症的治療十分有益。

◆ **補血補鐵** 葡萄是水果中含複合鐵元素最多的水果，是貧血患者的理想食品。

◆ **延緩衰老** 葡萄中含的類黃酮是一種強力抗氧化劑，可清除體內的氧自由基，有效延緩衰老。

◆ **幫助消化** 在葡萄所含的糖分中，大部分是容易被人體直接吸收的葡萄糖，所以葡萄是消化能力較弱者的理想果品。葡萄裡含較多的酒石酸，有幫助消化的作用，適當吃些葡萄能健脾養胃。

◆ **強身健體** 葡萄皮中含有的單寧、花青素、白藜蘆醇等物質，具有強抗氧化、抗突變、抗癌、抗過敏、改善肝臟機能障礙、保護心血管、增強免疫能力等功能，常食則強身健體。

【中醫理論】

葡萄性平、味甘，能滋肝腎、生津液、強筋骨，有補益氣血、通利小便的作用，可用於脾虛氣弱、氣短乏力、水腫、小便不利等病症的輔助治療。

【食法宜忌】

宜 ◆吃葡萄時應儘量連皮一起吃，因為葡萄的很多營養成分都存在於皮中。

忌 ◆吃葡萄後不能立刻喝水，否則很容易發生腹瀉。
◆葡萄不宜與水產品同時食用。

【人群宜忌】

宜 ◆適合兒童、婦女、體弱、貧血、消化能力弱者食用。

◆高血壓、水腫、神經衰弱患者宜經常食用。

忌 ◆胃酸過多者、糖尿病患者應少食或不食葡萄。

【選購要訣】

以果串大、果粒飽滿、外有白霜者品質最佳，乾柄、皺皮、掉粒者質次；成熟度適中的果粒顏色較深、色澤鮮豔，如巨峰為黑紫色等；果粒緊密的葡萄，生長時不透風，見光少，味較酸，反之果粒較稀疏者，味較甜。

保存須知

用保鮮袋密封後放入冰箱內冷藏，可保存2～3天，但最好還是現買現吃。

食療處方

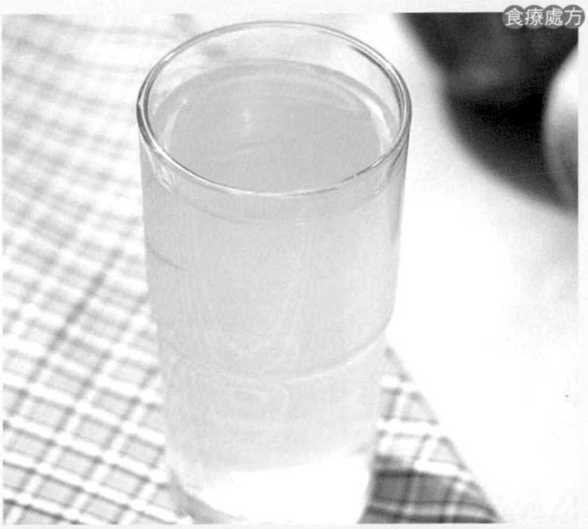

葡萄蘆筍蘋果汁

【材料】葡萄20顆，蘆筍2根，蘋果1/2個，冰塊4個。

【做法】

1.葡萄洗淨，去皮去子；蘋果洗淨後去核去皮，切成小塊；蘆筍洗淨，切段。

2.上述蔬果放進榨汁機中榨取汁液。

3.將冰塊放入杯中，倒入蔬果汁調勻，即可直接飲用。

【功效】清熱解毒，潤腸通便，防止肥胖。

營養素（每百克的含量）

熱量	三大營養素			膽固醇	膳食纖維	礦物質								
（千卡）	蛋白質（克）	脂肪（克）	碳水化合物（克）	（毫克）	（克）	鈣（毫克）	鐵（毫克）	磷（毫克）	鉀（毫克）	鈉（毫克）	銅（毫克）	鎂（毫克）	鋅（微克）	硒（微克）
4	0.3	0.4	0.2	0	1.8	11	0.2	7	124	0.5	0.1	6	20	0.5

維生素						
維生素A（微克）	維生素B_1（微克）	維生素D_2（微克）	維生素B_6（微克）	維生素B_{12}（微克）	維生素C（毫克）	維生素D（毫克）
5	50	30	40	0	4	0
維生素E（毫克）	生物素（微克）	維生素K（微克）	維生素P（微克）	胡蘿蔔素（毫克）	葉酸（微克）	泛酸（毫克）
0.34	44	0	0	0.13	4	0.1

茄子
老年病剋星

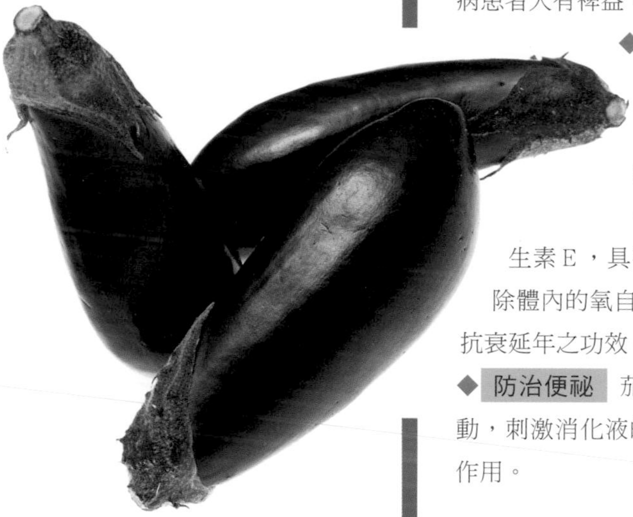

茄子 又名矮瓜、昆侖瓜、東風菜、落蘇、紫茄等，原產熱帶亞洲。西漢時期傳入我國，目前已成為各地廣泛栽培的大眾化蔬菜品種之一。茄子肉質柔軟，食法多樣，味美可口，老幼皆宜，是夏秋季節的上好食品。同時，茄子中還富含營養物質，維生素P的含量尤其高，它對維護中老年人的健康大有裨益。因此，有人把茄子譽為「老年病剋星」。

【保健功效】

◆ **防癌抗癌** 茄子中含有抗癌物質龍葵鹼，它能抑制消化道腫瘤細胞的增殖。紫茄子中龍葵鹼的含量比其他茄子更高，經常食用紫茄子可有效防治胃癌、直腸癌等症，也可用於癌症患者化療後的食療。

◆ **降膽固醇** 茄子纖維含有一種名為「皂甙」的物質，它能夠有效降低血液中的膽固醇含量。因此，對中老年人和患有冠心病、高血壓、高膽固醇血症等心腦血管疾病患者大有裨益。

◆ **保護血管** 茄子富含維生素P，它是一種黃酮類化合物，可降低毛細血管的脆性和滲透性，增加細胞間的黏力，從而增強血管彈性，防止血管破裂。

◆ **延緩衰老** 茄子大量的維生素C和維生素E，具有優質的抗氧化性，可以有效減弱或清除體內的氧自由基，增強抗氧化物的活性，從而達到抗衰延年之功效。

◆ **防治便祕** 茄子中富含膳食纖維，可以促進胃腸蠕動，刺激消化液的分泌，潤滑腸道，進而有防治便祕的作用。

【中醫理論】

茄子性苦味寒，有散瘀止血、消腫止痛、治療寒熱、祛風通絡等功效。

【食法宜忌】

宜 ◆用油炸茄子時會破壞維生素P，掛糊上漿後再炸可以有效減少這種損失。

◆茄子宜連皮食用，因為茄子皮中富含營養成分。

忌 ◆過於成熟的茄子，特別是秋後的老茄子中含有較多的茄鹼，對人體有害，不宜食用。

◆茄子不宜與蟹肉一同食用，否則會傷腸胃。

【人群宜忌】

宜 ◆中老年人，便祕、高血壓、高膽固醇血症患者宜多食茄子。

忌 ◆體弱、胃寒者不宜多食茄子。
◆孕婦及皮膚病患者應忌食茄子。

【選購要訣】

以果實形狀直且勻稱、肥碩，果皮新鮮無傷而有光澤者為佳。

保存須知

鮮茄子可置於通風、陰涼處短期保存，但最好還是現買現吃。

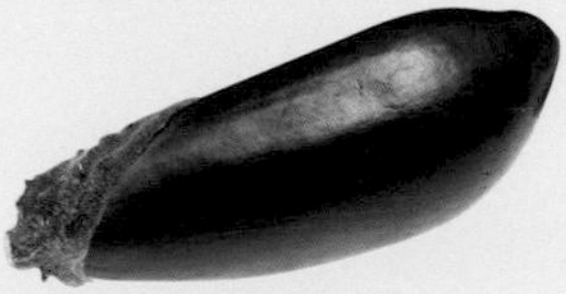

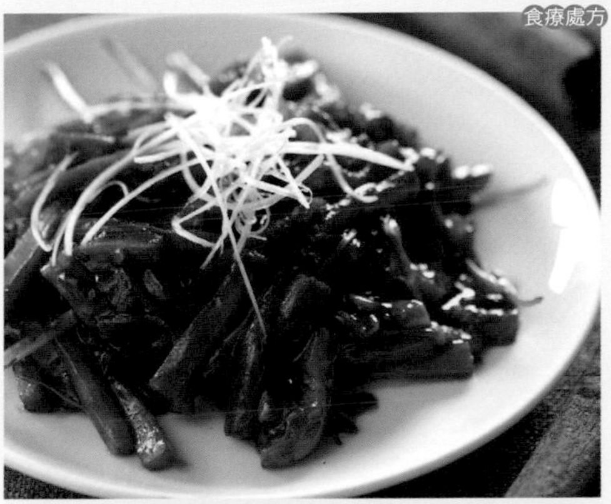

怪味茄子

【材料】茄子300克，胡椒粉少許，香菜50克，白糖10克，植物油50克，醋10克，醬油15克，蠔油15克，雞精3克，蔥絲、薑絲、蒜泥、乾辣椒各適量。

【做法】

1.將茄子洗淨切成條。

2.鍋置火上倒入植物油，油熱後將茄子入鍋內炸熟撈出。

3.鍋內留油，放入乾辣椒煸出香味，加入蔥絲、薑絲、蒜泥、醋、白糖、雞精、蠔油、醬油攪勻熬至起泡，出鍋倒在茄子上，撒上胡椒粉、香菜即可。

營養素（每百克的含量）

熱量	三大營養素			膽固醇	膳食纖維	礦物質								
（千卡）	蛋白質（克）	脂肪（克）	碳水化合物（克）	（毫克）	（克）	鈣（毫克）	鐵（毫克）	磷（毫克）	鉀（毫克）	鈉（毫克）	銅（毫克）	鎂（毫克）	鋅（毫克）	硒（微克）
23	0.8	0.3	4	0	1.3	32	0.4	19	152	11.3	0.1	13	0.23	0.48

維生素						
維生素A（微克）	維生素B_1（微克）	維生素B_2（微克）	維生素B_6（微克）	維生素B_{12}（微克）	維生素C（毫克）	維生素D（毫克）
63	30	40	60	0	8	0
維生素E（毫克）	生物素（微克）	維生素K（微克）	維生素P（微克）	胡蘿蔔素（微克）	葉酸（微克）	泛酸（毫克）
1.13	0	9	700	40	19	0.6

黑麥
窮人的小麥

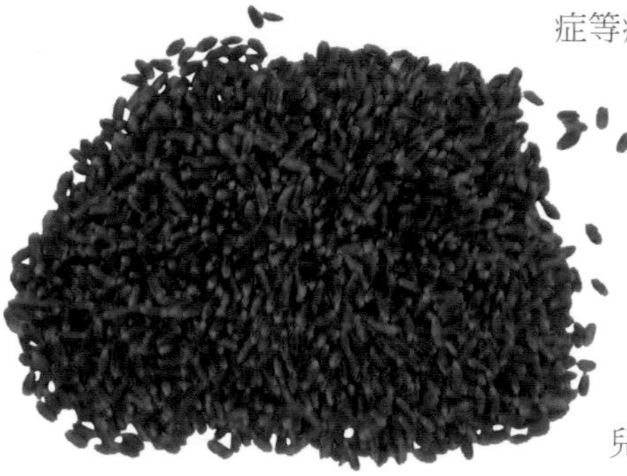

黑麥　是一種糧食和飼料兼用的作物，原產阿富汗、伊朗、土耳其一帶，現主要栽培區域在北歐。黑麥的抗逆性很強，多分布在貧瘠地區的沙性土壤中，有「窮人的小麥」之稱。作為一種特殊的優質麥類，黑麥營養價值卓越，富含多種特殊保健成分。科學研究表明，黑麥具有促進健康、預防癌症和心血管疾病等功效。

【保健功效】

◆ **預防癌症**　黑麥含有的不溶性纖維木酚素、異黃酮以及微量元素硒，均具有明顯的抗癌作用。經常食用黑麥食品可有效降低乳腺癌、攝護腺癌和大腸癌等疾病的發病率。

◆ **延緩衰老**　黑麥的硒，可有效清除人體內的氧自由基，延緩機體老化。

◆ **降壓降脂**　黑麥富含可溶性黑麥纖維，可降低血糖，降低膽固醇，阻止脂質過氧化反應，對高血壓、高脂血症等疾病都有明顯的防治作用。

◆ **預防糖尿病**　有研究表明，黑麥麵包的結構緊密並且濕度大，在人體內分解的速度較慢，只需要較少的胰島素就能保持人體血液的平衡，因此常吃黑麥麵包可以達到預防糖尿病的目的。

◆ **促進發育**　黑麥中含有大量人體不能自我合成的胺基酸，其中賴胺酸的含量是小麥的1.5倍，對於兒童生長發育不可缺少的組胺酸含量更是小麥的1.79倍。多食用黑麥及其製品，可以促進少年兒童健康成長。

◆ **護齒壯骨**　黑麥的微量元素氟是骨骼和牙齒的重要成分，經常食用黑麥及其製品可預防齲齒和老年人的骨質疏鬆症等。

【食法宜忌】

宜　◆產婦如果想催奶，可以多喝一些黑麥汁。

忌　◆不要食用高溫烘焙或煎炸的黑麥麵包乾，其中可能含有致癌物質。

【人群宜忌】

宜　◆容易疲勞者應該多吃黑麥製品。

◆因缺乏糖分而經常頭暈目眩者宜多吃黑麥食物。

忌　◆類風濕患者忌食黑麥食物。

【選購要訣】

黑麥麵包以體積適中，外形完整，顏色均勻，表面呈棕褐色，沒有條紋和花斑，顆粒大小一致，氣孔細小呈拉長形為最佳。

保存須知

黑麥麵包最好現買現吃，放在冰箱內冷藏也不可超過3天。

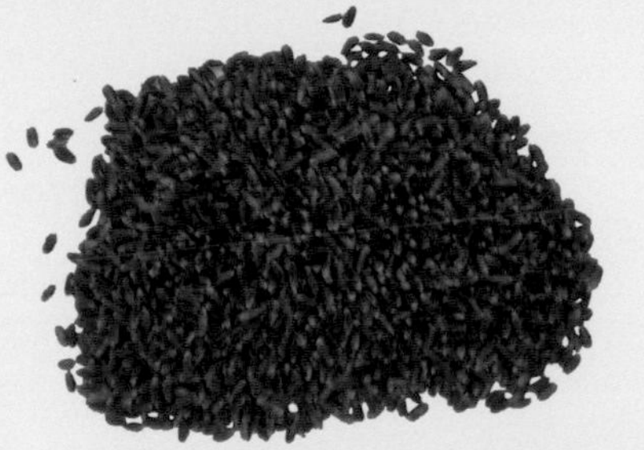

食療處方

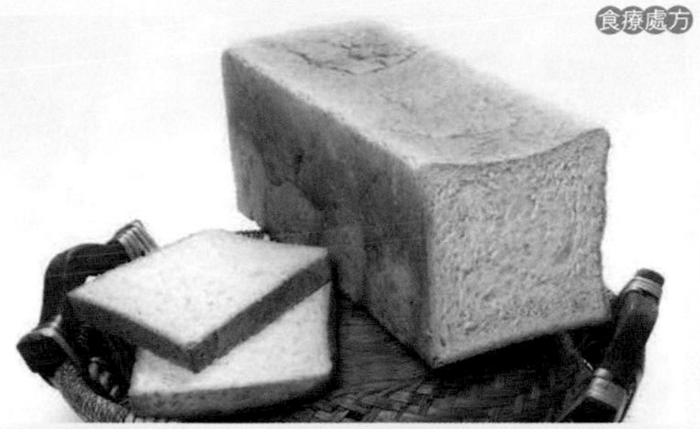

黑麥麵包

【材料】 黑麥粉500克，麵粉500克，溫水250cc，黃油250cc，乾酵母、鹽、白糖適量。

【做法】

1.酵母溶於溫水中，除黃油以外的其他材料放在一起，揉成麵團，再將黃油加入，慢慢揉進麵團。

2.將麵團蓋上保鮮膜，放到溫暖濕潤處發酵至原來的2.5～3倍大，取出，滾圓，蓋保鮮膜鬆弛15分鐘後，放到烤盤上二次發酵至原來2～2.5倍大。

3.用刀在發酵後的麵團頂部交叉劃四刀，撒上薄薄一層黑麥粉。

4.烤箱預熱200℃，放入烤箱中層烘烤22分鐘左右即可。

【功效】 美容瘦身，預防疾病。

營養素（每百克的含量）

熱量	三大營養素			膽固醇	膳食纖維	礦物質								
（千卡）	蛋白質（克）	脂肪（克）	碳水化合物（克）	（毫克）	（克）	鈣（毫克）	鐵（毫克）	磷（毫克）	鉀（毫克）	鈉（毫克）	銅（毫克）	鎂（毫克）	鋅（毫克）	硒（微克）
259	8.5	1	50.8	0	0.1	75	1.5	88	92	457	0.17	24	0.49	19.9

維生素						
維生素A（微克）	維生素B_1（毫克）	維生素B_2（微克）	維生素B_6（毫克）	維生素B_{12}（微克）	維生素C（毫克）	維生素D（毫克）
0	0.13	10	0	0	0	0
維生素E（毫克）	生物素（微克）	維生素K（微克）	維生素P（微克）	胡蘿蔔素（毫克）	葉酸（微克）	泛酸（毫克）
0.88	0	0	0	0	0	0

烏梅
生津解暑

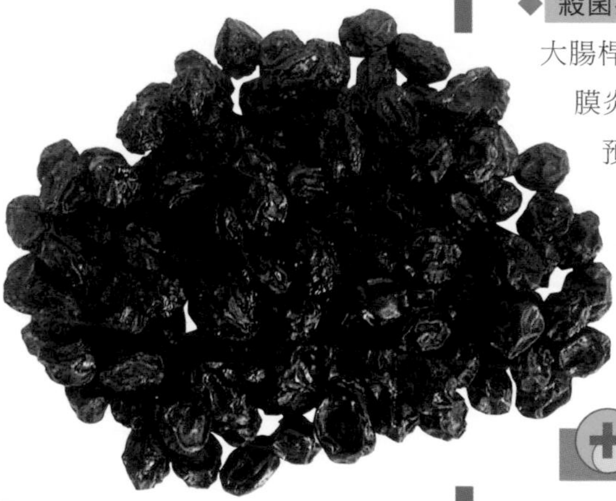

烏梅　又名梅實、燻梅、酸梅、桔梅肉等，為青梅的加工燻製品，外表呈黑褐色，扁圓形或不規則球形，表面多皺縮、凹凸不平。烏梅富含酸類物質，不但可以食用，還可以作藥材，除了能夠防治許多疾病，更是生津解暑的上佳果品。

【保健功效】

◆**護肝保肝**　烏梅中含多種有機酸，能增進肝臟機能，有護肝保肝的作用。

◆**促進食欲**　烏梅的梅酸能夠刺激唾液腺、胃腺分泌消化液，從而促進食欲、幫助消化。

◆**清除蛔蟲**　科學研究證明，烏梅可使人體內的蛔蟲活力降低，並被排除體外。

◆**殺菌抑菌**　烏梅能夠抑制多種致病菌，如痢疾桿菌、大腸桿菌、傷寒桿菌、副傷寒桿菌、百日咳桿菌、腦膜炎雙球菌等。同時，烏梅還能增加膽汁的分泌，預防膽道感染和膽結石。

◆**防治便祕**　烏梅中富含兒茶酸，能夠潤滑腸道，促進腸蠕動，有效防治便祕。

◆**抗老抗衰**　烏梅的梅酸可軟化血管，延緩血管的老化、硬化，從而抗老抗衰。

【中醫理論】

烏梅味酸、性平，入肝、脾、肺、大腸經，具收斂生津、消腫、斂肺、驅蟲、療癬之功效，可用於治療牛皮癬、白癜風（白斑）等病症。

【食法宜忌】

宜　◆食用烏梅後可咀嚼一些核桃肉，能減少對牙齒的傷害。吃烏梅每次3顆左右為宜，多則傷牙。

忌　◆新鮮的青梅不能生吃，因為它含有微量的氰酸，能夠產生劇毒物質氰酸鉀，食用後會引起腹瀉甚至中毒。

【人群宜忌】

宜　◆胃酸缺乏、食欲不振、消化不良者宜食用烏梅。

◆肝病、膽道蛔蟲、慢性腸道疾病患者宜食用烏梅。

忌 ◆胃酸過多者，婦女月經期及孕婦產前、產後不宜食用烏梅。

◆感冒發熱、急性咳嗽、急性支氣管炎、肺結核等患者應忌食烏梅。

【選購要訣】

以肉質柔軟、色烏黑、核堅硬者為佳。

保存須知

裝入瓷罐內密封，置於陰涼、乾燥處貯存。

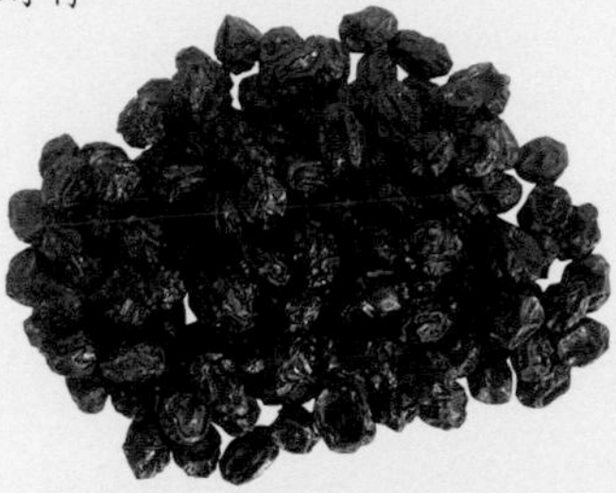

食療處方

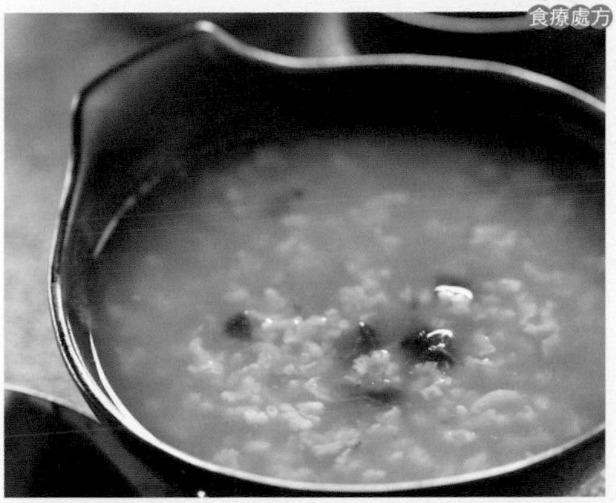

烏梅粥

【材料】白米100克，烏梅30克，冰糖15克，冷水適量。

【做法】

1.烏梅洗淨，去核。

2.白米洗淨，用冷水浸泡半小時。

3.鍋中加入適量冷水，放入烏梅，煮沸約15分鐘。

4.將白米放入烏梅湯中，先用旺火燒沸，再改用小火熬煮成粥，加入冰糖拌勻即可。

【功效】本方具有增加食欲，促進消化，消除炎症，殺菌止痢的功效。

營養素（每百克的含量）

熱量	三大營養素			膽固醇	膳食纖維	礦物質								
（千卡）	蛋白質（克）	脂肪（克）	碳水化合物（克）	（毫克）	（克）	鈣（毫克）	鐵（毫克）	磷（毫克）	鉀（毫克）	鈉（毫克）	銅（毫克）	鎂（毫克）	鋅（毫克）	硒（微克）
210	6.5	2.3	42.5	0	35	67	0.1	18	256	0	0	0	0	0

維生素						
維生素A（微克）	維生素B_1（微克）	維生素B_2（毫克）	維生素B_6（毫克）	維生素B_{12}（微克）	維生素C（毫克）	維生素D（毫克）
0	60	0.26	0	0	3	0
維生素E（毫克）	生物素（微克）	維生素K（微克）	維生素P（微克）	胡蘿蔔素（毫克）	葉酸（微克）	泛酸（毫克）
0	0	0	0	0	0	0

泥鰍
水中人參

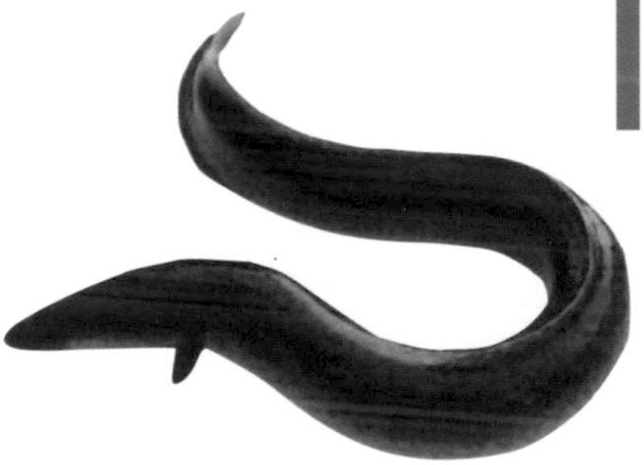

泥鰍 又名河鰍、鰍魚等，為淡水魚類，形似黃鱔而比黃鱔小，是人們的傳統美食之一，民間有「天上的斑鳩，地下的泥鰍」之說。泥鰍肉質細嫩，味道極為鮮美，是一種高蛋白、低脂肪食品，為膳食珍饈、大補之物，適宜各類人群食用，素有「水中人參」的美譽。初秋的泥鰍營養價值較高，肉質最為肥美。

【保健功效】

◆ **保護血管** 泥鰍中的尼克酸，能夠擴張血管，降低血液中膽固醇和三酸甘油酯的濃度，調整血脂紊亂，減緩冠狀動脈硬化，減少心肌梗塞等症的發病率，有效預防心腦血管疾病。

◆ **養腎生精** 泥鰍中含有一種特殊蛋白質，具有促進精子形成的作用，成年男子常食泥鰍有養腎生精、滋補強身之效，對調節性功能有較好的幫助。

◆ **補鈣壯骨** 泥鰍富含鈣和磷，經常食用泥鰍可預防小兒軟骨病、佝僂病及老年性骨折、骨質疏鬆症等。

◆ **補血補鐵** 泥鰍的多種蛋白質和微量元素鐵，對貧血患者十分有益。

◆ **抗衰消炎** 泥鰍含有的一種不飽和脂肪酸能夠抵抗血管衰老，對老人特別有益。其體表的滑涎還具有抗菌消炎的作用。

【中醫理論】

泥鰍味甘、性平，有補中益氣、祛邪除濕、養腎生精、祛毒除痔、消渴利尿、保肝護肝之功能，還可治療皮膚瘙癢、水腫、肝炎、早泄、黃疸、痔瘡等症。

【食法宜忌】

宜 ◆泥鰍的膽固醇含量比較高，若與富含維生素C的果蔬相搭配，則可將多餘的膽固醇排出體外。

◆將泥鰍烹煮成湯，可以更容易吸收鈣質。

◆烹飪泥鰍之前，先將其放在清水中養2～3天，可使其吐盡泥沙。

◆下鍋前將泥鰍泡在酒中，既方便烹飪，味道也會更加鮮美。

忌 ◆泥鰍忌與狗肉同食。

【人群宜忌】

宜 ◆兒童、老人、孕婦、哺乳期婦女及青壯年男子宜食用泥鰍。

◆營養不良、病後體虛者，貧血、浮腫、腳氣、神經炎患者宜食用泥鰍。

忌 ◆陰虛火盛者忌食。

【選購要訣】

選購活泥鰍，以體形粗壯、體表較滑，對外界刺激反應快者為佳。

保存須知

將活泥鰍放清水中養幾天，待其吐盡泥沙後再放入合適的容器。容器內注入清水，密封後放進冰箱的冷凍室裏冷凍，泥鰍在低溫下呈冬眠狀態。烹煮前，取出泥鰍，待冰塊融化後，泥鰍很快復活。

食療處方

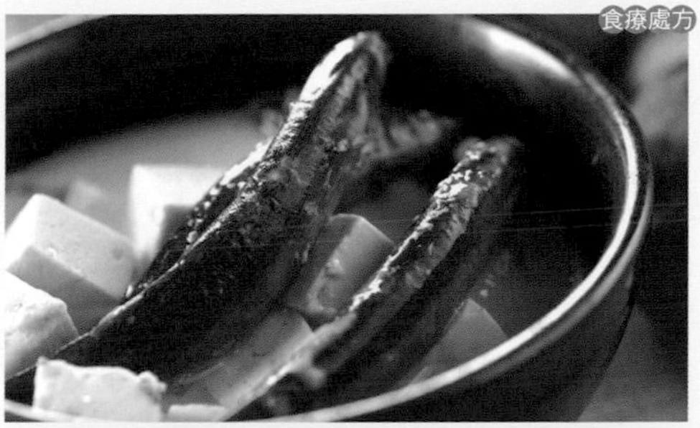

泥鰍豆腐湯

【材料】活泥鰍250克，豆腐350克，高湯200克，豬油30克，乾紅椒、薑末、蔥末、蒜片、醋、醬油、鹽、味精、料酒各適量。

【做法】

1.將活泥鰍放在水盆內養兩天，並且換水數次，使其將肚內的泥土、汙物吐出；豆腐切成方塊。

2.將鍋置於旺火上，放入豬油燒熱，用蔥末、薑末、蒜片熗鍋，添入高湯，加入醬油、乾紅椒、鹽、料酒、醋，燉半小時後晾涼，再放入泥鰍和豆腐塊，蓋上鍋蓋，開鍋後焐20分鐘左右，掀開鍋蓋放上味精即可。

【功效】補虛益陽、解毒，既治氣虛陽虛引起的冠心病，還對糖尿病、泌尿系統感染等有一定療效。

營養素（每百克的含量）

熱量	三大營養素			膽固醇	膳食纖維	礦物質								
(千卡)	蛋白質(克)	脂肪(克)	碳水化合物(克)	(毫克)	(克)	鈣(毫克)	鐵(毫克)	磷(毫克)	鉀(毫克)	鈉(毫克)	銅(毫克)	鎂(毫克)	鋅(毫克)	硒(微克)
96	17.9	2	1.7	136	0	299	2.9	302	0	74.8	0	0	2.76	25.3

維生素						
維生素A(微克)	維生素B_1(毫克)	維生素B_2(毫克)	維生素B_6(毫克)	維生素B_{12}(微克)	維生素C(毫克)	維生素D(毫克)
14	0.1	0.33	0	0	0	0
維生素E(毫克)	生物素(微克)	維生素K(微克)	維生素P(微克)	胡蘿蔔素(毫克)	葉酸(微克)	泛酸(毫克)
0.79	0	0	0	0	0	0

紫菜
神仙菜

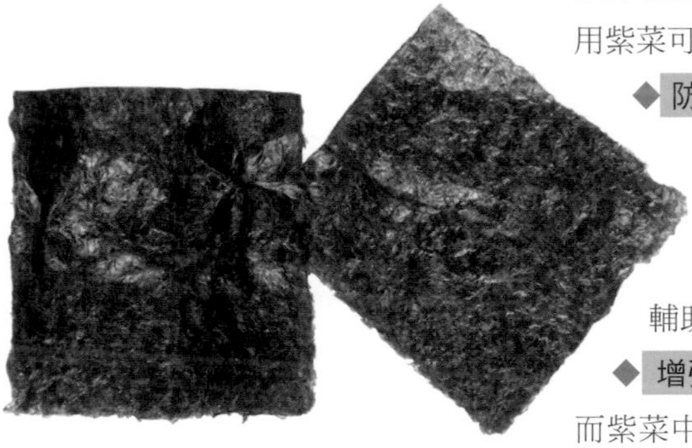

紫菜　又名索菜、紫英、子英等，是生長在淺海岩礁上的一種紅藻植物。主要用來煮湯或涮火鍋，是一種深受大眾喜愛的食品。紫菜不僅味道鮮美，而且含有大量的膳食纖維、多種維生素和微量元素，尤其是碘的含量很豐富，歷來用於治療因缺碘而引起的甲狀腺腫大。由於紫菜的營養價值和藥用價值都很高，所以又被稱為「神仙菜」。

【保健功效】

◆ **排毒抗癌**　紫菜成分的1/3是膳食纖維，它可以保持腸道健康，加快體內有毒物質排泄，尤其有利於預防大腸癌。紫菜富含的維生素C具有抗氧化，提高免疫力等功效，並有防癌、抗癌效果。

◆ **預防心腦血管疾病**　紫菜中的微量元素與磷脂可以軟化血管，加快血液流動。同時，紫菜富含的膳食纖維可以降低膽固醇，並促進排除導致血壓升高的鈉。經常食用紫菜可有效預防心腦血管疾病。

◆ **防治甲狀腺腫大**　紫菜中碘的含量非常高，常吃紫菜對於治療因缺碘而引起的甲狀腺腫大十分有效。

◆ **治療水腫**　紫菜含有一定量的甘露醇，它是一種很強的利尿劑，有治療水腫的作用，也可輔助治療其他鬱積結塊病症。

◆ **增強記憶**　核糖核酸是維護大腦記憶的主要物質，而紫菜中含有豐富的微量元素鎂，它能促進大腦吸收核糖核酸。同時，紫菜還含有較豐富的膽鹼，它對保護大腦，提高記憶力大有好處。

◆ **護目潤膚**　紫菜維生素A的含量約為牛奶的67倍，可維持正常視力，防止眼睛乾澀與疲勞。維生素C的含量約為甘籃菜的70倍，對皮膚的健美具有重要的意義。

【中醫理論】

紫菜味甘、鹹，性涼，具有軟堅、化痰、清熱、利尿、補腎、養心等功能。常食紫菜可防衰老，防貧血，治療夜盲症，降低膽固醇。

【食法宜忌】

宜　◆碘難溶於水，烹飪紫菜時宜採用油炸或油炒的方法，可以提高營養成分的吸收率。

忌　◆紫菜不宜食用太多，乾品每次以15克左右為宜，以免引起腹脹、腹痛。

【人群宜忌】

宜 ◆甲狀腺腫大、心血管疾病患者及電腦工作者等用眼多的人宜經常食用紫菜。

忌 ◆服用長效避孕藥的女性應少食紫菜。

◆脾胃虛寒、腹痛便祕者應忌食紫菜。

【選購要訣】

優質紫菜的表面有光澤，葉片薄而均勻，呈紫褐色或紫紅色；口感柔軟，有芳香味；清潔而無雜質。

劣質紫菜的表面光澤差，葉片厚而不均，呈紅色並夾雜有綠色；口感及芳香味差；含雜藻多，有雜質。

保存須知

乾紫菜宜用塑膠袋或紙袋包裝好後置於通風乾燥處保存。如果購買袋裝的紫菜，最好在開封後1個月內食用完。

食療處方

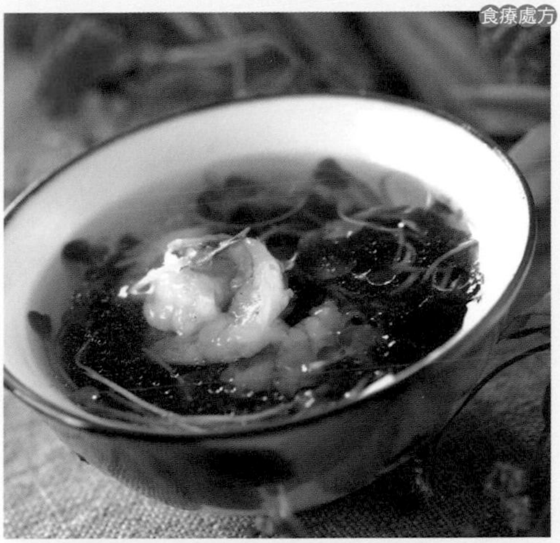

豆苗紫菜蝦仁湯

【材料】紫菜、蝦仁適量，豌豆苗50克，鹽、醬油、味精、香油各適量。

【做法】

1.豌豆苗去根洗淨，切成段。

2.炒鍋置火上，倒入清水，加醬油和鹽煮開，然後將紫菜、蝦仁放入湯中，再開鍋時，撒入豌豆苗，加香油、味精調味即可。

【功效】滋補壯陽、軟堅散結、利水消腫。

營養素（每百克的含量）

熱量（千卡）	三大營養素 蛋白質（克）	脂肪（克）	碳水化合物（克）	膽固醇（毫克）	膳食纖維（克）	礦物質 鈣（毫克）	鐵（毫克）	磷（毫克）	鉀（毫克）	鈉（毫克）	銅（毫克）	鎂（毫克）	鋅（毫克）	硒（微克）
216	28.2	3.9	16.9	0	27.3	422	46.8	350	1640	365.6	1.68	105	2.3	7.22

維生素A（微克）	維生素B_1（毫克）	維生素B_2（毫克）	維生素B_6（微克）	維生素B_{12}（微克）	維生素C（毫克）	維生素D（毫克）
403	0.44	2.07	60	0	2	0
維生素E（毫克）	**生物素（微克）**	**維生素K（微克）**	**維生素P（微克）**	**胡蘿蔔素（毫克）**	**葉酸（微克）**	**泛酸（毫克）**
1.82	0	110	0	2.42	720	1.24

黑棗

營養寶庫

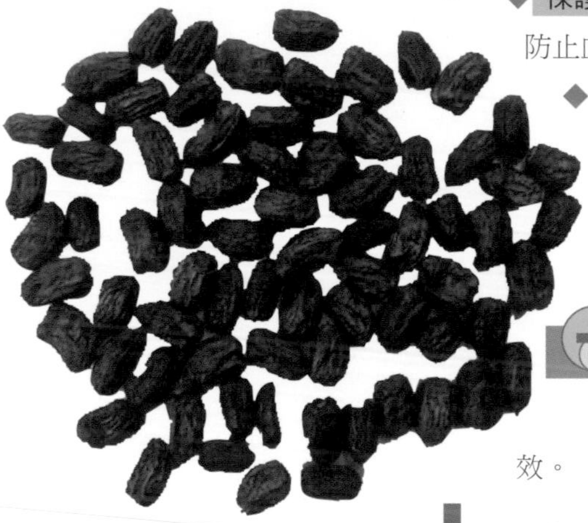

黑棗 又名軟棗、牛奶棗、君遷子、丁香棗等，因加工的不同而與紅棗有別，配方用紅棗，調補則用黑棗。黑棗富含膳食纖維和多種微量元素，有「營養寶庫」之稱。其具有很高的藥用價值，經常食用黑棗有補中益氣、補血、壯骨、降壓等功效，對中老年人以及糖尿病患者十分有益。

【保健功效】

◆ **防衰抗癌** 黑棗含有的鎂可以消除疲勞、延緩衰老。另外，硒有抗氧化的作用，並具有一定的抗癌效果。

◆ **降壓降糖** 黑棗中富含鉀，可以促進排除體內多餘的鈉，有效降低血壓，預防高血壓和心血管疾病。還有鎂可以提高胰島素合成代謝的效率，有助於糖尿病的治療。

◆ **保護血管** 黑棗富含維生素P，能夠增強血管彈性，防止血管破裂。

◆ **補血壯骨** 黑棗還有豐富的鐵，缺鐵性貧血患者經常食用黑棗有很好的食療作用。另含有大量的鈣，常吃能夠補充人體內流失的鈣，促進骨骼的發育，並有利於預防骨質疏鬆症。

【中醫理論】

黑棗性溫、味甘，具有補腎、養胃、填髓之功效。

【食法宜忌】

宜 ◆黑棗用來燉雞、熬粥，味美且營養利用率高。

忌 ◆黑棗不宜空腹或過量食用，因其含有豐富的鞣酸和果膠，與胃酸相遇後就會凝集，並與食物殘渣聚集形成不溶於水的團塊，從而導致腸阻塞。

【人群宜忌】

宜 ◆孕婦、中老年人宜經常食用黑棗。

◆身體虛弱、貧血、高血壓、糖尿病患者宜經常食用黑棗。

忌 ◆兒童的消化能力差，所以食用黑棗一定要慎重，謹防過量。

【選購要訣】

質好的黑棗顆大均勻、短壯圓整、頂圓蒂方，表面皺紋細淺，皮色烏亮，黑裡泛紅，同時無蟲蛀、破損、黴爛現象等。皮色烏黑無光澤者為次品；色黑帶萎者更次。

保存須知

將黑棗裝入保鮮袋後放入冰箱內冷藏，可保存10天左右。

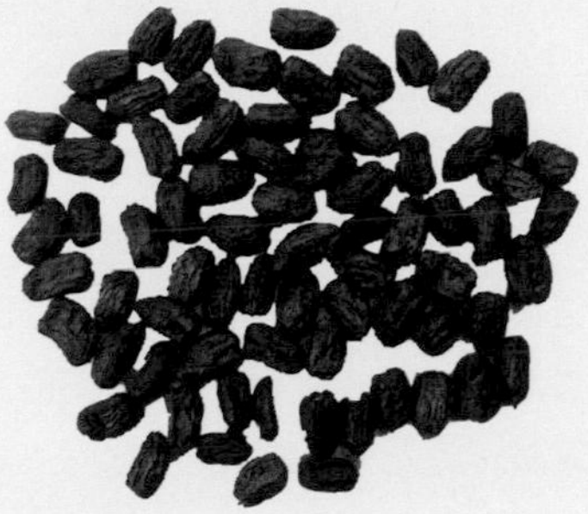

食療處方

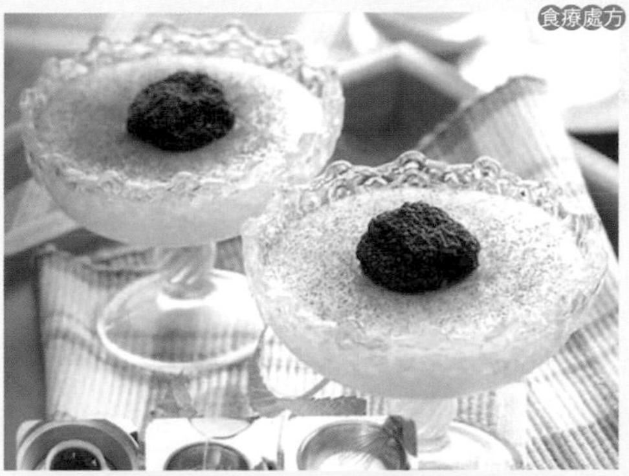

黑棗牛奶凍

【材料】 A.鮮奶400克，黑棗數粒，砂糖、水適量，肉桂粉少許；B.砂糖55克，玉米粉55克，香草精、鹽少許。

【做法】

1.黑棗、砂糖、水混合後入蒸鍋，蒸熟放冷；鮮奶加熱至50～60℃。

2.把材料B.拌勻，沖入牛奶，一邊快速攪拌，一邊繼續加熱至沸，關火，倒入模型放冷，入冰箱冷凍。

3.將蒸好的黑棗擺在牛奶凍上，撒上肉桂粉即成。

【功效】 消暑散熱，補血降壓。

營養素（每百克的含量）

熱量	三大營養素			膽固醇	膳食纖維	礦物質								
(千卡)	蛋白質(克)	脂肪(克)	碳水化合物(克)	(毫克)	(克)	鈣(毫克)	鐵(毫克)	磷(毫克)	鉀(毫克)	鈉(毫克)	銅(毫克)	鎂(毫克)	鋅(毫克)	硒(微克)
228	1.7	0.3	54.7	0	2.6	108	102	63	478	6.3	0.21	32	0.44	0.53

維生素						
維生素A(微克)	維生素 B_1(毫克)	維生素 B_2(毫克)	維生素 B_6(毫克)	維生素 B_{12}(微克)	維生素C(毫克)	維生素D(毫克)
7	0	0	0	0	0	0
維生素E(毫克)	生物素(微克)	維生素K(微克)	維生素P(微克)	胡蘿蔔素(毫克)	葉酸(微克)	泛酸(毫克)
1.88	0	0	0	0.04	0	0

豆豉
溶解血栓

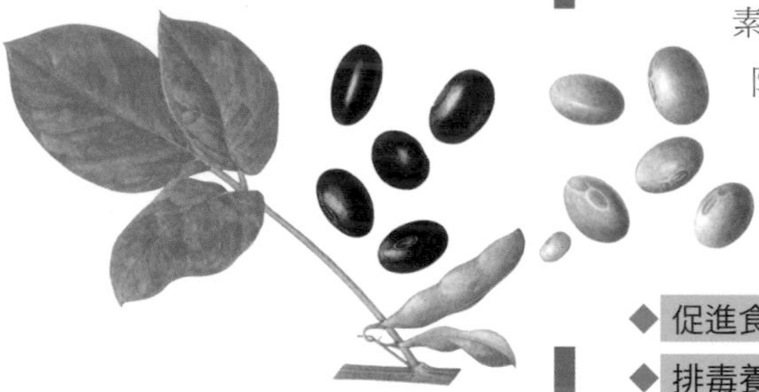

豆豉 為我國的傳統食品，原名「幽菽」。以黑豆或黃豆作原料，洗淨、蒸煮、冷卻後，放入缸中發酵、鹽漬，最後曬乾而成，按加鹽與否分為鹹、淡兩種。豆豉有特殊的香氣，不僅能烹調蔬菜、紅燒魚肉，也能單獨炒食或蒸食，還可用開水泡出汁代替醬油，是人們日常生活中不可缺少的調味品。豆豉不僅味美可口，而且營養豐富，據現代營養學研究證明，豆豉的營養功效幾乎與牛肉相當，經常食用對人體健康非常有利，因此被稱為「調味之王」。

【保健功效】

◆**防癌抗癌** 豆豉中微量元素鉬的含量是小麥的50倍，硒的含量比高硒食物大蒜、洋蔥中含量還高，而鉬和硒都具有極強的抗癌作用。

◆**預防心血管疾病** 醫學研究表明，心血管疾病的發生與患者體內的鈷長期缺乏有關，而豆豉中鈷的含量是小麥的40倍，能夠有效預防冠心病等症。

◆**預防腦血管疾病** 豆豉含有大量能溶解血栓的尿激素，可有效防治腦血栓，對改善大腦的血流量和防治老年性癡呆症也很有效果。

◆**控制血糖** 豆豉的胺基酸衍生物可以阻止小腸內的一部分酶發揮作用，抑制人體吸收糖分，從而降低血糖含量。

◆**促進食欲** 豆豉有特殊的香氣，可促進食欲。

◆**排毒養顏** 豆豉中含有豐富的蛋白質、胡蘿蔔素、維生素E等營養物質，常食能提高肝臟解毒能力，促進體內新陳代謝，清除血中毒素，淨化血液，對減少血中膽固醇，降低血壓也有一定幫助。此外，豆豉還可以增強肌膚的新陳代謝功能，促進機體排毒，維護皮膚和頭髮的健康。

【中醫理論】

豆豉具有解表清熱、透疹解毒之功效，適用於風熱頭痛、胸悶嘔吐、痰多虛煩、消化不良、記憶力減退和醉酒等症。《本草綱目》中記載：「（豆豉）得蔥則發汗，得鹽則能吐，得酒則治風，得蒜則止血，炒熟則又能止汗。」

【食法宜忌】

忌 ◆每次以40克左右為宜，食用過多會導致舌乾口渴。

【人群宜忌】

宜 ◆食欲不振者和更年期婦女宜食用豆豉。

◆糖尿病患者和心血管病患者宜食用豆豉。

【選購要訣】

以豆瓣完整、顏色烏黑、色澤鮮亮者為佳。

保存須知

裝在密封容器裏，置於陰涼、乾燥處，可保存一年以上。

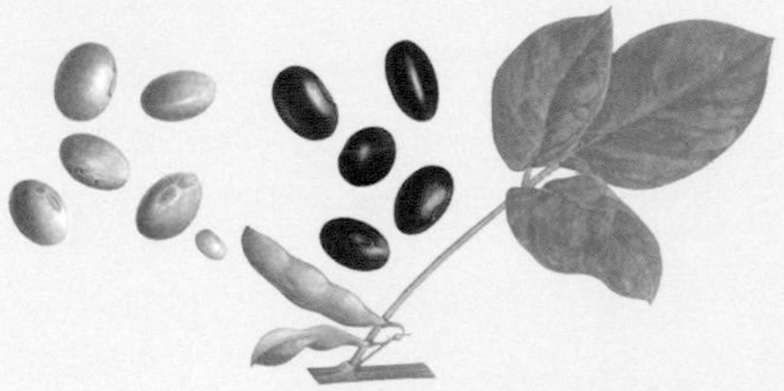

食療處方

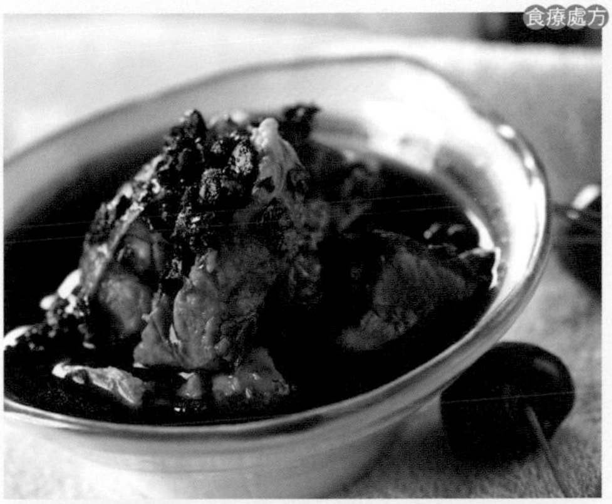

豆豉草魚

【材料】草魚400克，鹽5克，味精2克，淡豆豉25克，胡椒粉、香油各1克，老抽⑤5毫升，蔥段10克，蒜末、薑末各5克，紅辣椒50克，太白粉100克，高湯200克，馬蹄粉7克，花生油80克。

【做法】

1.草魚切段，用鹽、胡椒粉、香油拌勻，拍上太白粉。

2.炒鍋中加入花生油上火，燒熱後下草魚，炸至身硬，去油，隨即放入蒜末、薑末、淡豆豉、紅辣椒末、蔥段炒勻，再放入高湯、味精，加入馬蹄粉勾芡即成。

營養素（每百克的含量）

熱量	三大營養素			膽固醇	膳食纖維	礦物質								
（千卡）	蛋白質（克）	脂肪（克）	碳水化合物（克）	（毫克）	（克）	鈣（毫克）	鐵（毫克）	磷（毫克）	鉀（毫克）	鈉（毫克）	銅（毫克）	鎂（毫克）	鋅（毫克）	硒（微克）
405	25.1	9.8	54	0	0.7	63	1.9	245	611	359.4	1.16	77	4.01	9.72

維生素						
維生素A（微克）	維生素B_1（毫克）	維生素B_2（毫克）	維生素B_6（毫克）	維生素B_{12}（微克）	維生素C（毫克）	維生素D（毫克）
0	0.11	0.2	0	0	0	0
維生素E（毫克）	生物素（微克）	維生素K（微克）	維生素P（微克）	胡蘿蔔素（毫克）	葉酸（微克）	泛酸（毫克）
7.88	0	0	0	0	0	0

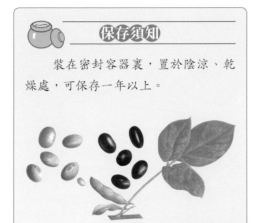

第二章
紅色食物
——心腦血管保護神

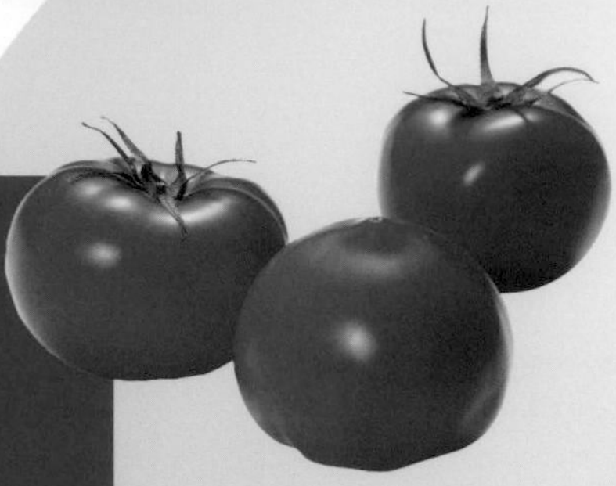
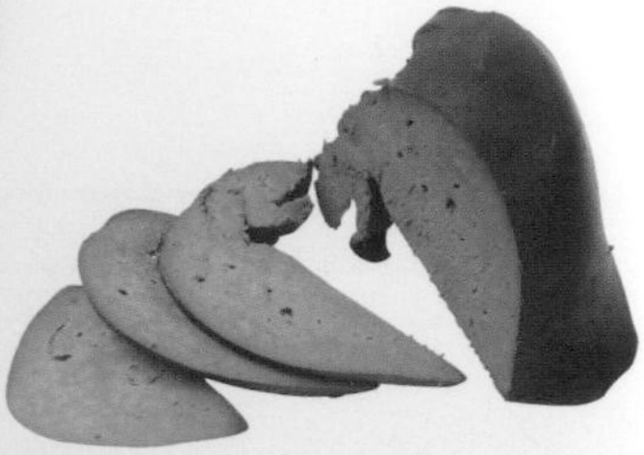
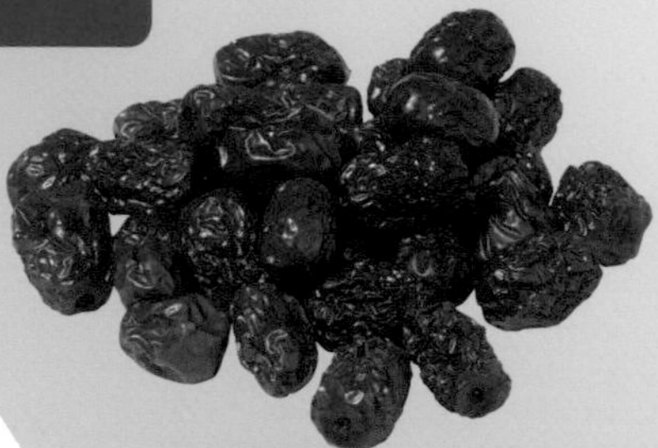
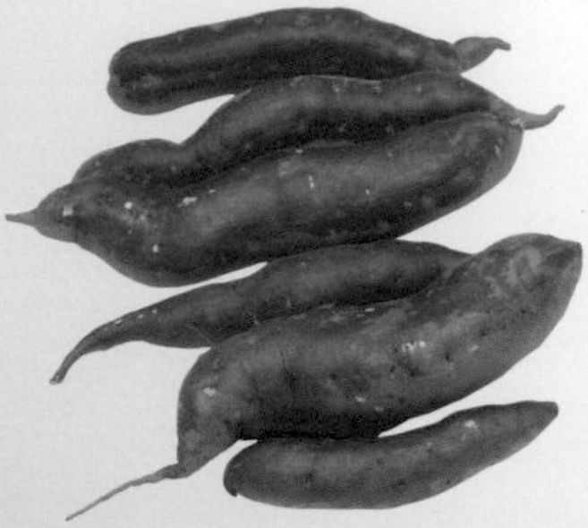
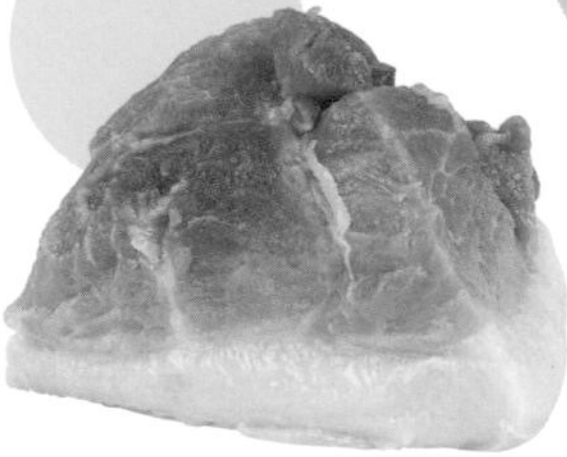
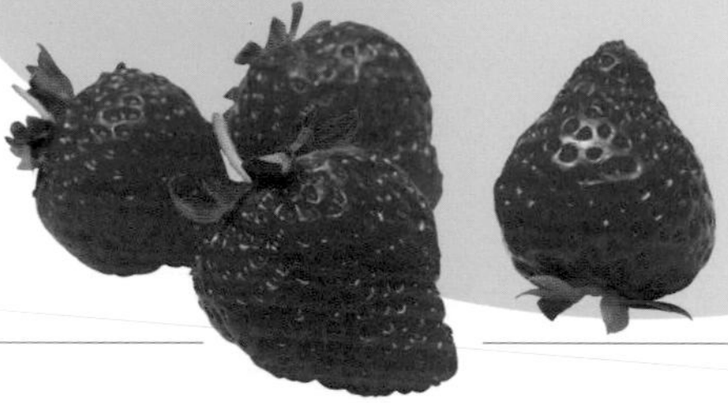

紅色食物因為其鮮豔的顏色而備受人們的關注，最為常見的當屬紅色的水果和蔬菜，這些食物的共同特點之一就是含有豐富的β-胡蘿蔔素；β-胡蘿蔔素具有捕捉人體內自由基，參與維生素A合成等多種功能，還能增強巨噬細胞的活力，達到抗癌、抗感冒的作用。對於心腦血管患者來說，紅色食物是最佳選擇，因為紅色食物中的番茄紅素、花青素、胡蘿蔔素等物質，對維持血管彈性和促進血液循環具有非常重要的功用。此外，深紅色的肉類食品以及糧食類中的紅豆、高粱等也可以歸為紅色食品，它們主要向身體提供脂肪、蛋白質和胺基酸。

按照中醫理論，紅色屬火，入心。心臟是人體最為重要的器官，負責人體的血液循環，透過血液流動向全身提供營養並帶走老舊廢物，使細胞維持正常的代謝和功能。通常，紅色給人溫暖的感覺，能引起人的食欲，紅色食物也恰恰是氣色不佳、四肢冰冷之人的滋補佳品。此外，紅色食物還有助於減輕疲勞，可以令人精神抖擻，增強自信及意志力，使人充滿力量。

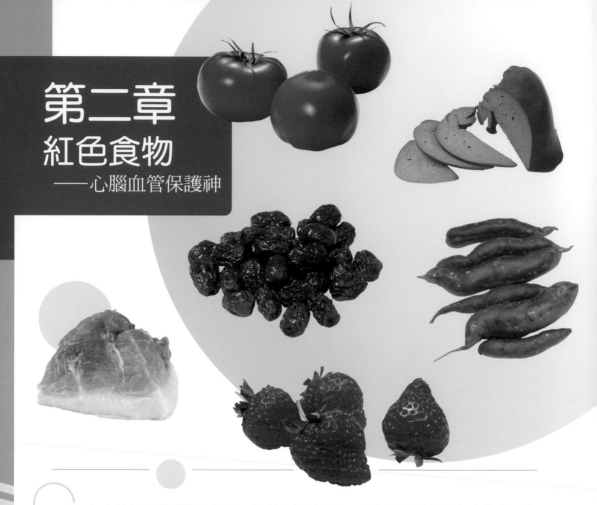

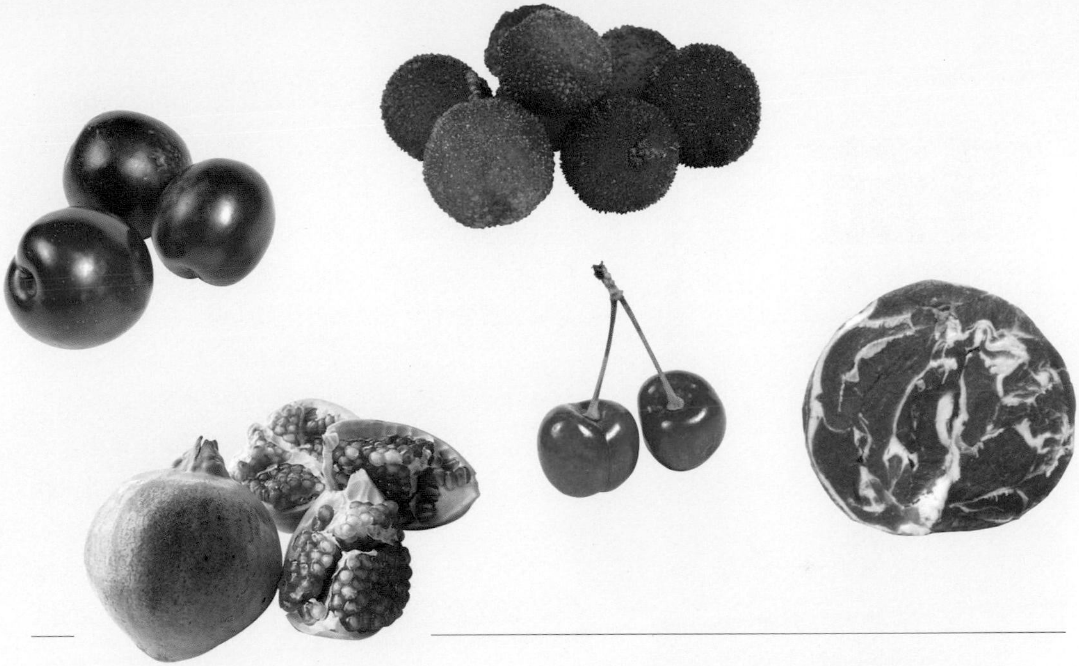

強力保健功效

◆**保持血管彈性**：紅色食物如番茄、西瓜、紅薯等蘊藏豐富的番茄紅素和胡蘿蔔素，具有極高的抗氧化、抗損傷能力，特別是能有效保護心臟血管內壁，維持血管的彈性，防止血管變脆和破裂。紅色食物中比較豐富的維生素Ａ和維生素Ｃ也能增加血管壁的韌性。

◆**促進血液循環**：紅色果蔬中的花青素可阻止血液中的膽固醇在血管壁上囤積，保證血液在血管內順暢流通，從而能夠預防心臟病和中風。紅色食物中還含少量類似水楊酸的抗凝血物質，能夠保持血液循環通暢，預防心肌梗塞。

◆**穩定血壓**：高血壓往往是各種心腦血管疾病的「前奏」或併發症，有研究表明，高血壓患者發生中風的機率是正常人的7倍，罹患心臟病的機率是正常人的2倍。紅色食物富含礦物質鉀，能夠降低人體內的鈉／鉀比值（鈉／鉀比值越高，血壓越高），是防治高血壓的必需微量元素。此外，鉀元素對維持心臟及肌肉正常功能有非常重要的作用。

基礎營養素

◆紅色食物是優質脂肪、蛋白質和胺基酸的重要來源。

◆紅色食物中維生素及微量元素含量較高，尤其是β-胡蘿蔔素及鐵元素的含量豐富。

番茄
抗癌之星

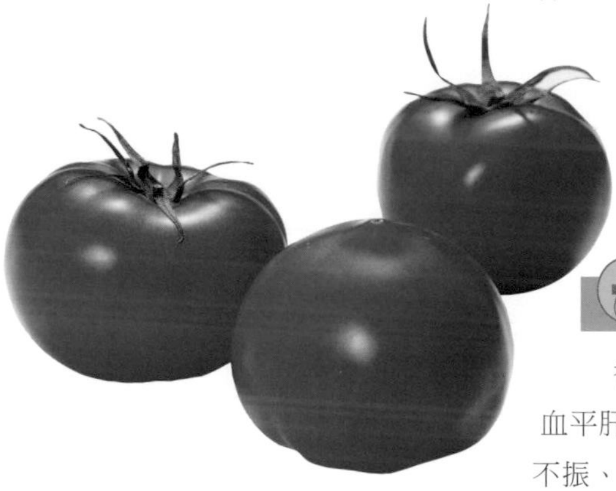

蕃茄 又名西紅柿、洋柿子。相傳番茄最早生長在南美洲，因色彩嬌豔，人們對它十分警惕，視為「狐狸的果實」，又稱「狼桃」，只供觀賞，不敢品嘗。近年來的研究發現，番茄含有豐富的胡蘿蔔素、維生素B群和維生素C，尤其是維生素P的含量居蔬菜之冠。番茄的保健功能極佳，尤其在養生、減肥、抗癌等方面有突出貢獻，因此獲得了「健康衛士」、「抗癌之星」的稱號。

【保健功效】

◆ **防癌抗癌** 番茄中的番茄紅素能清除自由基，保護細胞，阻止癌變進程。

◆ **保護心腦血管** 番茄所含的有機酸能促進紅血球的形成，有利於保持血管壁的彈性，降低血壓。所以，食用番茄對防治動脈硬化、高血壓、冠心病、糖尿病也有幫助。

◆ **養顏美容** 番茄紅素是很強的抗氧化物，不僅可以保護皮膚不受陽光、空氣污染的傷害，而且在人體內也可以防止細胞老化，具有以內養外、內外兼修的效果。

【中醫理論】

番茄性甘酸，微寒，有生津止渴、健胃消食、涼血平肝、清熱解毒之功效，適用於熱病傷陰引起的食欲不振、胃熱口渴等症。此外，番茄多汁，可以利尿，對腎臟病人有良好的輔助治療作用。

【食法宜忌】

宜 ◆由於番茄紅素是脂溶性營養素，因此在用油烹調番茄後，其所含的番茄紅素更容易為人體吸收。但是番茄紅素遇光、熱和氧氣容易分解失效，所以應該避免長時間高溫加熱。另外，烹調番茄時稍加些醋，則能破壞掉其中的有害物質——茄鹼。

◆如果因為進食過於油膩的食物而導致胃部不適，可以吃一個番茄，其中所含的維生素B_6能夠促進脂肪和蛋白質的消化。

忌 ◆青色未熟的番茄不能吃，因其中含有茄鹼，不但味道不佳，甚至會使人出現噁心、嘔吐等中毒反應。

【人群宜忌】

宜 ◆腎虛、心腦血管疾病、攝護腺炎、性功能障礙患者宜多食番茄。

◆免疫力低下者宜多食番茄。

忌 ◆患有急性胃炎、胃酸過多、痢疾者不宜食用番茄。

【選購要訣】

以大小適中，色澤飽滿，表皮光滑無傷痕者為佳。特別應該注意的是，那些外觀不圓整，果蒂部很少看到綠色，摸上去手感較硬，果實無子或子呈綠色，口感發澀的番茄多為噴藥催熟的，不宜選購。

保存須知

最好現買現吃，避光、室溫下保存不能超過3天。番茄不要放入冰箱冷藏，否則不但不能保鮮，反而易生黑斑，降低營養價值。

食療處方

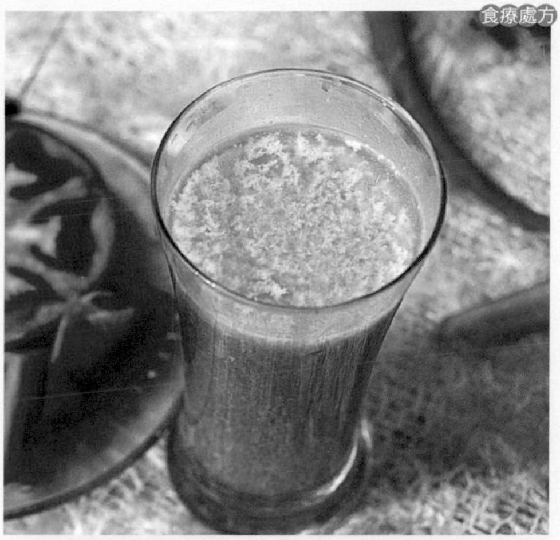

番茄荸薺汁

【材料】番茄、荸薺各200克，白糖30克。

【做法】1.荸薺洗淨，去皮，切碎，放入榨汁機中榨取汁液。

2.番茄洗淨，切碎，也用榨汁機榨成汁。

3.將番茄、荸薺的汁液倒在一個杯中混合，加入白糖攪勻即成。

【功效】補血養顏，豐肌澤膚，消斑祛色素，補益脾胃，調中固腸。

營養素（每百克的含量）

熱量	三大營養素			膽固醇	膳食纖維	礦物質								
（千卡）	蛋白質（克）	脂肪（克）	碳水化合物（克）	（毫克）	（克）	鈣（毫克）	鐵（毫克）	磷（毫克）	鉀（毫克）	鈉（毫克）	銅（微克）	鎂（毫克）	鋅（毫克）	硒（微克）
15	0.9	0.2	3.54	0	0.5	10	0.8	24	191	5	60	9	0.13	0.15

維生素						
維生素A（微克）	維生素B_1（微克）	維生素B_2（微克）	維生素B_6（微克）	維生素B_{12}（微克）	維生素C（毫克）	維生素D（毫克）
92	30	30	80	0	8	0
維生素E（毫克）	生物素（微克）	維生素K（微克）	維生素P（微克）	胡蘿蔔素（毫克）	葉酸（微克）	泛酸（毫克）
0.57	0	4	700	0.37	22	0.17

蘋果
抗病鬥士

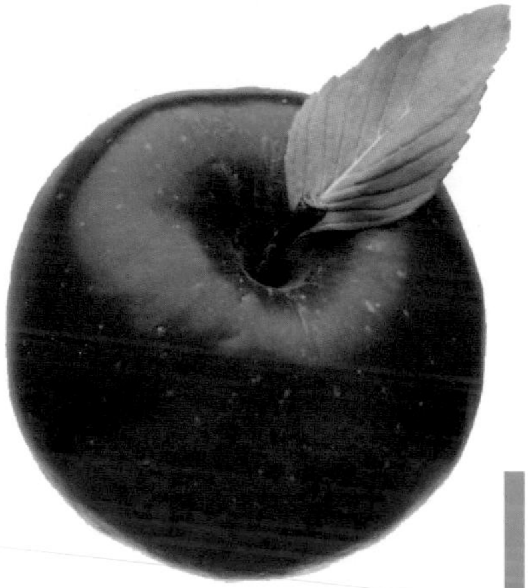

蘋果 原產美國，其果色通紅，氣味馥郁芳香，味道酸甜可口，營養豐富，是優質進口水果。蘋果在西方膳食理論中備受推崇，許多人每週節食一天，這一天只吃蘋果，號稱「蘋果日」。由於蘋果的營養和醫療價值都很高，因此被稱為「抗病鬥士」。

【保健功效】

◆ **補鉀降壓** 蘋果中含有大量的鉀元素，嚴重水腫患者在服利尿藥時，多吃些蘋果有利於補鉀，並可減少利尿藥的副作用。蘋果含有的酚類、黃酮類等多種活性物質，可以抑制血壓升高，降低膽固醇含量，有助於預防和治療心血管疾病。

◆ **健胃潤腸** 現代醫學研究證明，蘋果含有大量有機酸，多吃可以幫助腸道蠕動，防治消化不良，對結腸炎、便祕等腸胃疾病的治療亦具有非常積極的作用。

◆ **護齒美容** 蘋果具有較強的抗氧化性，一個普通大小果實的抗氧化能力相當於800毫克維生素C，能夠有效抑制誘發齒垢的活性酶及口腔內細菌的生長，防治牙齦出血，此外還可防止黑色素的生成，使皮膚白嫩。

◆ **調理妊娠反應** 此外，孕婦在妊娠反應期時多吃蘋果，可補充維生素等營養物質，同時又可調節水鹽及電解質平衡，防止因頻繁嘔吐導致的酸中毒。

【中醫理論】

蘋果性涼味甘，具有清咽利喉、除煩消暑、生津潤肺的作用，可降低哮喘、氣管炎和肺癌的發病率。

【食法宜忌】

宜 ◆蘋果的果皮中含有大量營養成分，其某些營養素含量甚至大大超過果肉含量，所以建議在食用蘋果時，最好清洗乾淨後連皮一起吃。

◆飲酒後食用蘋果可以有解酒的效果。

忌 ◆不宜在飯前吃蘋果，以免其在胃中的滯留時間過長，從而影響正常的進食及消化。

【人群宜忌】

宜 ◆適於浮腫、高血壓、胃腸疾病患者。

◆咳嗽哮喘、咽喉腫痛、聲音嘶啞的人宜多食蘋果。

◆孕婦每天吃蘋果可以減輕妊娠反應。

忌 ◆蘋果含有大量的糖類和鉀鹽，心肌梗塞、腎病、糖尿病的患者不宜多吃。

【選購要訣】

首先要看果實表皮是否光滑無黑斑、無病蟲害或疫病，其次看果蒂是否新鮮。另外，一般沙瓤的果實比較甜，但水分較少，而脆的果實則水分較充足。

保存須知

保存蘋果應注意防止水分流失，冬季還應注意防凍。短期保存可用紙或塑膠袋包裹；長期保存可先將其裝入保鮮袋中，紮緊袋口後置於陰涼處，可貯藏數月。

食療處方

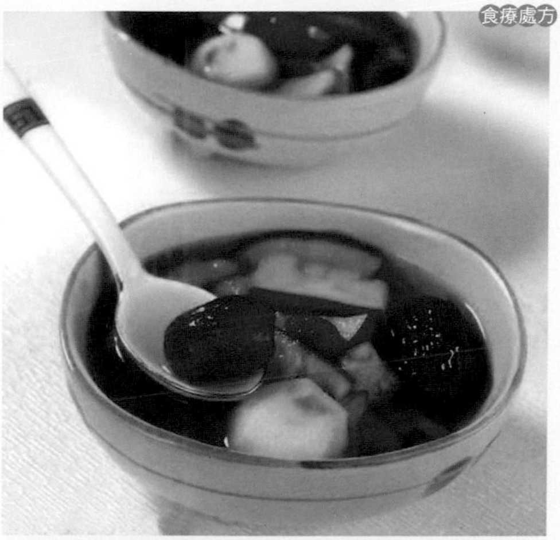

荸薺拱蘋果

【材料】蘋果1個，蜜棗50克，荸薺100克，紅糖50克。

【做法】

1.蘋果去核，切成小瓣；蜜棗洗淨；荸薺去皮。

2.取瓦煲⑥，加蘋果、蜜棗、荸薺、紅糖，注入適量清水。

3.把瓦煲置於火爐上，用小火煲約50分鐘即可。

【功效】消暑生津，健胃潤腸。

營養素（每百克的含量）

熱量(千卡)	三大營養素			膽固醇(毫克)	膳食纖維(克)	礦物質								
	蛋白質(克)	脂肪(克)	碳水化合物(克)			鈣(毫克)	鐵(毫克)	磷(毫克)	鉀(毫克)	鈉(毫克)	銅(微克)	鎂(毫克)	鋅(微克)	硒(微克)
57	0.1	0.3	13.4	0	0.5	11	0.1	11	2	0.9	60	8	10	1

維生素						
維生素A(微克)	維生素B_1(微克)	維生素B_2(微克)	維生素B_6(微克)	維生素B_{12}(微克)	維生素C(毫克)	維生素D(毫克)
100	10	30	60	0	8	0
維生素E(毫克)	生物素(微克)	維生素K(微克)	維生素P(微克)	胡蘿蔔素(毫克)	葉酸(微克)	泛酸(微克)
1.46	66	0	0	600	5	90

櫻桃
養顏美容

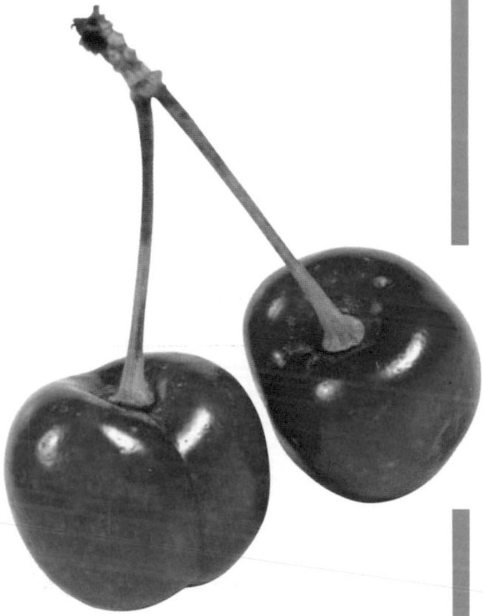

櫻桃 別名鶯桃、含桃、荊桃等，為薔薇科櫻桃屬植物，是上市最早的一種落葉喬木果實，號稱「百果第一枝」。據說黃鶯特別喜好啄食這種果子，因而名為「鶯桃」。其果雖小如珍珠，但色澤紅豔光潔，玲瓏如瑪瑙寶石一般，味道甘甜而微酸，營養也非常豐富，既可鮮食，又可醃製或做為其他菜肴食品的點綴，因而備受青睞。

【保健功效】

◆ **補血益智** 櫻桃的鐵含量特別高，大約是蘋果、橘子、梨含鐵量的20倍，位於各種水果之首。常吃櫻桃能補充鐵元素，促進血紅蛋白再生，既可防治缺鐵性貧血，又可增強體質，健腦益智。

◆ **調血降壓** 櫻桃富含多種維生素、微量元素和葉酸等成分，能夠為人體祛除毒素，促進血液循環，穩定心律，降低血液中的膽固醇含量。

◆ **祛風殺蟲** 櫻桃性溫熱，能夠祛風除濕，對於因風濕引起的腰腿疼痛有很好的緩解作用。櫻桃樹的樹根還有驅蟲效果，可以驅殺蛔蟲、蟯蟲等寄生蟲。

◆ **預防麻疹** 當麻疹流行時，給兒童服用一些櫻桃汁，可以有效預防感染。

◆ **美容養顏** 櫻桃具有調中益氣、滋潤皮膚之功效，所含的蛋白質、糖、維生素C等營養物質均高於蘋果和梨。經常食用櫻桃或用櫻桃汁塗面能使皮膚紅潤嫩白。

◆ **健脾和胃** 櫻桃還具有大補元氣、健脾和胃等功效，對食欲不振、消化不良也均有益處。

【中醫理論】

櫻桃性溫味甘，具有調中益氣、健脾和胃、養心寧血、祛風濕的功效。可治脾胃虛弱、消化不良、口舌乾燥、腰膝痠軟、肢體麻木等症。

【食法宜忌】

宜 ◆新鮮的櫻桃中含有能夠減弱腫瘤細胞活化的成分，所以，癌症患者宜食用新鮮的櫻桃。

忌 ◆櫻桃因含鐵多，再加上含有少量氫氧化合物，若食用過多則會引起鐵中毒或氫氧化物中毒，每天不應超過200克。食用後若有輕度不適可用甘蔗汁解毒。

【人群宜忌】

宜 ◆缺鐵性貧血患者宜多食櫻桃。

◆四肢麻木和風濕性腰腿病患者宜食。

忌 ◆幼兒應少食櫻桃。

◆便祕、痔瘡、喉嚨腫痛患者宜少食。

◆患熱性病及虛熱咳嗽者要忌食。

【選購要訣】

好的櫻桃一般果粒大、果蒂新鮮，果實紅豔飽滿，果皮厚而韌，肉質肥厚。在選購時注意選擇連有果蒂、色澤光豔、表皮飽滿的，不要選購表皮破損以及色澤晦暗、發黴、乾癟脫水的。

保存須知

櫻桃不易保存，最好現買現吃；如果一次吃不完，則用保鮮袋裝好放在冰箱內，大概可保存4天。切忌將洗完的櫻桃放入冰箱，那樣反而容易壞掉。

食療處方

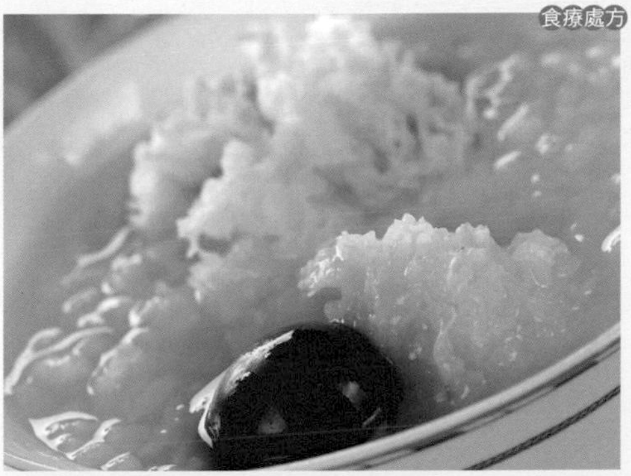

銀耳櫻桃粥

【材料】 白米100克，銀耳20克，櫻桃30克，糖桂花⑦5克，冰糖10克，冷水1000cc。

【做法】

1.銀耳用冷水浸泡漲發，洗淨，撕成片。

2.白米洗淨，用冷水浸泡半小時。

3.櫻桃去柄，洗淨。

4.鍋中加入約1000cc冷水，將白米放入，先用旺火燒沸，再改用小火熬煮。

5.見米粒軟爛時，加入銀耳和冰糖，再煮10分鐘左右，下入櫻桃、糖桂花拌勻，煮沸後即成。

【功效】 潤燥滋陰，補血護膚。

營養素（每百克的含量）

熱量	三大營養素			膽固醇	膳食纖維	礦物質								
(千卡)	蛋白質(克)	脂肪(克)	碳水化合物(克)	(毫克)	(克)	鈣(毫克)	鐵(毫克)	磷(毫克)	鉀(毫克)	鈉(毫克)	銅(毫克)	鎂(毫克)	鋅(毫克)	硒(微克)
6	0.1	0.2	9.9	0	0.3	11	6	27	232	8	0.1	12	0.23	0.21

維生素						
維生素A(微克)	維生素D_1(微克)	維生素B_2(微克)	維生素B_6(微克)	維生素B_{12}(微克)	維生素C(毫克)	維生素D(毫克)
35	20	20	20	0	10	0
維生素E(毫克)	生物素(微克)	維生素K(微克)	維生素P(微克)	胡蘿蔔素(毫克)	葉酸(微克)	泛酸(毫克)
2.22	62	0	230	0.21	38	0.2

草莓

神奇的水果皇后

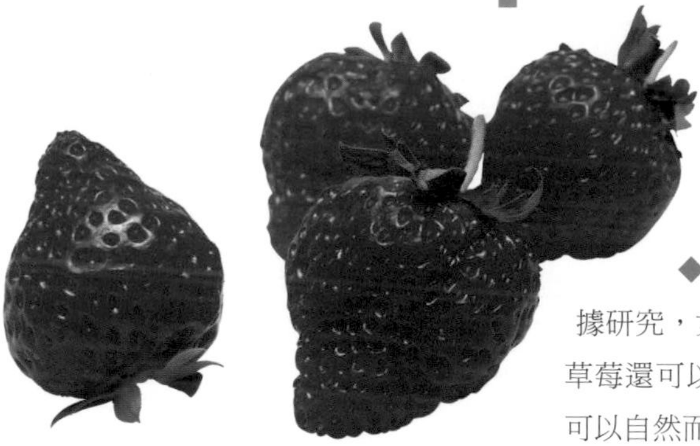

草莓 外觀呈心形，鮮美紅嫩，果肉多汁，酸甜可口，不僅色彩豔麗、營養豐富，而且還有一般水果所沒有的宜人芳香，是水果中難得的色、香、味俱佳者，因此常被人們譽為「水果皇后」。

【保健功效】

◆ **防癌抗癌** 草莓中鞣酸含量豐富，在人體內可吸附和阻止致癌物質的被吸收，具有防癌作用。

◆ **保護血管** 草莓中富含的維生素C除了可以預防壞血病以外，對動脈硬化、冠心病、心絞痛、腦溢血等，都有積極的預防作用。

◆ **療瘡排膿** 草莓含有多種有機酸、維生素和微量元素，外敷於瘡癤患處，可有解毒、排膿、生肌的功效。

◆ **潤腸養胃** 草莓的營養成分容易被人體消化、吸收，對胃腸道功能不佳和貧血患者均有一定的滋補調理作用。它還含有果膠和豐富的膳食纖維，可以幫助消化，通暢大便。

◆ **養肝明目** 草莓中所含的胡蘿蔔素是合成維生素A的重要物質，具有明目養肝作用。

◆ **美容減肥** 美國把草莓列入十大美容食品。據研究，女性常吃草莓，對皮膚、頭髮均有保健作用。草莓還可以減肥，因為它含有一種叫天冬胺酸的物質，可以自然而平緩地除去體內的「老舊廢物」。

【中醫理論】

草莓性涼、味酸，具有潤肺生津、清熱涼血、健脾解酒等功效，多吃也不會受涼或「上火」，是老少皆宜的健康食品。

【食法宜忌】

宜 ◆草莓的維生素C含量豐富，可以攪打成汁再加入牛奶，製作成牛奶草莓汁，既能補充維生素C，又可增加蛋白質和鈣，使營養吸收更全面。

【人群宜忌】

宜 ◆適於鼻咽癌、肺癌、扁桃腺癌、喉癌患者食用。

◆夏季煩熱口乾或腹瀉如水之人可多食。

◆風熱咳嗽、咽喉腫痛、聲音嘶啞的人宜多食。

忌 ◆草莓中含有較多的草酸鈣，尿路結石患者不宜多食。

【選購要訣】

以色澤鮮亮、有光澤、顆粒大、無破損、鮮香濃郁者為佳。

保存須知

草莓不易保存，最好現買現吃。

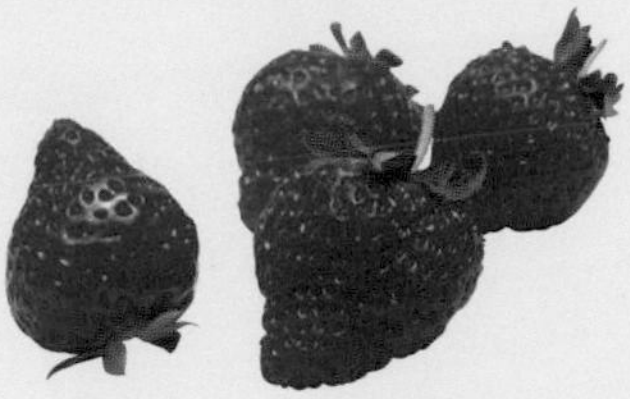

食療處方

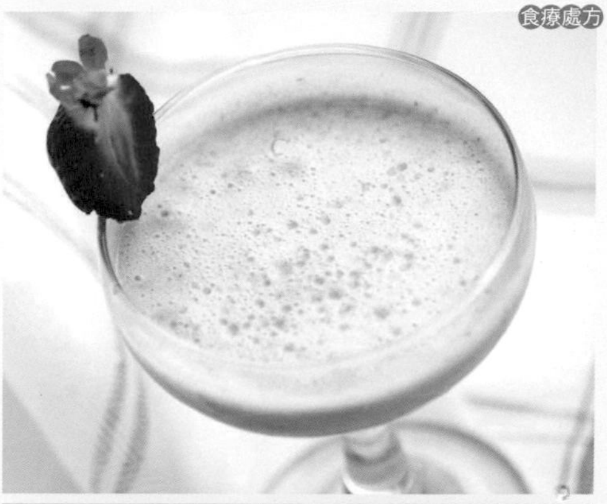

草莓柚奶汁

【材料】草莓50克，葡萄柚1個，優酪乳200克，蜂蜜10克，淡鹽水適量。

【做法】

1.葡萄柚去皮，切成小塊；草莓去蒂，放入淡鹽水中浸泡片刻，沖洗乾淨。

2.將葡萄柚塊和草莓放入榨汁機中，添加適量優酪乳，一起攪打成汁。

3.將草莓柚奶汁倒入杯中，加入蜂蜜調味，即可直接飲用。

【功效】開胃消食，補血益血。

營養素（每百克的含量）

熱量	三大營養素			膽固醇	膳食纖維	礦物質								
（千卡）	蛋白質（克）	脂肪（克）	碳水化合物（克）	（毫克）	（克）	鈣（毫克）	鐵（毫克）	磷（毫克）	鉀（毫克）	鈉（毫克）	銅（微克）	鎂（毫克）	鋅（毫克）	硒（微克）
25	0.8	0.1	5.2	0	1.6	15	2.2	27	170	6.5	40	12	0.11	0.7

維生素						
維生素A（微克）	維生素B_1（微克）	維生素B_2（微克）	維生素B_6（微克）	維生素B_{12}（微克）	維生素C（毫克）	維生素D（毫克）
2	30	30	40	0	35	0
維生素E（毫克）	生物素（微克）	維生素K（微克）	維生素P（微克）	胡蘿蔔素（微克）	葉酸（微克）	泛酸（毫克）
0.4	155	0	0	10	90	0.33

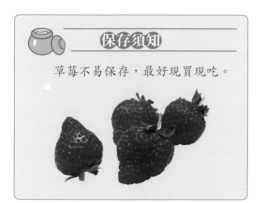

紅棗
天然維生素丸

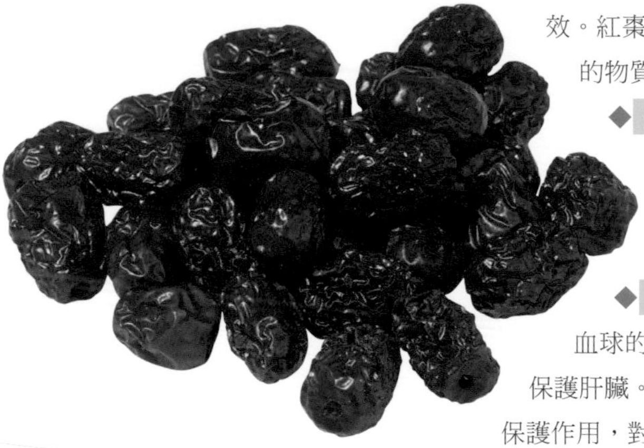

【保健功效】

◆ **防癌抗癌** 紅棗中含有大量的維生素C、有機酸和抑制癌細胞物質，對防癌抗癌有重要作用。

◆ **補鐵補鈣** 更年期和老年人容易患骨質疏鬆症，正在生長發育高峰的青少年和女性容易發生貧血，紅棗中富含鈣和鐵，對這些症狀有十分理想的食療作用。

◆ **保護血管** 紅棗中所含的維生素C有改善人體毛細血管的功能，對高血壓等心血管疾病的防治也有一定功效。紅棗所含的蘆丁，是一種軟化血管、降低血壓的物質，對高血壓有防治效果。

◆ **預防膽結石** 經常食用紅棗的人很少患膽結石，這是因為紅棗豐富的維生素C，能使體內多餘的膽固醇轉變為膽汁酸，降低結石形成的機率。

◆ **舒肝健體** 藥理研究發現，紅棗能促進白血球的生成，降低血清膽固醇，提高血清蛋白，保護肝臟。紅棗中大量的糖類物質也能夠對肝臟加強保護作用，對一些肝病的治療有不錯的輔助效果，同時還能增強人體免疫力。

【中醫理論】

紅棗味甘、性溫，主要功能為補中益氣、養血安神，臨床主要用於脾胃氣虛、血虛萎黃、失眠多夢等症的治療。

【食法宜忌】

宜 ◆棗皮中含有豐富的營養成分，燉湯時應連皮一起烹調；但生吃紅棗時應吐棗皮，因為棗皮不易消化，會滯留在腸道中。

忌 ◆紅棗不能與大蔥和魚同食，否則會引起腹痛。

紅棗 又名大棗，自古以來就被列為「五果」（桃、李、梅、杏、棗）之一，其栽培歷史悠久，營養含量豐富，為秋冬季節進補之佳品。紅棗最突出的特點是維生素含量高，被譽為「天然維生素丸」。國外的一項臨床研究顯示：連續吃紅棗的患者，恢復健康比單純吃維生素藥劑的患者快三倍以上。

【人群宜忌】

宜 ◆脾虛體弱者，肝炎、腹瀉、貧血患者宜多食用紅棗。

◆產後體虛者宜多食用紅棗。

忌 ◆糖尿病患者不宜食用紅棗及其製品。

◆感冒、發燒及腹脹氣滯者應忌食紅棗。

【選購要訣】

以果實呈長圓形，表皮薄而有彈性，皺紋少且淺，乾燥不黏手，果肉色澤淡黃，口感甜味足，果核小者為上品。

保存須知

保存紅棗應避風、避高溫、避潮濕。如需長期貯存，可在每500克紅棗中加入30克精鹽後密封於容器內，置於陰涼處。

食療處方

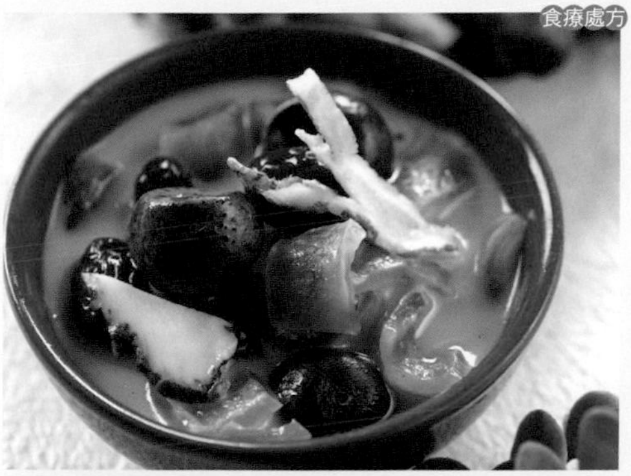

紅棗桂圓豬皮湯

【材料】紅棗15顆，豬皮500克，當歸20克，桂圓肉30克，鹽少許，冷水2000cc。

【做法】

1.紅棗去核，洗淨；當歸、桂圓肉洗淨。

2.儘量剔除黏附在豬皮上的脂肪，切塊，洗淨，焯水⑧。

3.瓦煲內注入冷水2000cc，煮沸後加入以上食料，煲沸後改用小火煲3小時，加鹽調味即可。

【功效】補血、明目、潤燥，防治貧血症。

【注意事項】高脂血症、高血壓、冠心病患者不宜食用。

營養素（每百克的含量）

熱量（千卡）	三大營養素			膽固醇（毫克）	膳食纖維（克）	礦物質								
	蛋白質（克）	脂肪（克）	碳水化合物（克）			鈣（毫克）	鐵（毫克）	磷（毫克）	鉀（毫克）	鈉（毫克）	銅（毫克）	鎂（毫克）	鋅（毫克）	硒（微克）
139	1.4	0.1	33.1	0	2.4	16	0.7	51	127	7	0.06	25	1.82	1.02

維生素						
維生素A（微克）	維生素 B_1（微克）	維生素 B_2（微克）	維生素 B_6（毫克）	維生素 B_{12}（微克）	維生素C（毫克）	維生素D（毫克）
2	60	50	0.14	0	297	0
維生素E（毫克）	生物素（微克）	維生素K（微克）	維生素P（微克）	胡蘿蔔素（微克）	葉酸（微克）	泛酸（毫克）
0.1	16	0	320	10	140	1.6

枸杞
明目紅寶

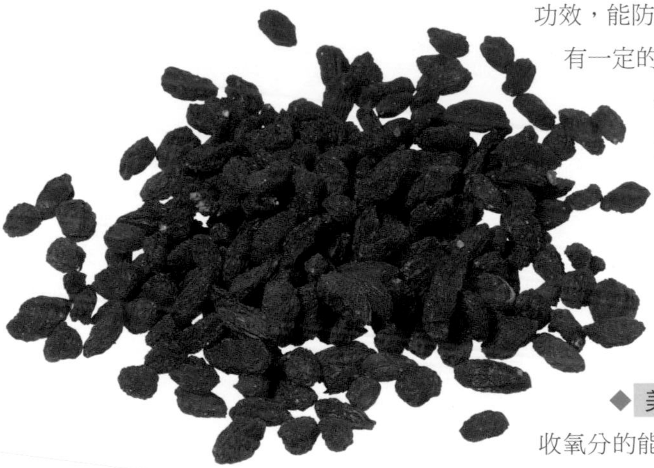

枸杞 又稱枸杞子、紅耳墜、明目子等。枸杞果實呈橢圓形，大如黃豆，色彩豔紅嬌麗，富含植物多糖、蛋白質、維生素等營養成分，自古就被奉為食用佳品和珍貴的補血藥材，素有「紅寶」的美稱，早在《神農本草經》中就有對枸杞的記載。

【保健功效】

◆ **明目補血** 枸杞含有豐富的胡蘿蔔素、維生素 B_1、維生素 B_2、維生素C和鈣，這些都是對眼睛健康有益的營養物質。枸杞中富含大量的鐵元素，是再造血紅細胞的必需元素。

◆ **保肝降壓** 枸杞中的有機硒等物質具有保護肝臟，預防脂肪肝，促進肝細胞生長和降低血壓、血脂及血糖的功效，能防止動脈粥狀硬化，對糖尿病的治療也有一定的輔助作用。

◆ **強精壯體** 枸杞中的枸杞多糖等物質能夠對生殖系統有保護作用，促進性腺激素分泌，所以適量食用枸杞可補氣強精、滋補肝腎。

◆ **抗疲勞** 枸杞能夠促進血液循環，加速新陳代謝，提高機體免疫力，減緩疲勞和衰老。

◆ **美容護膚** 常吃枸杞可以提高皮膚吸收氧分的能力，還能兼顧美白肌膚作用。

【中醫理論】

枸杞性平、味甘，具有滋補肝腎、益精養血、明目消翳、潤肺止咳的作用，主治陽痿遺精、早老早衰、目暗不明、內熱消渴、虛癆咳嗽等病症。

【食法宜忌】

宜 ◆枸杞搭配大豆、糙米、雞肉等維生素B群含量豐富的食物時，保健效果較佳。枸杞和雞一起煲成的雞湯，滋補效果最好，營養也吸收得更全面。

◆最適合吃枸杞的是體質虛弱、抵抗力差的人。注意一定要長期堅持，每天吃25克左右為宜。

【人群宜忌】

宜 ◆患視物昏花和夜盲症等慢性眼病患者宜食。

◆貧血者、體質虛弱的中老年人、用眼過度者宜食。

◆患糖尿病眼部併發症者宜食。

忌 ◆脾虛濕滯者忌食。

【選購要訣】

以果實飽滿，果皮無斑點和傷痕，顏色紅豔者為佳。但要注意識別那些用過色素和被硫磺燻過的偽劣製品，最好在購買前挑幾顆，蘸點水放在手中搓搓，看其是否掉色，然後再嘗一下，口感甜潤、無苦澀味者為正品。

保存須知

注意防熱防潮，以防黴變。最好用保鮮袋密封後放入冰箱冷藏。

食療處方

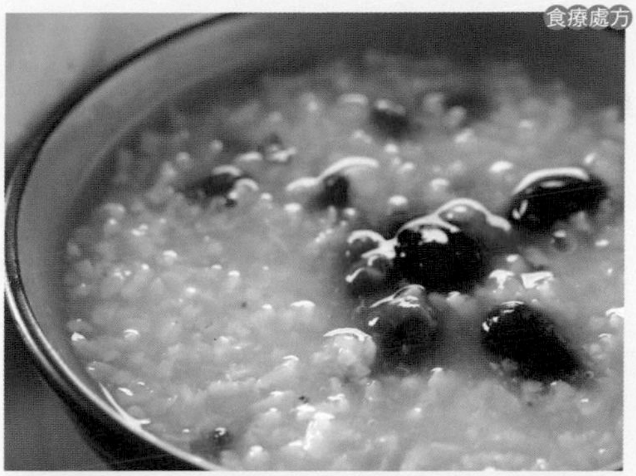

桂圓枸杞粥

【材料】白米100克，桂圓肉15克，枸杞10克，紅棗4顆，冰糖10克，冷水1000cc。

【做法】

1.白米洗淨，用冷水浸泡半小時。

2.枸杞用溫水泡至回軟，洗淨撈出；紅棗洗淨，去核；桂圓肉洗淨。

3.鍋中加入約1000cc冷水，將白米放入，燒沸10分鐘後下入桂圓肉、枸杞、紅棗，然後轉小火熬煮。

4.見粥變稠時下入冰糖拌勻，再稍燜片刻即可。

【功效】滋陰潤燥、清肝明目，能夠治療眼結膜炎。

營養素（每百克的含量）

熱量	三大營養素			膽固醇	膳食纖維	礦物質								
(千卡)	蛋白質(克)	脂肪(克)	碳水化合物(克)	(毫克)	(克)	鈣(毫克)	鐵(毫克)	磷(毫克)	鉀(毫克)	鈉(毫克)	銅(毫克)	鎂(毫克)	鋅(毫克)	硒(微克)
44	5.6	1.1	2.9	0	1.6	36	2.4	32	0	29.8	0	0	0.21	0.35

維生素						
維生素A(微克)	維生素B_1(微克)	維生素B_2(毫克)	維生素B_6(毫克)	維生素B_{12}(微克)	維生素C(毫克)	維生素D(毫克)
0	80	0.32	0	0	58	0
維生素E(毫克)	生物素(微克)	維生素K(微克)	維生素P(微克)	胡蘿蔔素(毫克)	葉酸(微克)	泛酸(毫克)
2.29	0	0	0	8.6	0	0

紅薯

營養最均衡食品

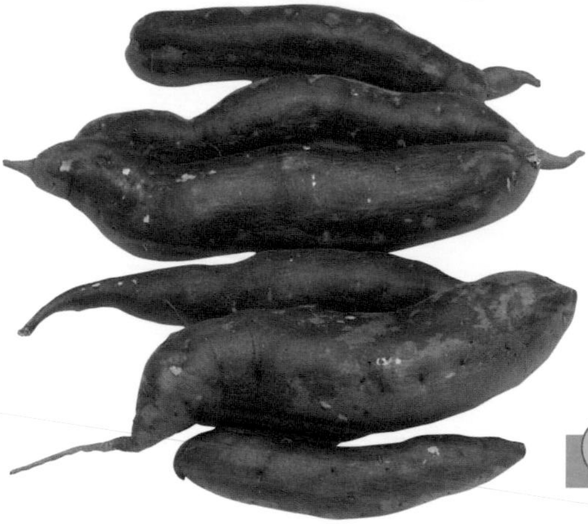

紅薯 又稱甘薯、番薯、白薯、山芋等，原產於美洲，亦屬藥食兼用的紅色食物，乾隆曾稱其為「土人參」。近年來研究發現，紅薯中含有蛋白質、脂肪、膳食纖維、胡蘿蔔素、菸鹼酸、維生素A、維生素B群、維生素C、維生素E，以及鉀、鐵、銅、硒、鈣等10餘種微量元素，營養價值很高，被營養學家冠以「營養最均衡食品」的美稱。

【保健功效】

◆ **防癌抗癌** 紅薯富含多種胡蘿蔔素，它們可促使上皮細胞正常成熟，抑制上皮細胞異常分化，消除有致癌作用的氧自由基，阻止致癌物與細胞核中的蛋白質結合。此外，紅薯中的某種糖脂也可以抑制癌細胞的增殖和生長。

◆ **防治心血管疾病** 紅薯中的黏液蛋白能夠保持血管壁的彈性，防止動脈粥狀硬化。而且，紅薯含有豐富的鉀，能有效防止高血壓和中風等心血管疾病。

◆ **強身健骨** 紅薯蛋白含有豐富的賴胺酸，多吃可以使人體得到更為全面的蛋白質，提高免疫力。同時，紅薯中還含有較多的鈣、鎂等礦物質，能夠預防骨質疏鬆症的發生。

◆ **通便助消化** 紅薯含有多種不易被消化酶破壞的纖維素和果膠，能有效刺激消化液分泌及腸胃蠕動，幫助消化，尤其對老年性便祕有較好的效果。

【中醫理論】

中醫視紅薯為良藥，入藥始見於清代趙學敏的《本草綱目拾遺》，其性平、味甘、無毒，入脾、腎二經，能涼血活血，益氣生津，解渴止血，寬腸胃，通便祕。

【食法宜忌】

宜 ◆同時食用牛奶和紅薯，既有利於進食，又可增加甜味。長時間慢火烹調也能夠增加紅薯的風味，而且紅薯中的維生素C即使在加熱的情況下也不易被破壞。

忌 ◆紅薯一定要蒸熟煮透，否則會產生腹脹等不適感。

◆紅薯需去皮食用，因皮中含鹼多會引起胃腸不適。

◆千萬不要吃變質、發硬、味苦的紅薯或黴變的紅薯乾，以免引起中毒。

【人群宜忌】

宜 ◆脾胃氣虛、營養不良和婦女產後宜適當食用紅薯。

◆習慣性便祕、大便乾燥者適宜食用。

◆夜盲症患者宜食用。

忌 ◆肥胖者不宜多食。

◆糖尿病患者忌食。

【選購要訣】

以新鮮、乾淨、表皮光潔無黑褐色斑點者為佳。

保存須知

貯存紅薯前應將紅薯表皮曬乾，並防止薯皮破損，然後存放於室內陰涼處即可。

食療處方

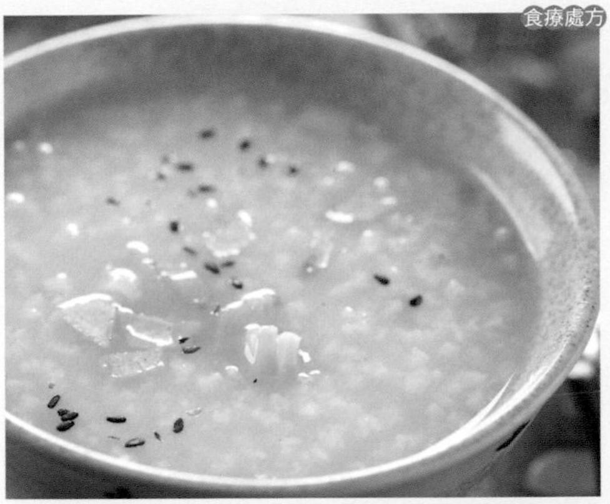

胚芽紅薯粥

【材料】白米100克，黃心紅薯、胚芽米各50克，黑芝麻5克，白糖10克，冷水1000cc。

【做法】

1.白米、胚芽米洗淨，用冷水浸泡半小時；黑芝麻洗淨。

2.黃心紅薯洗淨，去皮，切成小塊。

3.鍋中加入約1000cc冷水，將白米、胚芽米放入，用旺火燒沸後放入紅薯塊，改用小火熬煮成粥，撒入黑芝麻稍滾，下入白糖拌勻即可。

【功效】緩解眼睛疲勞，防治角膜炎，明目清心。

營養素（每百克的含量）

熱量（千卡）	三大營養素			膽固醇（毫克）	膳食纖維（克）	礦物質								
	蛋白質（克）	脂肪（克）	碳水化合物（克）			鈣（毫克）	鐵（毫克）	磷（毫克）	鉀（毫克）	鈉（毫克）	銅（毫克）	鎂（毫克）	鋅（毫克）	硒（微克）
119	0.9	0.5	27.7	0	1.1	44	0.7	20	5.3	15.4	0.18	12	0.14	0.48

維生素						
維生素A（微克）	維生素B_1（毫克）	維生素D_2（微克）	維生素B_6（毫克）	維生素B_{12}（微克）	維生素C（毫克）	維生素D（毫克）
35	0.12	40	0.28	0	30	0
維生素E（毫克）	生物素（微克）	維生素K（微克）	維生素P（微克）	胡蘿蔔素（毫克）	葉酸（微克）	泛酸（微克）
1.6	0	0	0	0.21	49	60

西瓜
天然白虎湯

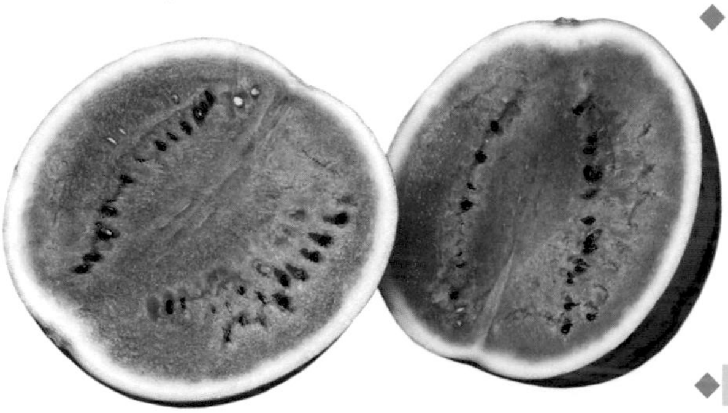

西瓜 又叫水瓜、寒瓜、夏瓜，因為在漢代從西域引入，故稱「西瓜」。西瓜味道甘甜多汁，清爽解渴，是盛夏佳果，既能祛暑熱煩渴，又有很好的利尿作用，因此有「天然白虎湯」之稱。西瓜除不含脂肪和膽固醇外，幾乎含有人體所需的各種營養成分，是一種富有營養、純淨、食用安全的水果。

【保健功效】

◆ **利尿護腎** 西瓜所含的糖、無機鹽等物質，有利尿、消緩腎臟炎症的作用。同時，其中所含的蛋白酶能把不溶性蛋白質轉化為可溶性蛋白質，為腎炎病人增加營養。

◆ **降壓護心** 西瓜中的糖、鹽和酶類能降低血壓，尤其是皮中所含的鉀鹽和酶類，對高血壓、心臟病患者大有益處。

◆ **降熱通便** 西瓜含有大量水分和糖類物質，有清熱解暑、除煩止渴的功效，可以有效補充人體所需。在急性熱病發燒、口渴汗多時吃西瓜，能有效緩解症狀。同時，吃西瓜後尿量會明顯增加，這可以使大便通暢，還可以減少體內膽色素的含量，對治療黃疸病也有一定效果。

◆ **緩解口腔炎症** 咽喉腫痛、口舌生瘡的人吃下西瓜，症狀馬上會有所緩解。

【食法宜忌】

宜 ◆吃完西瓜後，可將西瓜皮用醋涼拌，西瓜皮中含有豐富的維生素C，能破壞酵素中的抗壞血酸酶。

◆西瓜蘸鹽，可使風味更佳，但鹽一定要適量，否則會使西瓜中的鉀大量流失。

忌 ◆剛剛從冰箱裡取出的西瓜不宜立即食用。

◆一次吃西瓜不宜太多，否則其中的大量水分會沖淡胃液，造成消化不良。

【人群宜忌】

宜 ◆燙傷、喉痺、口疾、高血壓及小便短赤者宜食西瓜。

忌 ◆脾胃虛寒、消化不良、胃腸道疾病、口腔潰瘍、心衰患者不宜多吃西瓜。

◆體弱者在夏至之前和立秋之後不宜食用西瓜。

◆西瓜含糖量高，糖尿病患者應慎食西瓜。

【選購要訣】

挑選西瓜有三個要點。一是看形狀：瓜形要端正，瓜皮堅硬飽滿，花紋清晰，表皮稍有凹凸不平的波浪紋，瓜蒂、瓜臍收得緊密、略為縮入。二是聽聲音，聲音疲而濁，近似打鼓的「卜卜」聲且有震動的傳音，說明是成熟的瓜。三是測重量：成熟的瓜，因瓜肉細脆、組織鬆弛，重量就比生瓜相對輕些。

保存須知

沒有破開的西瓜不經特殊處理也能長時間保存；切開的西瓜用保鮮膜密封後放入冰箱內可保存1～2天。

食療處方

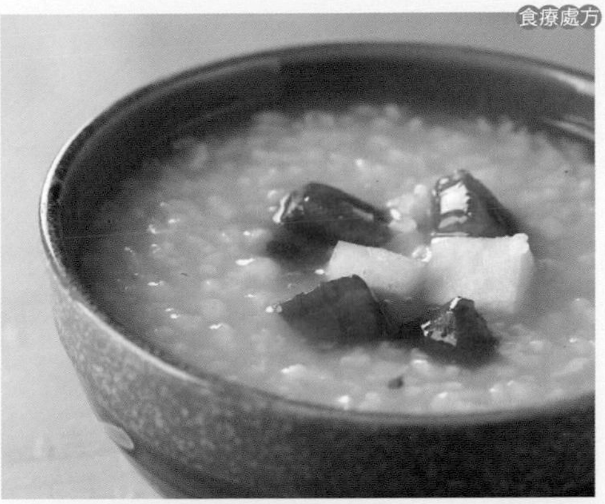

西瓜丁粥

【材料】白米100克，西瓜瓤、西瓜皮各25克，鹽2克，冷水適量。

【做法】

1.將西瓜皮削去硬皮及殘留瓜瓤，沖洗乾淨，切成細丁，用鹽稍醃；瓜瓤去子，切丁。

2.白米洗淨，用冷水浸泡半小時。

3.取鍋放入冷水、西瓜皮丁、西瓜瓤丁、白米，先用旺火煮沸，再改用小火煮約45分鐘，以鹽調味即可。

【功效】清熱解暑，利尿消腫。

營養素（每百克的含量）

熱量	三大營養素			膽固醇	膳食纖維	礦物質								
(千卡)	蛋白質(克)	脂肪(克)	碳水化合物(克)	(毫克)	(克)	鈣(毫克)	鐵(毫克)	磷(毫克)	鉀(毫克)	鈉(毫克)	銅(微克)	鎂(毫克)	鋅(微克)	硒(微克)
34	0.5	0	8.1	0	0.2	13	0.2	8	120	2.3	20	11	50	0.08

維生素						
維生素A(微克)	維生素B_1(微克)	維生素B_2(微克)	維生素B_6(微克)	維生素B_{12}(微克)	維生素C(毫克)	維生素D(毫克)
180	30	40	70	0	10	0
維生素E(毫克)	生物素(微克)	維生素K(微克)	維生素P(微克)	胡蘿蔔素(毫克)	葉酸(微克)	泛酸(毫克)
0.1	22	0	0	1.08	3	0.2

牛肉
肉中驕子

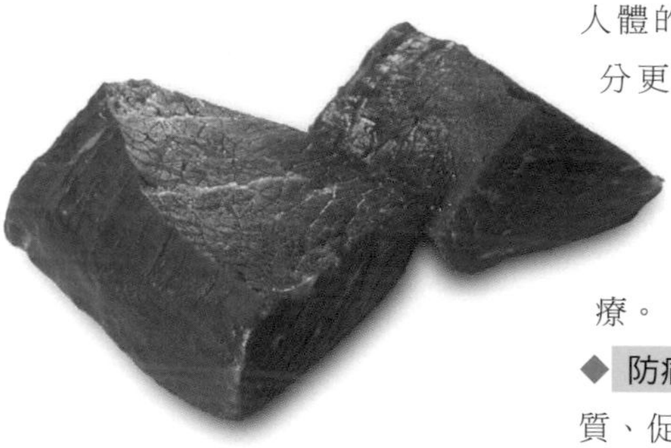

牛肉 為牛科動物黃牛或水牛的肉，是常見的一種肉食，也是我國居民的第二大肉類食品，其味道十分鮮美，營養價值非常高，並易於被人體吸收。牛肉含有豐富的蛋白質，肌胺酸含量更是比其他肉類中的含量都高，這使它對增長肌肉、增強力量特別有效。同時，牛肉中脂肪含量很低，營養組成接近人體需要，所以一直以來備受人們的重視，素有「肉中驕子」的美稱。

【保健功效】

◆ **強身健體** 牛肉中富含肌胺酸、肉毒鹼、丙胺酸、亞油酸和維生素 B_{12}，這些營養物質可以促進新陳代謝，增加肌肉力量，修復機體損傷，進而有強壯身體的作用。

◆ **增強免疫力** 牛肉含有足夠的鋅、穀胺酸鹽和維生素 B_6。維生素 B_6能夠促進蛋白質的新陳代謝和合成；鋅、穀胺酸鹽與維生素 B_6共同作用，能增強人體的免疫力。牛肉中的胺基酸組分比豬肉中的組分更接近人體需要，可提高機體抗病能力，對生長發育及手術後、病後調養的人特別適宜。

◆ **補鐵補血** 鐵是造血所必需的元素，而牛肉中富含大量的鐵，多食牛肉有助於缺鐵性貧血的治療。

◆ **防病抗衰老** 牛肉中含有的鋅是一種有助於合成蛋白質、促進肌肉生長的抗氧化劑，對防衰防癌具有積極意義；另外，鉀對心腦血管系統、泌尿系統有防病作用；鎂則可提高胰島素合成代謝的效率，有助於糖尿病的治療。

【中醫理論】

牛肉有補中益氣、滋養脾胃的作用，寒冬食牛肉有暖胃效果，為冬季補益佳品。

【食法宜忌】

宜 ◆牛肉和富含維生素C的食物如綠葉蔬菜搭配食用，可以有效地促進鐵的吸收。

◆牛肉的做法比較多，但清燉時營養成分保存得最好。如果加入紅棗一同燉食，還有促進傷口癒合和肌肉生長的功效。

忌 ◆牛肉富含的胺基酸能與鹼發生反應，使蛋白質因沉澱變性而失去營養價值，故烹調牛肉忌加鹼。

【人群宜忌】

宜 ◆術後體虛者，肥胖的人和高血壓、動脈血管粥狀硬化、冠心病與糖尿病患者宜適量食用牛肉。

忌 ◆牛肉的肌肉纖維較粗糙不易消化，故老人、幼兒及消化力弱者不宜多吃，或適當吃些鮮嫩牛肉。

【選購要訣】

新鮮牛肉肉色深紅、色澤均勻、脂肪潔白、外表微乾，新切面稍濕潤，指壓後的凹陷能復原，具有鮮牛肉的正常氣味，用手觸摸彈性好，有油油的黏性。

保存須知

放入冰箱冷藏保存，時間不能超過1周。

食療處方

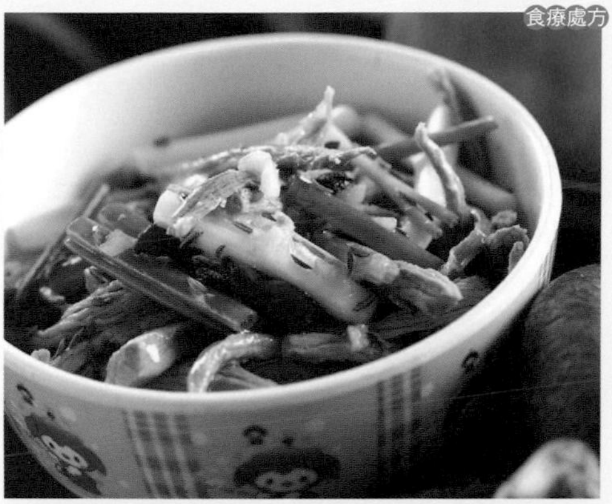

孜然牛肉絲

【材料】嫩牛肉250克，蔥2棵，熟芝麻30克，孜然50克，薑1小塊，花椒粒、乾辣椒各適量，料酒30cc，香油、紅油各15cc，辣椒粉2克，精鹽3克，味精2克，白糖少許，植物油50克。

【做法】

1.蔥、薑切末；嫩牛肉洗淨，去筋，切絲，用少量料酒、精鹽、蔥、薑醃15分鐘。

2.炒鍋點火倒入植物油燒至五成熱，下乾辣椒、花椒粒炒香，放入牛肉絲煸炒，下料酒、白糖和少許清水燒開，下其他調料炒勻後，出鍋撒上熟芝麻即可。

營養素（每百克的含量）

熱量	三大營養素			膽固醇	膳食纖維	礦物質								
(千卡)	蛋白質(克)	脂肪(克)	碳水化合物(克)	(毫克)	(克)	鈣(毫克)	鐵(毫克)	磷(毫克)	鉀(毫克)	鈉(毫克)	銅(毫克)	鎂(毫克)	鋅(毫克)	硒(微克)
125	17.8	2	0.2	122	0	6	2.2	150	270	48.6	0.1	17	1.77	6.26

維生素						
維生素A(微克)	維生素B_1(微克)	維生素B_2(毫克)	維生素B_6(毫克)	維生素B_{12}(微克)	維生素C(毫克)	維生素D(毫克)
3	20	0.24	0.38	0.8	0	243
維生素E(毫克)	生物素(微克)	維生素K(微克)	維生素P(微克)	胡蘿蔔素(毫克)	葉酸(微克)	泛酸(毫克)
0.42	10.1	7	0	0	6	0.66

紅酒

保護心臟的瓊漿

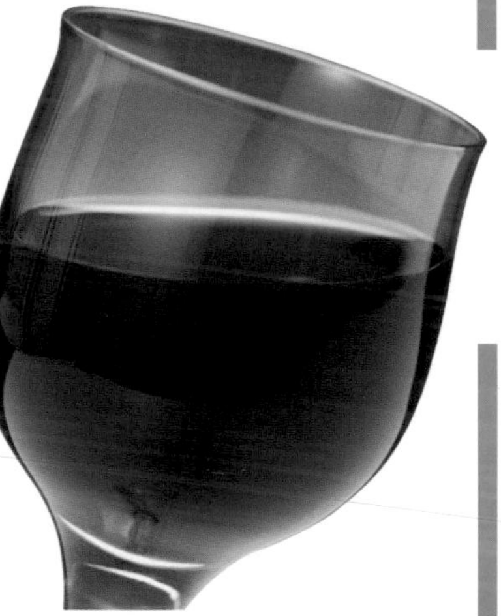

紅酒 又名紅葡萄酒，是由葡萄發酵釀製而成的飲料酒。紅酒除了含有葡萄果實的營養之外，還有發酵過程中所產生的一些有益物質，具有很高的營養和保健價值。研究證明，紅酒中含有兩百多種對人體有益的營養成分，這些成分不僅對維持人體的正常生長、代謝有積極意義，更對一些疾病的防治有一定功效。

【保健功效】

◆ **防癌抗衰** 紅酒中含有較多的白藜蘆醇、酚化物、類黃酮、茶多酚類、維生素C和硒等抗氧化物，可以消除或對抗氧自由基，進而有抗癌、防衰的作用。每天飲用一杯紅葡萄酒的人患肺癌的機率可減少13%。

◆ **預防心腦血管疾病** 紅酒的多酚類物質能夠抑制血小板的凝集，降低膽固醇含量，所以能有防止血栓形成，防治動脈粥狀硬化和冠狀動脈硬化的作用。此外，其所含的鈣、鉀、錳、鋅等微量元素也能夠防止血管硬化。

◆ **開胃助消化** 紅酒中所含的維生素 B_6 能夠促進蛋白質代謝，所含的肌醇能夠增強腸道的吸附能力，促進人的食欲。

◆ **美容養顏** 紅酒能延緩皮膚衰老，推遲皺紋出現。由於低濃度的果酸有殺菌、潤膚和抗皺的作用，所以將陳年紅酒外搽於面部及體表，可使肌膚恢復光澤、細膩，富有彈性。

【食法宜忌】

宜 ◆用紅酒烹煮富含優質蛋白的魚類，可以發揮很好的抗癌效果。

忌 ◆紅酒不宜和螃蟹等海鮮相配。

◆喝紅酒最好不要添加碳酸類飲料或冰塊，這樣不但會破壞原有的酒香，還會因加入大量水分、糖分和氣體而導致紅酒中的營養被稀釋與破壞。

【人群宜忌】

宜 ◆中老年人宜適量飲用紅酒。

忌 ◆血糖偏高者不宜喝紅酒。

【選購要訣】

優良的紅酒具有自然的寶石紅色、紫紅色或是石榴紅色；有濃郁的酒香，味濃而不烈，醇和協調，沒有澀、燥或刺舌等味。如將紅酒倒在白色餐巾紙上，紙上的紅色分布不均，則說明酒中加了色素。

在日常選購中還可以透過紅酒的標牌來進行識別。在傳統紅酒生產國裡，如法國、西班牙和義大利，紅酒標牌常常列出產地，其區域越詳細，酒的品質越好。

保存須知

紅酒開啟後最好立即飲用，如果一次飲用不完，可將酒瓶密封後放在冰箱裏，但也不宜超過3天。

如果是沒有開啟的紅酒，則應該將其臥放或倒放於遮光處；環境溫度以20℃、相對濕度以75%左右為最佳。

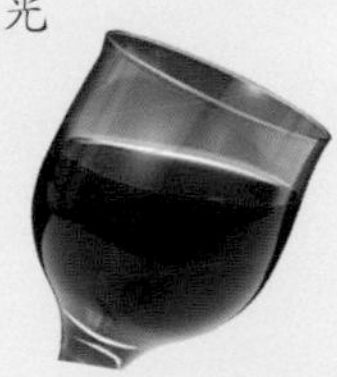

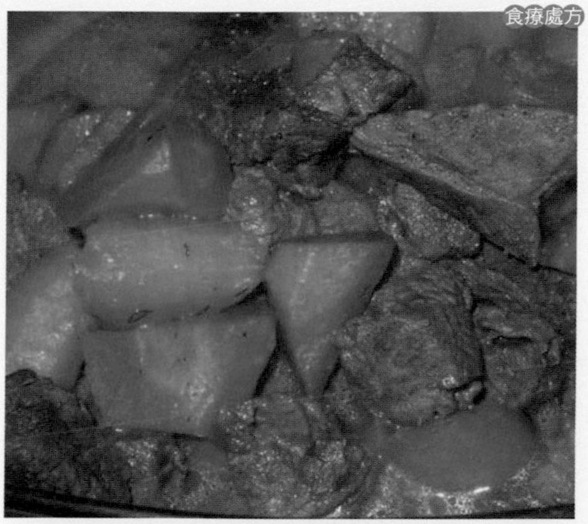

紅酒燉牛肉

【材料】牛腿肉240克，洋蔥、胡蘿蔔各100克，紅酒100cc，植物油、鹽、清水各適量。

【做法】

1.將胡蘿蔔、洋蔥、牛腿肉分別切丁。

2.熱鍋入植物油，加入洋蔥爆香，再加入胡蘿蔔、牛腿肉拌炒。

3.加入紅酒及適量清水，以小火燉煮約30分鐘，加鹽調味即可。

【功效】美容養顏，益氣補血。

營養素（每百克的含量）

熱量	三大營養素			膽固醇	膳食纖維	礦物質								
(千卡)	蛋白質 (克)	脂肪 (克)	碳水化合物 (克)	(毫克)	(克)	鈣 (毫克)	鐵 (毫克)	磷 (毫克)	鉀 (毫克)	鈉 (毫克)	銅 (微克)	鎂 (毫克)	鋅 (毫克)	硒 (微克)
132	0.2	0	1.5	0	0	27	0.4	5	8	2.6	20	4	0.18	0.1

維生素						
維生素A (微克)	維生素B_1 (微克)	維生素B_2 (微克)	維生素B_6 (微克)	維生素B_{12} (微克)	維生素C (毫克)	維生素D (毫克)
0	40	10	30	0	0	0
維生素E (毫克)	生物素 (微克)	維生素K (微克)	維生素P (微克)	胡蘿蔔素 (毫克)	葉酸 (微克)	泛酸 (毫克)
0	0	0	0	0	0	0.07

紅辣椒

蔬菜之冠

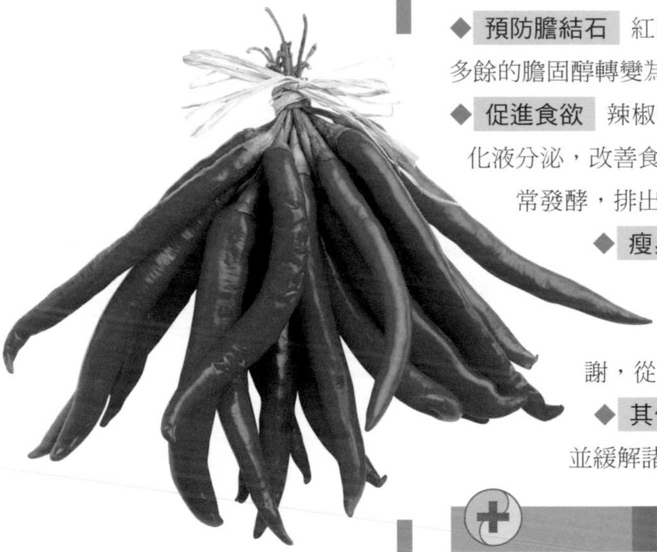

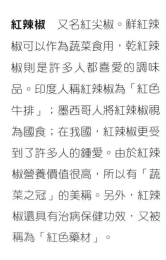

紅辣椒 又名紅尖椒。鮮紅辣椒可以作為蔬菜食用，乾紅辣椒則是許多人都喜愛的調味品。印度人稱紅辣椒為「紅色牛排」；墨西哥人將紅辣椒視為國食；在我國，紅辣椒更受到了許多人的鍾愛。由於紅辣椒營養價值很高，所以有「蔬菜之冠」的美稱。另外，紅辣椒還具有治病保健功效，又被稱為「紅色藥材」。

【保健功效】

◆ **抗胰腺癌** 紅辣椒中的辣椒素是胰腺癌細胞的剋星，它可使癌細胞在細胞凋亡的過程中自毀，但不會影響其他正常的胰腺細胞。

◆ **改善心臟功能** 食用紅辣椒後能促進血液循環，改善心臟功能。此外，常食紅辣椒可降低血脂，減少血栓形成，對心血管系統疾病有一定預防作用。

◆ **預防膽結石** 紅辣椒含有豐富的維生素C，可使體內多餘的膽固醇轉變為膽汁酸，從而預防膽結石的形成。

◆ **促進食欲** 辣椒素對口腔及胃腸有刺激作用，促進消化液分泌，改善食欲，增強胃腸蠕動，並能抑制腸內異常發酵，排出廢氣。

◆ **瘦身減肥** 已有研究表明，紅辣椒含有的某種成分，能有效地燃燒體內的脂肪，促進荷爾蒙分泌及新陳代謝，從而達到瘦身健體的效果。

◆ **其他功效** 辣椒素還能顯著降低血糖，並緩解諸多疾病引起的皮膚疼痛。

【中醫理論】

紅辣椒味辛、性熱，具有溫中散寒、開胃消食的功效。可治寒滯腹痛、嘔吐、瀉痢、凍瘡、脾胃虛寒、傷風感冒等症。

【食法宜忌】

忌 ◆加工紅辣椒時要掌握火候，因為紅辣椒中的維生素C不耐熱，易被破壞，在銅器中更是嚴重，所以還要避免使用銅質餐具。

◆不宜和黃瓜、胡蘿蔔、南瓜同烹。

◆過量食用紅辣椒會危害人體健康。因為過多的辣椒素會劇烈刺激胃腸黏膜，引起胃痛、腹瀉，並使肛門燒灼刺痛，誘發胃腸疾病、痔瘡出血。建議鮮紅辣椒每次吃100克、乾紅辣椒每次吃10克為宜。

【人群宜忌】

宜 ◆食欲不振者宜適量食用紅辣椒。

◆咳嗽、感冒患者宜食適量紅辣椒。

忌 ◆高血壓、肺結核患者以及有實火內積或陰虛火旺之人應慎食紅辣椒。

◆食道炎、腸胃炎、胃潰瘍以及痔瘡患者應少吃或忌食紅辣椒。

【選購要訣】

鮮紅辣椒以個大、外表色澤飽滿、無傷痕為佳。

保存須知

鮮紅辣椒可置於陰涼處；乾紅辣椒應密封於容器內，注意防潮。

食療處方

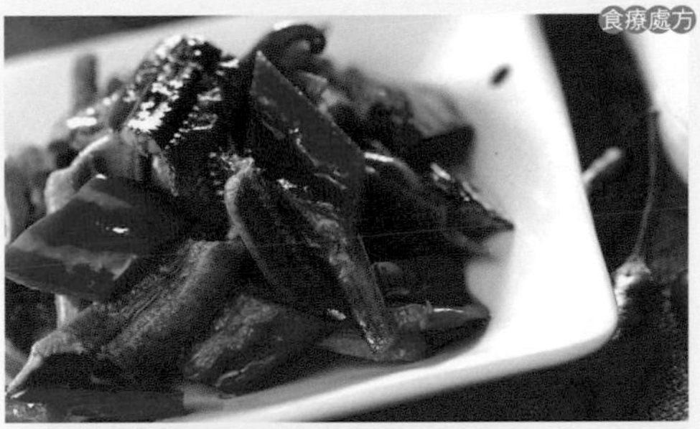

紅辣椒爆炒鱔片

【材料】鱔魚300克，紅辣椒150克，薑絲、蒜末、花椒、鹽、白糖、料酒、胡椒粉、醬油、植物油、高湯各適量。

【做法】

1.鱔魚開膛，去掉內臟，清洗乾淨。用刀側把鱔魚拍平，再切成1釐米長的小段，用鹽、料酒醃漬約5分鐘。

2.炒鍋置中火上，加入植物油燒至五成熱時把鱔魚滑油，撈出。

3.鍋留少許底油，燒熱後將薑絲、花椒、蒜末置入鍋中，煸出香味後，投入紅辣椒並炒至五成熟，這時再加入剛才滑出的鱔魚段、鹽、白糖、胡椒粉、醬油和高湯，爆炒2分鐘即可。

營養素（每百克的含量）

熱量（千卡）	三大營養素 蛋白質（克）	脂肪（克）	碳水化合物（克）	膽固醇（毫克）	膳食纖維（克）	礦物質 鈣（毫克）	鐵（毫克）	磷（毫克）	鉀（毫克）	鈉（毫克）	銅（毫克）	鎂（毫克）	鋅（毫克）	硒（微克）
29	2	0.5	4.2	0	2.3	11	0.6	36	300	2.1	0.11	15	0.12	0.62

維生素A（微克）	維生素B_1（微克）	維生素B_2（微克）	維生素B_6（毫克）	維生素B_{12}（微克）	維生素C（毫克）	維生素D（毫克）
23	40	30	1	0	62	0
維生素E（毫克）	**生物素（微克）**	**維生素K（微克）**	**維生素P（微克）**	**胡蘿蔔素（毫克）**	**葉酸（微克）**	**泛酸（毫克）**
185	0	27	0	0.73	41	3.7

山楂
長壽果

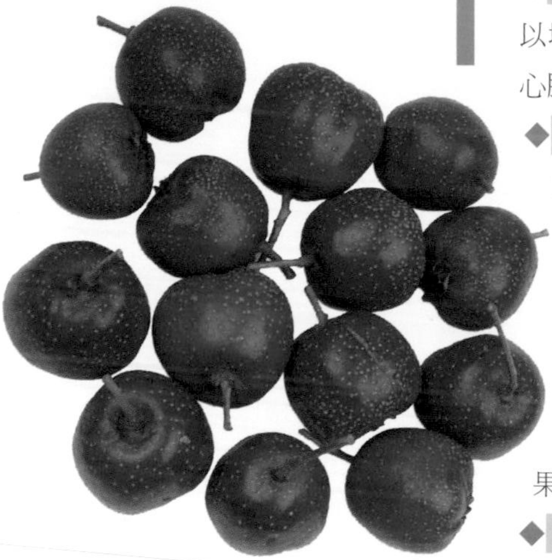

【保健功效】

◆ **防衰抗癌** 山楂所含的黃酮類和維生素C、胡蘿蔔素等物質能增強機體免疫力，並有防衰老、抗癌的作用。

◆ **降壓降脂** 山楂能防治心血管疾病，擴張血管，增加冠狀動脈血流量，消除冠狀動脈脂質沉積，降低血壓和膽固醇，軟化血管。

◆ **強心護心** 山楂中的山楂黃酮有一定的強心作用，可以增加血液輸出量，使心臟的收縮能力加強，對老年性心臟病患者非常有益。

◆ **開胃助消化** 山楂酸可以刺激食欲，幫助消化，特別對消除肉食積滯作用明顯。

◆ **活血化瘀** 山楂有助於解除局部瘀血狀態，對跌打損傷有輔助療效。另外，山楂對子宮有收縮作用，在孕婦臨產時有催生之效，還能促進產後子宮復原。

◆ **消炎殺菌** 山楂對痢疾桿菌有很強的抑制作用，對其他病菌如白喉桿菌、傷寒桿菌等也有明顯的效果。

◆ **其他功效** 山楂有平喘化痰、治療腹痛腹瀉的功能。

【中醫理論】

山楂具有消積化滯、收斂止痢、活血化瘀等功效。主治飲食積滯、胸膈痞滿、閉經等症。

【食法宜忌】

宜 ◆山楂和蓮子一同燉湯，有開胃提神的功效，經常食用不但能夠滋補身體，還可以益智醒腦。

◆野山楂應帶皮食用，因為山楂的果皮中也含有豐富的營養，但是人工栽種的山楂往往噴灑過農藥，所以最好去皮食用。

◆牙齒怕酸的人可以食用楂糕等山楂製品。

忌 ◆市面上的山楂製品含糖量很高，應該少吃，儘量食用山楂鮮果。

◆服用人參或西洋參期間忌食山楂。

山楂 又名山裡紅、紅果、胭脂果。山楂有很高的營養和醫療價值，是人們十分喜愛的果品。因中老年人常吃山楂製品能增強食欲，改善睡眠，保持骨和血中鈣的恒定，預防動脈粥狀硬化，延年益壽，故山楂被人們視為「長壽果」。

◆食用山楂不可貪多，而且食用後要及時漱口，以防損害牙齒。

【人群宜忌】

宜 ◆食欲不振、消化不良者宜食適量山楂。

◆骨質疏鬆、高血壓、高脂血症患者和中老年人宜食適量山楂。

忌 ◆妊娠中期不宜食用山楂。

◆血脂過低、胃病患者或胃酸過多者不宜食用。

【選購要訣】

以果皮表面沒有明顯傷痕、果實飽滿、顏色紅豔，果皮上沒有大的黑色斑點者為佳。

保存須知

放在室內陰涼乾燥處即可。

食療處方

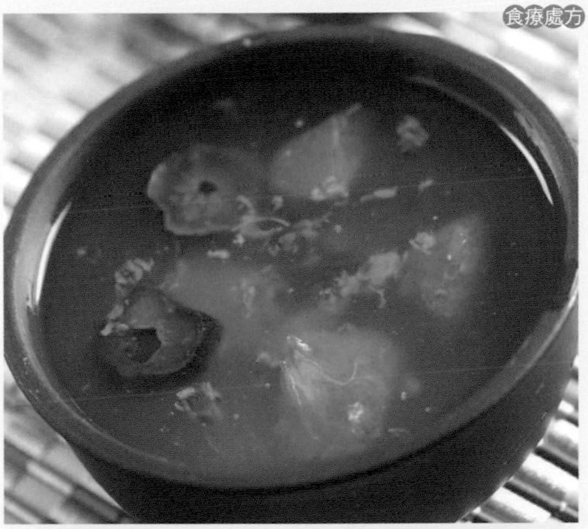

橘子山楂桂花羹

【材料】 橘子、山楂各50克，桂花20克，白糖10克，冷水適量。

【做法】

1.橘子剝皮、去子，切成小丁；山楂去核，洗淨，切片；桂花洗淨。

2.將橘子、山楂、桂花放入燉鍋內，加入適量冷水，置旺火上燒沸，改用小火煮25分鐘，加入白糖，攪拌均勻即可。

【功效】 增食欲，消食積，散瘀血。

營養素（每百克的含量）

熱量（千卡）	三大營養素 蛋白質（克）	脂肪（克）	碳水化合物（克）	膽固醇（毫克）	膳食纖維（克）	礦物質 鈣（毫克）	鐵（毫克）	磷（毫克）	鉀（毫克）	鈉（毫克）	銅（毫克）	鎂（毫克）	鋅（微克）	硒（微克）
98	0	1.5	20.7	0	2.9	162	0.8	24	299	0.9	0.11	19	20	1.22

維生素A（微克）	維生素B_1（微克）	維生素B_2（微克）	維生素B_6（毫克）	維生素B_{12}（微克）	維生素C（毫克）	維生素D（毫克）
8	20	10	0	0	19	0
維生素E（毫克）	**生物素（微克）**	**維生素K（微克）**	**維生素P（微克）**	**胡蘿蔔素（微克）**	**葉酸（微克）**	**泛酸（毫克）**
7.32	52	0	0	50	0	0

楊梅
健脾開胃

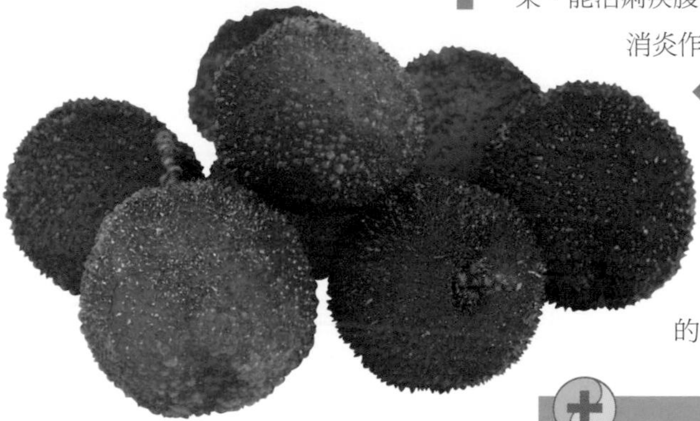

【保健功效】

◆ **防癌治癌** 楊梅中含有的維生素B群和維生素C能夠防止癌細胞生成，果仁中所含的氰胺類、脂肪油等也有抑制癌細胞的作用。

◆ **降低血脂** 楊梅含有多種有機酸和大量維生素C，不僅可直接參與體內糖的代謝過程，而且還有降血脂的功效。

◆ **抑菌止瀉** 楊梅對大腸桿菌、痢疾桿菌等細菌有抑制效果，能治痢疾腹痛、下痢不止。楊梅味道酸澀，具有收斂消炎作用。

◆ **增進食欲** 楊梅含有多種有機酸，鮮果味道甜中帶酸，食之可以促進食物消化，增進食欲。

◆ **解暑瘦身** 新鮮楊梅所含的果酸既能開胃生津，消食解暑，又能阻止體內的糖向脂肪轉化，有助於瘦身。

【中醫理論】

楊梅味甘酸、性溫，具有生津止渴、健胃消食的功能，對於食後飽脹、飲食不消、胃陰不足、傷暑口渴等症狀有較好的食療效果。

【食法宜忌】

宜 ◆楊梅蘸少許鹽食用味道更加鮮美可口，而且還有止渴、活血、消痰、清理腸胃的功效。

◆民間常將楊梅浸入酒中，製成楊梅酒，不但可以長時間保存楊梅，經常飲用還有舒筋、開胃的功效。

忌 ◆楊梅忌與生蔥同食。

◆食用楊梅後應及時漱口或刷牙，而且楊梅不宜多吃，每次食用5個左右（約40克）為宜，以免上火生瘡、損壞牙齒。

【人群宜忌】

宜 ◆高脂血症患者、痢疾患者宜適量食用楊梅。

忌 ◆牙痛、「上火」者不宜多食。

楊梅 又名龍睛、朱紅，楊梅並不是梅子的變種，只是因其形似水楊子、味道似梅子而取名楊梅。楊梅是我國特產水果之一，其果實色澤鮮豔，汁液多，甜酸適口，營養價值高，能夠生津解渴，和胃止嘔，運脾消食，對於促進食欲、治療消化不良有不錯的效果，素有「果中瑪瑙」的美譽，又有「楊梅賽荔枝」之說。

◆楊梅味酸，對胃黏膜有一定的刺激作用，故潰瘍病患者及腸胃不好者要慎食。

◆糖尿病患者一定要忌食楊梅，以免血糖升高。

【選購要訣】

以果實碩大飽滿，顏色暗紅，果實表面沒有水痕和斑點，氣味清新且微微帶有酸味者為優。

保存須知

楊梅在常溫下極容易腐爛，最好現買現吃。也可以用糖或鹽醃漬一下，然後密封放入冰箱冷藏室內，不但可以延長保存時間，而且味道會更加可口。

食療處方

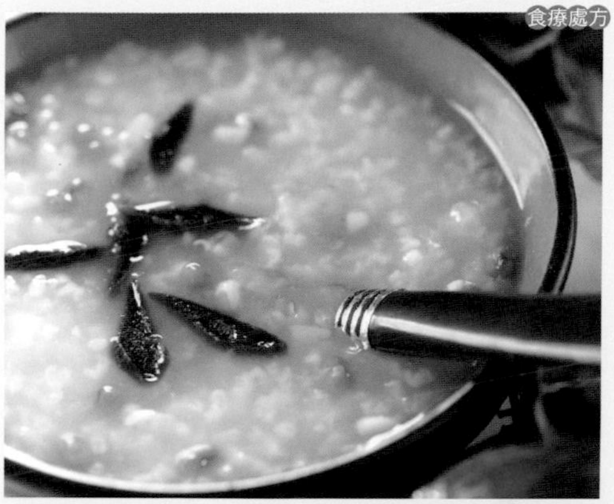

楊梅綠豆粥

【材料】糯米150克，綠豆50克，楊梅10顆，白糖15克，冷水2000cc。

【做法】

1.糯米、綠豆洗淨，用冷水浸泡3小時。

2.楊梅漂洗乾淨。

3.鍋中加入約2000cc冷水，將糯米和綠豆一同放入，先用旺火燒沸，再用小火煮至糯米、綠豆熟爛，加楊梅、白糖攪拌均勻即可。

【功效】清熱解毒，生津止渴，降低血壓，緩解緊張情緒。

營養素（每百克的含量）

熱量（千卡）	三大營養素			膽固醇	膳食纖維	礦物質								
	蛋白質（克）	脂肪（克）	碳水化合物（克）	（毫克）	（克）	鈣（毫克）	鐵（毫克）	磷（毫克）	鉀（毫克）	鈉（毫克）	銅（微克）	鎂（毫克）	鋅（毫克）	硒（微克）
30	0.7	0.1	7.5	0	1.8	5	0.6	27	126	0.7	40	10	0.5	0.84

維生素						
維生素A（微克）	維生素B_1（微克）	維生素B_2（微克）	維生素B_6（微克）	維生素B_{12}（微克）	維生素C（毫克）	維生素D（毫克）
12	30	20	20	0	27.2	0
維生素E（毫克）	生物素（微克）	維生素K（微克）	維生素P（微克）	胡蘿蔔素（毫克）	葉酸（微克）	泛酸（毫克）
0.3	18	0	0	0	11	0.3

羊肉

冬季滋補佳品

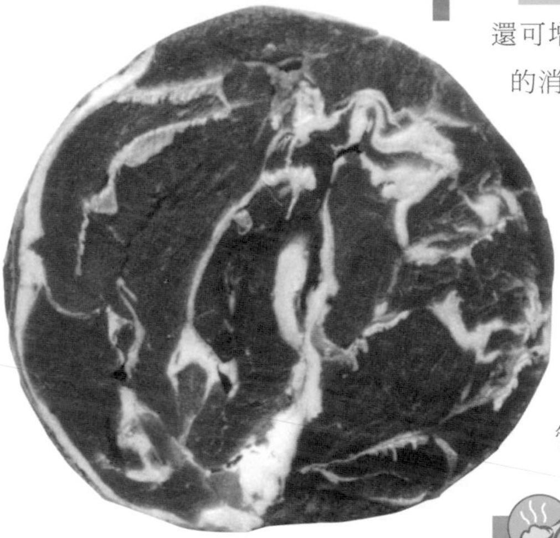

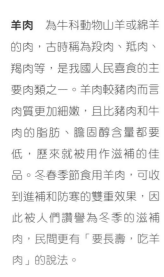

羊肉 為牛科動物山羊或綿羊的肉，古時稱為羖肉、羝肉、羯肉等，是我國人民喜食的主要肉類之一。羊肉較豬肉而言肉質更加細嫩，且比豬肉和牛肉的脂肪、膽固醇含量都要低，歷來就被用作滋補的佳品。冬春季節食用羊肉，可收到進補和防寒的雙重效果，因此被人們讚譽為冬季的滋補肉，民間更有「要長壽，吃羊肉」的說法。

【保健功效】

◆ **防癌抗癌** 科學研究表明，羊肉含有的脂肪酸對輔助治療皮膚癌、結腸癌以及乳腺癌有明顯的效果。

◆ **滋補禦寒** 羊肉中有豐富的脂肪、維生素、鈣、磷、鐵等，特別是鈣和鐵的含量顯著地超過了牛肉和豬肉，是滋補身體的絕好食品。同時，羊的脂肪熔點為47℃，而人的正常體溫為37℃，所以羊肉的脂肪不會被身體吸收，吃羊肉不易發胖。寒冬常吃羊肉更可促進血液循環，增強禦寒能力。

◆ **幫助消化** 羊肉肉質細嫩，容易被消化，同時羊肉還可增加消化酶，保護胃壁和腸道，從而有助於食物的消化。

【中醫理論】

羊肉性溫熱，有助元陽、補精血、療肺虛之功效，適時地多吃羊肉不僅可以去濕氣，還能有補腎壯陽的作用，對陽痿早泄患者很有好處，男士宜經常食用。此外，羊肉對哮喘、氣管炎、肺病患者及體質虛寒的人也相當有益。

【食法宜忌】

忌 ◆因為生羊肉中的酪酸和梭狀芽孢桿菌不易被胃腸消化吸收，所以吃涮羊肉時不可為了貪圖肉嫩而故意不涮透，否則食後會導致四肢乏力。

◆羊肉忌烤焦燒糊，否則不僅肉質老硬，還會產生致癌物質。

◆羊肉忌與南瓜、何首烏搭配食用。

◆羊肉屬大熱之品，夏秋季節氣候燥熱，不宜吃羊肉。

◆進食羊肉之後不能馬上喝茶，否則會導致排便不暢或便祕。

【人群宜忌】

宜 ◆體虛胃寒者宜食用。

忌 ◆凡有發熱、牙痛、口舌生瘡、咳吐黃痰等發熱症狀者不宜食用。

◆肝病、高血壓、急性腸炎或其他感染性疾病患者不宜食用。

【選購要訣】

新鮮羊肉的肉色鮮紅而且均勻，有光澤，肉細而緊密，有彈性，外表略乾，不黏手，無其他異味。不新鮮的羊肉肉色深暗，外表黏手，肉質鬆弛無彈性，略有氨味或酸味。

保存須知

建議切成薄片放入冰箱冷凍保存。

食療處方

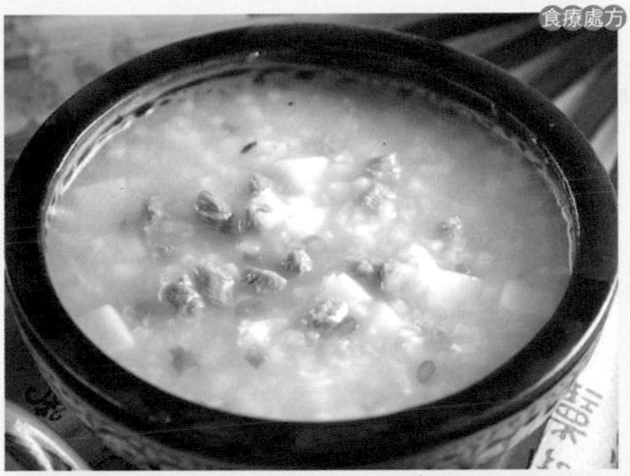

山藥羊肉粥

【材料】白米100克，山藥150克，羊肉50克，蔥末3克，薑末2克，鹽1.5克，胡椒粉1克，冷水適量。

【做法】

1.白米洗淨，用冷水浸泡半小時。

2.山藥沖洗乾淨，刮去外皮，切成丁塊。

3.羊肉漂洗乾淨，放入開水鍋內煮至五成熟時撈出，切成丁塊。

4.取鍋放入冷水、白米，先用旺火煮開，然後改用小火熬煮，至粥將成時，加入羊肉塊、山藥丁、蔥末、薑末、鹽，待幾沸，撒上胡椒粉即可。

【功效】潤腸通便，抑制脂肪吸收，防止肥胖。

營養素（每百克的含量）

熱量（千卡）	三大營養素			膽固醇（毫克）	膳食纖維（克）	礦物質								
	蛋白質（克）	脂肪（克）	碳水化合物（克）			鈣（毫克）	鐵（毫克）	磷（毫克）	鉀（毫克）	鈉（毫克）	銅（毫克）	鎂（毫克）	鋅（毫克）	硒（微克）
118	20.5	3.9	0.2	60	0	9	3.9	196	403	69.4	0.11	17	6.06	7.18

維生素						
維生素A（微克）	維生素B_1（毫克）	維生素B_2（毫克）	維生素B_6（毫克）	維生素B_{12}（微克）	維生素C（毫克）	維生素D（毫克）
11	0.15	0.16	0.3	2	1	320
維生素E（毫克）	生物素（微克）	維生素K（微克）	維生素P（微克）	胡蘿蔔素（毫克）	葉酸（微克）	泛酸（毫克）
0.31	12	6	0	0	1	0.72

豬肉
潤腸生津

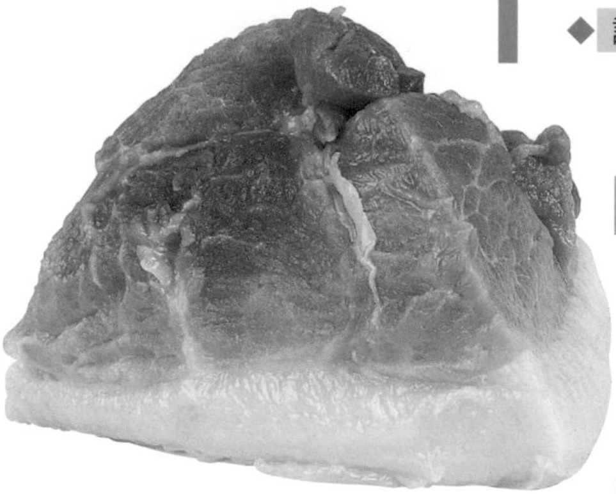

【保健功效】

◆ **補鐵造血** 豬肉中富含血紅素鐵（有機鐵）和促進鐵吸收的半胱胺酸，食用豬肉對缺鐵性貧血患者大有益處。

◆ **滋補保健** 豬肉的脂肪和膽固醇含量比其他肉類高，並可以為人體提供優質蛋白質和必需的脂肪酸，對體虛者、低血壓者、低血脂者十分有益。

◆ **護膚美容** 豬肉含有膠原蛋白和彈性蛋白，可滋潤和護理肌膚。

【中醫理論】

豬肉有滋陰潤燥、通利腸道的作用，可用於治療眩暈、燥咳、腰疼、皮膚乾燥、二便不利、熱病傷津、體質虛弱等症。

【食法宜忌】

宜 ◆豬肉經燉煮後，脂肪會減少30%～50%，不飽和脂肪酸增加，而膽固醇含量會大大降低，有利於身體健康。

◆豬肉一定要煮熟，否則可能會使其攜帶的寄生蟲進入人的肝臟或者腦部。

忌 ◆食用豬肉後不宜大量飲茶，否則會使腸蠕動減慢，造成便祕，延長廢物在腸道中的滯留時間，增加有毒及致癌物質的吸收，影響健康。

◆豬肉與豆類同食會引起腹脹氣滯。

【人群宜忌】

宜 ◆低血壓、低血脂和身體虛弱者宜食豬肉。

◆缺鐵性貧血者宜食豬肉。

忌 ◆肥胖者宜少食豬肉。

◆動脈硬化、冠心病、高血壓、高脂血症和肝病、胃病患者及老年人要少食豬肉。

豬肉 豬肉是良好的食用肉類，有豐富的營養，同時也具有一定的藥用價值，被視為「潤腸生津豐肌體」的食品。用豬肉可做幾百種不同風味的菜肴，經過烹調加工後的肉味十分鮮美，因而成為人們最主要的肉類食品之一。

【選購要訣】

首先要購買正規屠宰場屠宰、經過檢疫的豬肉（肉皮面上有圖章）。其次要仔細觀察：健康豬肉表面呈白色或淺白色，切面有光澤，呈棕色或粉紅色，無任何液體流出，肉質有彈性；病死豬肉呈暗紅色，肉質無彈性，肌肉間毛細血管瘀血，切面光滑，呈暗紫色，平切面有淡黃色或粉紅色液體，並有血腥味、尿臊味或腐敗味。

保存須知

豬肉比牛肉變質速度快3倍，所以儘量現買現吃。保存時，最好先切成薄片，然後冷凍。將整塊豬肉用蠟紙包好，放入密封的容器內可以保存10天左右。

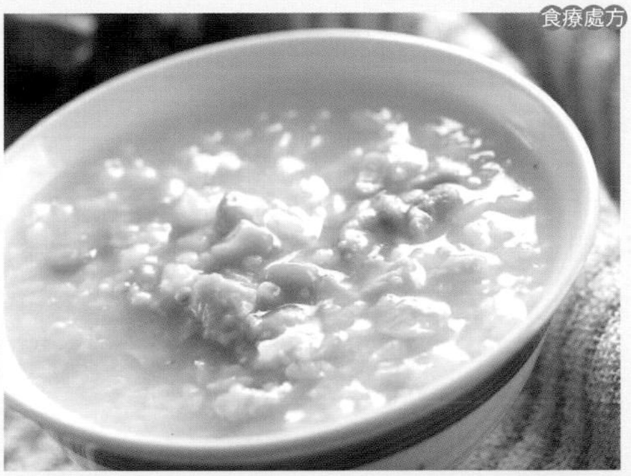

豬肉玉米粥

【材料】豬瘦肉、玉米粒各100克，雞蛋1個，太白粉2克，料酒3克，味精、鹽各1克，雞粉3克，冷水適量。

【做法】

1.玉米粒洗淨，浸泡2小時，下入鍋中，加冷水，用旺火燒沸，轉小火慢煮1小時。

2.豬瘦肉切片，加入太白粉、料酒、味精醃漬15分鐘。

3.雞蛋打入碗中，攪勻備用。

4.將醃漬好的肉片下入玉米粥內，煮5分鐘，再淋入蛋液，加入鹽、雞粉調味即可。

【功效】潤燥、清熱、降壓。

營養素（每百克的含量）

熱量	三大營養素			膽固醇	膳食纖維	礦物質								
（千卡）	蛋白質（克）	脂肪（克）	碳水化合物（克）	（毫克）	（克）	鈣（毫克）	鐵（毫克）	磷（毫克）	鉀（毫克）	鈉（毫克）	銅（毫克）	鎂（毫克）	鋅（毫克）	硒（微克）
331	14.6	30.8	1.1	69	0	11	2.4	130	162	57.5	0.13	12	0.84	2.94

維生素						
維生素A（微克）	維生素B_1（毫克）	維生素B_2（毫克）	維生素B_6（毫克）	維生素B_{12}（微克）	維生素C（毫克）	維生素D（毫克）
16	0.26	0.11	0.37	0.3	1	230
維生素E（毫克）	生物素（微克）	維生素K（微克）	維生素P（微克）	胡蘿蔔素（毫克）	葉酸（微克）	泛酸（毫克）
0.95	8	0	0	0	1	0

豬肝
補血護目

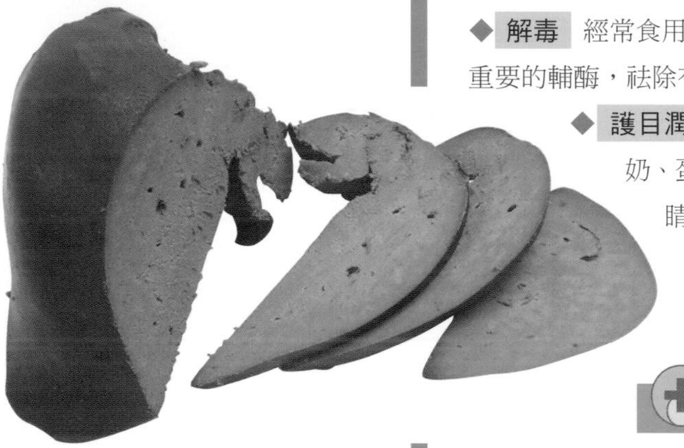

【保健功效】

◆ **抗衰抗癌** 肝中具有一般肉類食品不含或含量極低的維生素C和微量元素硒，可增強人體的免疫功能，能抗氧化，防衰老，抑制癌細胞的產生。

◆ **補鐵補血** 肝是補血食品中最常用的食物，尤其是豬肝，其營養含量是豬肉的十多倍，食用豬肝可調節和改善貧血病人造血機制。

◆ **解毒** 經常食用動物肝還能補充維生素B_2，補充機體重要的輔酶，祛除有毒成分。

◆ **護目潤膚** 豬肝中維生素A的含量遠遠超過奶、蛋、肉、魚等食品中的含量，能保護眼睛，維持正常視力，防止眼睛乾澀與疲勞；其富含的維生素C能維持健康的膚色，對皮膚的保養具有重要的意義。

【中醫理論】

豬肝性甘苦而溫，入肝經，對肝臟、眼睛很有好處。

【食法宜忌】

宜 ◆肝是動物體內的解毒器官，所以烹調時間不能太短，至少要在旺火中炒5分鐘以上，使肝完全變成灰褐色，看不到血絲才行。

◆買回的鮮豬肝要放在水龍頭下沖10分鐘，然後放在清水中浸泡30分鐘，再用清水沖洗一遍才能烹調。

忌 ◆豬肝不宜和菠菜一同烹煮。

◆不宜與維生素C、抗凝血藥物、左旋多巴、優降靈和苯乙肼等藥物同食。

【人群宜忌】

宜 ◆貧血以及電腦工作者宜多食豬肝。

忌 ◆高膽固醇血症、肝病、高血壓和冠心病患者應少食豬肝。

肝臟 肝臟是動物體內儲存養分和解毒的重要器官，含有豐富的營養物質，既可補養身體，也可治病，具有良好保健效果，是理想的補血佳品之一。豬肝常用來製作菜肴，炒食、做湯、燙熟切片都是人們喜歡的食用方式。

【選購要訣】

豬肝有粉肝、面肝、麻肝、石肝、病死豬肝、灌水豬肝之分。前兩種為上乘，中間兩種次之，後兩種是劣質品。

粉肝、面肝：前者色如雞肝，後者色赭紅，二者肉質軟且嫩，手指稍用力即可插入切開處。

麻肝：切面有明顯的白色網絡，手摸切開處不如粉肝、面肝軟嫩。

石肝：色暗紅，質比上列三種都要硬一些，手指稍著力也不易插入切開處。

病死豬肝：色紫紅，切開後有餘血外溢，少數有濃水泡。

灌水豬肝：色赭紅顯白，比未灌水的豬肝飽滿，手指壓處會下沉，片刻復原，切開處有水外溢。

保存須知

最好現買現吃，放入冰箱冷藏保存不宜超過3天。

食療處方

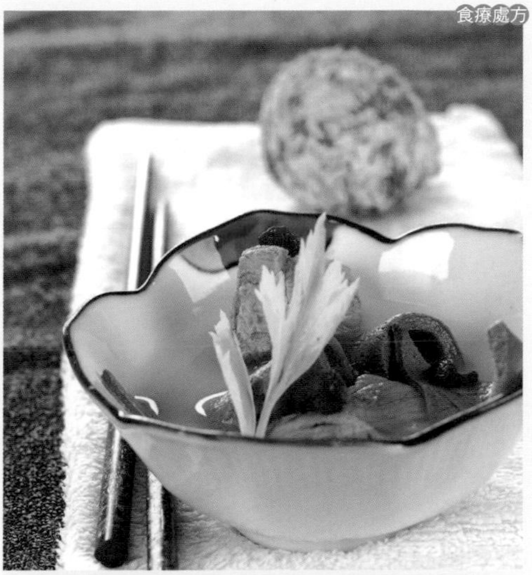

枸杞豬肝瘦肉湯

【材料】 豬肝、豬瘦肉各50克，枸杞葉、梗共30克，醬油、鹽各適量，冷水適量。

【做法】

1.豬肝洗淨，切片；豬瘦肉洗淨，切片，用醬油、鹽醃10分鐘；枸杞葉洗淨；枸杞梗折短（或紮成兩小捆），洗淨。

2.把枸杞梗放入鍋內，加冷水適量，小火煲至枸杞梗出味，撈起不要。放入枸杞葉煮沸，再投入豬肝、豬瘦肉煮至熟，調味即可。

【功效】 補肝養血，養陰退熱，益精明目。

營養素（每百克的含量）

熱量	三大營養素			膽固醇	膳食纖維	礦物質								
(千卡)	蛋白質(克)	脂肪(克)	碳水化合物(克)	(毫克)	(克)	鈣(毫克)	鐵(毫克)	磷(毫克)	鉀(毫克)	鈉(毫克)	銅(毫克)	鎂(毫克)	鋅(毫克)	硒(微克)
143	22.7	5.7	0.3	368	0	54	7.9	330	300	88.3	0.65	24	3.86	19.2

維生素						
維生素A(毫克)	維生素B_1(毫克)	維生素B_2(毫克)	維生素B_6(毫克)	維生素B_{12}(微克)	維生素C(毫克)	維生素D(毫克)
10.77	0.22	2.41	0.89	52.8	30	420
維生素E(毫克)	生物素(微克)	維生素K(微克)	維生素P(微克)	胡蘿蔔素(毫克)	葉酸(毫克)	泛酸(毫克)
0.3	28	1	0	0	1	6.4

豬血
人體清道夫

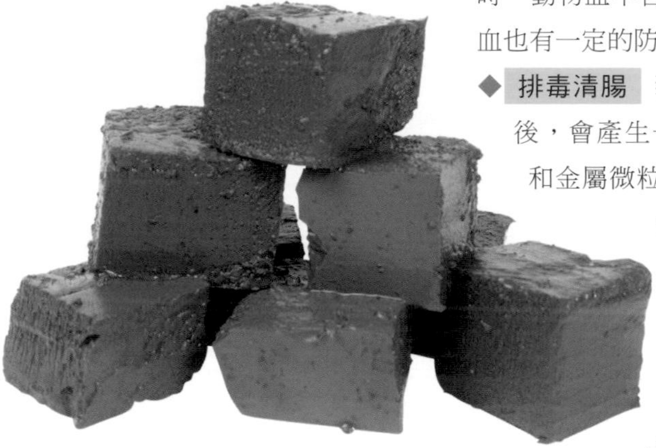

【保健功效】

◆ **防癌抗癌** 據現代醫學研究發現，豬血具有防癌作用，尤其血癌病人多食新鮮豬血，可以使病情得到緩解。

◆ **防治貧血** 動物血中鐵含量較高，而且以血紅素鐵的形式存在，容易被人體吸收利用。兒童、孕婦或哺乳期婦女多吃些有動物血的菜肴，可以防治缺鐵性貧血。同時，動物血中含有微量元素鈷，對其他貧血病如惡性貧血也有一定的防治作用。

◆ **排毒清腸** 豬血中的血漿蛋白被消化液中的酶分解後，會產生一種解毒物質，能與侵入人體內的粉塵和金屬微粒反應，轉化為人體不易吸收的物質，直接排出體外，有除塵、清腸、排毒的作用。

◆ **抵抗衰老** 豬血所含的鋅、銅等微量元素，能延緩機體衰老，使人耳聰目明，尤其對循環系統機能減弱的老年人十分有益。

【中醫理論】

豬血味鹹、性平，能軟化大腸中燥便，使其易於排出體外，便祕者最宜食用。

【食法宜忌】

宜 ◆豬血有軟化大便的作用，而菠菜有止血、清熱、潤燥的作用，豬血與菠菜配用做成湯，具有潤腸通便、清熱潤燥、止血的功效，十分適合體虛及老年便祕者食用。

◆食用動物血無論燒、煮一定要氽透。

忌 ◆不可和海帶一起烹煮，否則會引起便祕。

【人群宜忌】

宜 ◆老年人、冠心病患者宜食用豬血。

豬血 豬血及其製品以豐富的營養和獨特的滋補功效，一直為人們所喜愛，素有「液態肉」之美稱，且動物血通常被製成血豆腐，是理想的補血佳品之一。在日本和歐美許多國家的食品市場上出現的以動物血為原料的香腸、點心等很受消費者的歡迎。

◆教師等經常在粉塵環境中工作的人宜食用。

忌 ◆高膽固醇血症、肝病、高血壓和冠心病患者應少食。

◆胃下垂、痢疾、腹瀉等疾病患者不要食用。

【選購要訣】

豬血在採集的過程中非常容易被污染，因此最好購買經過滅菌加工的盒裝豬血。品質好的豬血顏色鮮豔，無雜質，質地軟嫩細膩。

保存須知

密封後冷藏保存，盒裝的豬血開封後要儘快食用，不宜再次保存。

食療處方

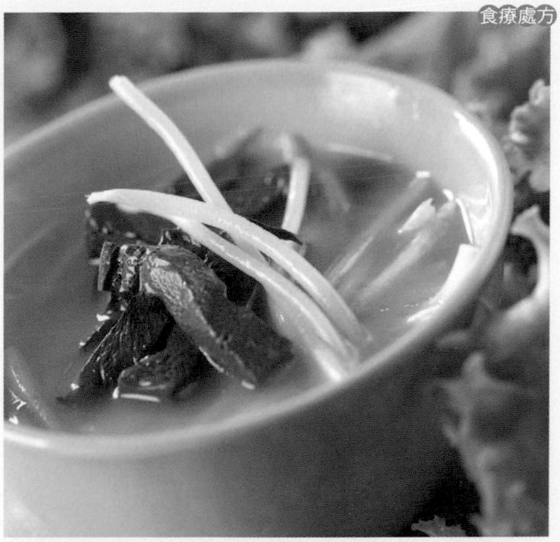

黃豆芽豬血湯

【材料】黃豆芽200克，熟豬血300克，薑4片，花生油15克，鹽適量。

【做法】

1.豬血用清水洗淨；黃豆芽洗淨，去根，切段。

2.炒鍋上火，下花生油燒七成熟，爆香薑片，下黃豆芽炒香，注入清水，以旺火燒沸約10分鐘；放入豬血，燒沸加鹽調味即成。

【功效】補血益氣。

營養素（每百克的含量）

熱量	三大營養素			膽固醇	膳食纖維	礦物質								
(千卡)	蛋白質(克)	脂肪(克)	碳水化合物(克)	(毫克)	(克)	鈣(毫克)	鐵(毫克)	磷(毫克)	鉀(毫克)	鈉(毫克)	銅(毫克)	鎂(毫克)	鋅(毫克)	硒(微克)
55	12.2	0.3	0.9	116	0	4	8.7	16	29	56	0.1	5	0.28	7.94

維生素						
維生素A(微克)	維生素D_1(微克)	維生素B_2(微克)	維生素B_6(毫克)	維生素B_{12}(微克)	維生素C(毫克)	維生素D(毫克)
12	30	40	0	0	0	386
維生素E(毫克)	生物素(微克)	維生素K(微克)	維生素P(微克)	胡蘿蔔素(毫克)	葉酸(微克)	泛酸(毫克)
0.2	2.3	90	0	0	0	0

紅茶
利尿消腫 助消化

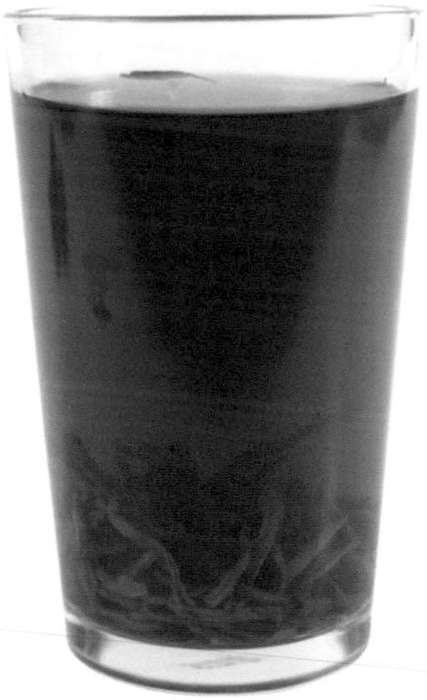

紅茶　紅茶深受西方人的喜愛，在英國甚至流行著這樣一段佳話：「當下午鐘敲四下，世上的一切瞬間為（紅）茶而停止。」紅茶最初被稱為「烏茶」，因乾茶葉色澤與沖泡的茶湯以紅色為主調，所以又改稱為紅茶。紅茶在加工過程中，其鮮葉中的化學成分發生了較大的變化，香氣物質從原有的五十多種增至三百多種，並產生了茶黃素等新的成分，從而具有了紅葉、紅湯和香甜味醇等獨特品質。

【保健功效】

◆ **排毒抗癌**　紅茶中含有茶多酚、多糖和維生素C等物質，具有加快體內有毒物質排泄，抗氧化，防輻射，提高免疫力等功效，並有一定的防癌、抗癌的作用。電腦工作者飲用紅茶能減少電腦輻射對人體產生的不良影響。

◆ **防治心血管疾病**　紅茶含有的多種胺基酸、維生素和微量元素，具有抗血小板凝集，促進膳食纖維溶解，降血壓，降血脂的作用，對防治心肌梗塞等心血管疾病十分有利。

◆ **強壯骨骼**　紅茶中富含的多酚類物質能夠有效抑制那些破壞骨細胞物質的活力，可強壯骨骼，對治療骨質疏鬆症也有一定幫助。

◆ **健齒美容**　紅茶含有氟、茶多酚等成分，能防齲固齒。同時，經常飲用紅茶還有助於保持皮膚光潔白嫩，防止面部皺紋出現和減少皺紋。

◆ **其他功效**　紅茶還具有暖胃祛寒、提神醒腦、增強免疫、消除疲勞、抗衰老等作用，並能殺菌、抗病毒、抗過敏和消臭解毒。

【中醫理論】

紅茶味甘、性溫，具有幫助消化、利尿消腫、強壯心肌的功能。

【食法宜忌】

宜 ◆沏茶時應儘量選擇富含空氣的水源，水溫需達到90℃以上，以激發紅茶內的香氣。把水注入後，可將茶壺或茶杯的蓋子蓋好，2～5分鐘後再打開，使紅茶的香氣與味道充分地發揮出來。

◆秋冬季節宜飲用紅茶。

忌 ◆不宜用紅茶送服藥物；服藥前後1小時內不宜飲用紅茶。

【人群宜忌】

宜 ◆電腦工作者和中年女性宜多飲用紅茶。

忌 ◆發熱、腎功能不良、心血管疾病、習慣性便祕、消化道潰瘍、神經衰弱患者及失眠者不宜飲用濃紅茶。

◆孕婦及處於哺乳期婦女不宜飲紅茶。

【選購要訣】

阿薩姆紅茶、大吉嶺紅茶、錫蘭高地紅茶和祁門紅茶是世界四大著名紅茶。

阿薩姆紅茶：茶葉外形細扁，色澤深褐；湯色深紅稍褐，帶有淡淡的麥芽香，味道較濃。

大吉嶺紅茶：湯色橙黃，口感細緻柔和，帶有葡萄香。

錫蘭高地紅茶：湯色橙紅明亮；其味道具刺激性，較苦澀。

祁門紅茶：外形緊細勻整，色澤烏潤；湯色明艷紅亮，滋味甘鮮醇厚。

保存須知

裝在密封容器內，置於通風陰涼處。茶包的保存期是2年，罐裝茶葉為3年，開封後的茶葉可保存1～2個月。

食療處方

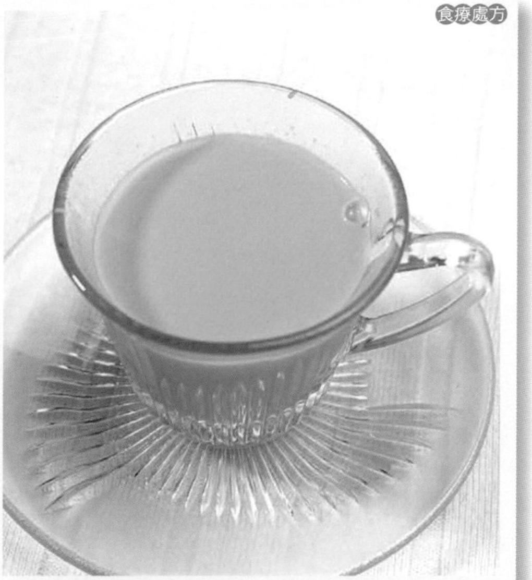

牛奶紅茶

【材料】 紅茶1克，鮮牛奶100克，鹽少許。

【做法】

將紅茶加水煎至汁濃，再將牛奶煮滾，倒入，加少許鹽，攪勻即可。

【功效】 本方能夠促進消化，潤澤肌膚。

營養素（每百克的含量）

熱量（千卡）	三大營養素			膽固醇（毫克）	膳食纖維（克）	礦物質								
	蛋白質（克）	脂肪（克）	碳水化合物（克）			鈣（毫克）	鐵（毫克）	磷（毫克）	鉀（毫克）	鈉（毫克）	銅（毫克）	鎂（毫克）	鋅（毫克）	硒（微克）
294	26.7	1.1	44.4	0	14.8	378	28.1	390	1934	13.6	2.56	183	3.97	56

維生素						
維生素A（微克）	維生素 D_1（毫克）	維生素 B_2（毫克）	維生素 B_6（毫克）	維生素 B_{12}（微克）	維生素C（毫克）	維生素D（毫克）
0	0.17	0	0	0	8	0
維生素E（毫克）	生物素（微克）	維生素K（微克）	維生素P（微克）	胡蘿蔔素（毫克）	葉酸（微克）	泛酸（毫克）
5.47	0	0	0	0	0	0

紅豆
藥食皆宜

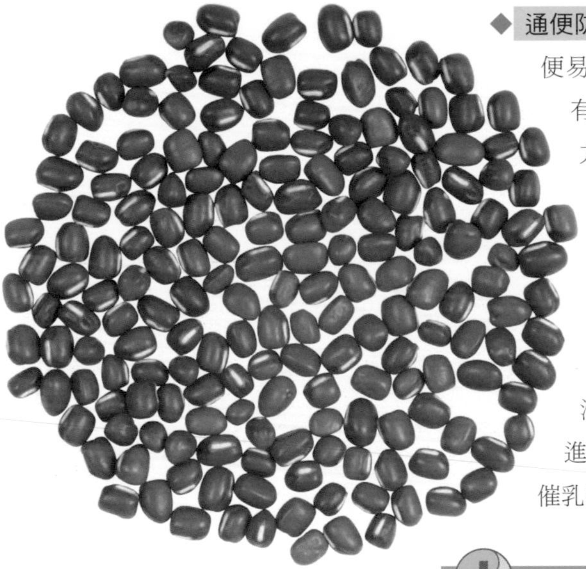

紅豆　又名紅小豆、赤豆、赤小豆。紅豆中富含澱粉，因此還被人們稱為「飯豆」。紅豆是人們生活中經常食用的一種高蛋白、低脂肪、高營養、多功能的雜糧，用紅豆製作的飯、粥、湯、豆面條、糕點餡，美味可口、老幼咸宜。同時，紅豆還是食療佳品，被李時珍稱為「心之穀」。

【保健功效】

◆**降低血糖**　紅豆中富含膳食纖維，能減少脂肪、膽固醇的吸收，控制食物中糖的吸收速度，是一種天然的「碳水化合物阻滯劑」，有助於糖尿病患者控制血糖。

◆**利尿消腫**　紅豆含有的皂甙物質能夠刺激腸道，預防結石，有利尿、消腫的作用，用紅豆來治療心臟性和腎性水腫、肝硬化腹水、腳氣病等症具有顯著療效。

◆**通便防痔**　紅豆的膳食纖維能促進腸蠕動，使大便易於排出，有效治療便祕。由於膳食纖維具有良好的通便作用，可降低肛門周圍的壓力，使血流通暢，進而有防治痔瘡的效果。

◆**降脂瘦身**　紅豆含有較多的皂甙，能阻止過氧化脂質的產生、抑制脂肪吸收並促進其分解，達到降脂、瘦身、健美的目的。

◆**其他功效**　紅豆豐富的維生素 B_9，能防治貧血；其還能幫助排泄體內多種毒物，促進機體內的新陳代謝；產婦多吃紅豆，具有催乳的功效。

【中醫理論】

自古以來，紅豆就被人們視為藥食兩用佳品。其具有消熱解毒、利水消腫、健脾止瀉等功能，可治小腹脹滿、小便不利、煩熱口渴等症。

【食法宜忌】

宜　◆紅豆和米飯同煮，可以彌補白米飯所缺乏的維生素 B_1 和維生素 B_2。

◆紅豆宜與其他穀類食品混合食用，一般製成豆沙包、豆飯或豆粥。

◆煮紅豆時越爛越好，這樣可除去腥味，並容易被消化。

【人群宜忌】

宜 ◆水腫患者、便祕患者、哺乳期婦女宜食紅豆。

忌 ◆尿頻患者忌多食紅豆。

【選購要訣】

以果實粒大、飽滿均勻，表皮呈紅色，色澤鮮豔者為佳。

保存須知

置於陰涼、乾燥、通風處即可。

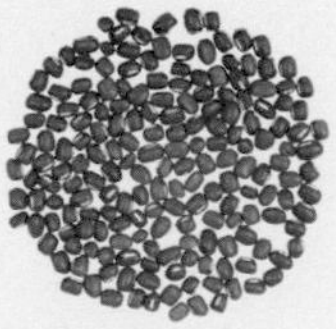

食療處方

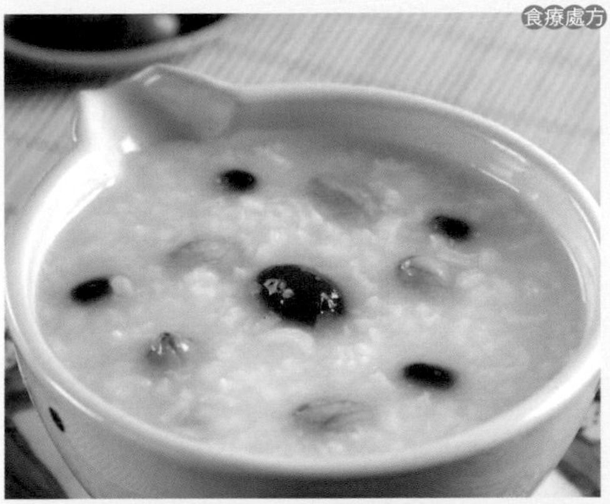

紅豆花生紅棗粥

【材料】 白米100克，紅豆50克，花生仁50克，紅棗5顆，白糖10克，冷水1500cc。

【做法】

1.紅豆、花生仁洗淨，用冷水浸泡回軟。

2.紅棗洗淨，除去棗核。

3.白米洗淨，用冷水浸泡半小時。

4.鍋中加入約1500cc冷水，放入紅豆、花生仁、白米，旺火煮沸後，放入紅棗，再改用小火慢熬至粥成，以白糖調味即可。

【功效】 補鈣補血，健腦益智，提高記憶力。

營養素（每百克的含量）

熱量	三大營養素			膽固醇	膳食纖維	礦物質								
（千卡）	蛋白質（克）	脂肪（克）	碳水化合物（克）	（毫克）	（克）	鈣（毫克）	鐵（毫克）	磷（毫克）	鉀（毫克）	鈉（毫克）	銅（毫克）	鎂（毫克）	鋅（毫克）	硒（微克）
313	20.1	0.5	57	0	7.1	91	6.7	340	1500	1.7	0.64	138	2.27	3.8

維生素						
維生素A（微克）	維生素B_1（毫克）	維生素B_2（微克）	維生素B_6（毫克）	維生素B_{12}（微克）	維生素C（毫克）	維生素D（毫克）
30	0.45	90	0.39	0	0	0
維生素E（毫克）	生物素（微克）	維生素K（微克）	維生素P（微克）	胡蘿蔔素（毫克）	葉酸（微克）	泛酸（毫克）
0.6	0	8	0	0.79	130	2.2

李子
清肝利胃

【保健功效】

◆**降壓導瀉** 李子仁中含有苦李仁和大量的脂肪，研究表明這些物質具有明顯的降壓作用，並能夠加快胃腸蠕動，促進乾燥的大便排出，適合高血壓患者和便祕者食用。

◆**清肝利水** 新鮮李子肉中含有維生素C和多種胺基酸，能夠保護肝臟，促進肝細胞再生。唐代名醫孫思邈評價李子時就曾說：「肝病宜食之」。生食李子對於治療肝硬化腹水有裨益。

◆**防治貧血** 李子中的多種維生素和微量元素有促進血紅蛋白再生的作用，對貧血者有益。

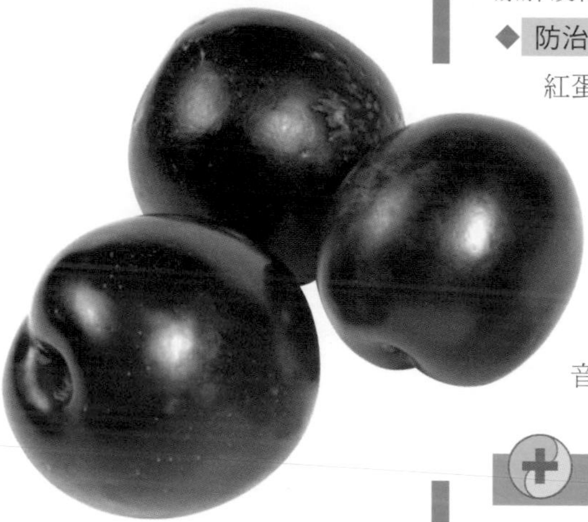

◆**促進消化** 李子能促進胃酸和胃消化酶的分泌，因而食李子能促進腸胃蠕動與消化，增加食欲，是胃酸缺乏、食後飽脹者的食療良品。

◆**潤喉鎮咳** 李子清熱生津，聲音嘶啞或者失音時食用李子可以有緩解作用。

【中醫理論】

李子味甘、酸，性涼，具有清熱生津、鎮咳祛痰、利小便之功效，特別適合於治療口渴咽乾、大腹水腫、小便不利等症狀。

【食法宜忌】

忌 ◆不可和蜂蜜一同食用。

◆未熟透的李子不應食用。

◆李子含大量的果酸，過量食用易引起胃痛。

【人群宜忌】

宜 ◆適宜慢性肝炎、肝硬化患者食用。

◆適宜教師、演員、音啞或失音者，發熱、口渴者食用。

李子 薔薇科落葉喬木李的果實，原產於我國，其品種繁多，飽滿圓潤，玲瓏剔透，口味甘甜，是人們喜食的傳統果品之一。《承平藍纂》中將李子的特點歸納為「香、雅、細、淡、潔、密、宜夜月、宜絲鬢、宜泛酒」。

忌 ◆脾胃虛弱和腸胃消化不良者應少食李子。

【選購要訣】

以果實飽滿，果皮亮澤、無斑點或蟲蛀痕跡，氣味清香，果肉有彈性者為佳。

保存須知

李子在常溫下3天左右就會熟透，若用保鮮袋密封放入冰箱冷藏，可保存1周左右。如果想要保存時間長些，可在購買時挑選還沒熟的果實，然後密封冷藏保存。

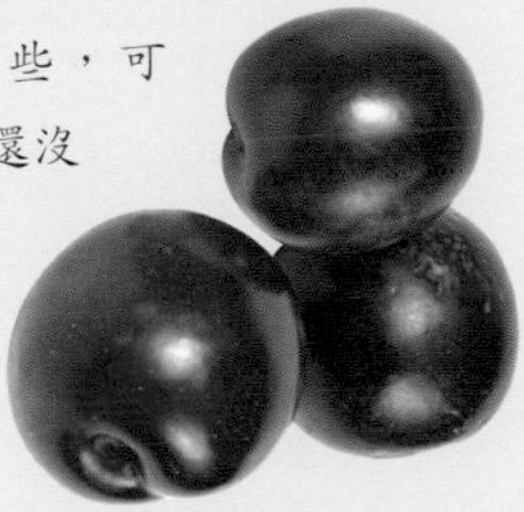

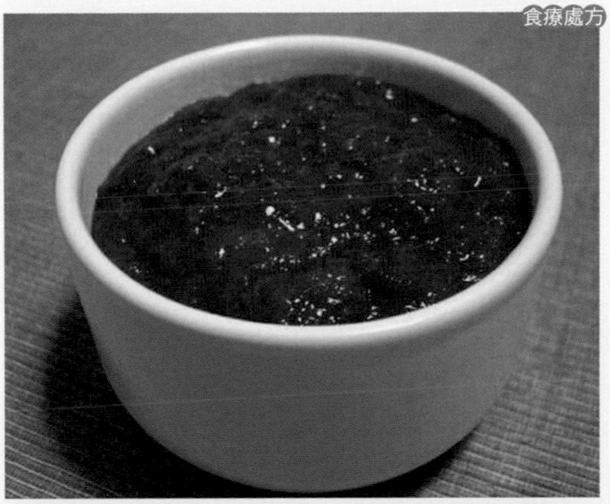

李子醬

【材料】李子500克，卡士達粉⑨15克，清水100cc，冰糖30克。

【做法】

1.李子洗淨去核切小塊，入攪拌機打碎；卡士達粉用少許開水調開。

2.在鍋中加入清水和冰糖，中火加熱，不停地攪拌直到水分燒乾、糖發黏起大泡，接著倒入打碎的李子，邊煮邊攪拌直到醬汁發黏，再加入卡士達粉糊煮一會兒即可。

【功效】清肝利水，促進消化。

營養素（每百克的含量）

熱量（千卡）	三大營養素			膽固醇（毫克）	膳食纖維（克）	礦物質								
	蛋白質（克）	脂肪（克）	碳水化合物（克）			鈣（毫克）	鐵（毫克）	磷（毫克）	鉀（毫克）	鈉（毫克）	銅（微克）	鎂（毫克）	鋅（毫克）	硒（微克）
36	0.7	0.2	7.8	0	0.9	8	0.6	11	144	3.8	40	10	0.14	0.23

維生素						
維生素A（微克）	維生素 B_1（微克）	維生素 B_2（微克）	維生素 B_6（微克）	維生素 B_{12}（微克）	維生素C（毫克）	維生素D（毫克）
25	30	20	40	2.7	5	0
維生素E（毫克）	生物素（微克）	維生素K（微克）	維生素P（微克）	胡蘿蔔素（毫克）	葉酸（微克）	泛酸（毫克）
0.74	23	0	0	0.15	37	0.14

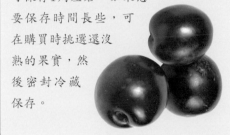

石榴
抗氧化名果

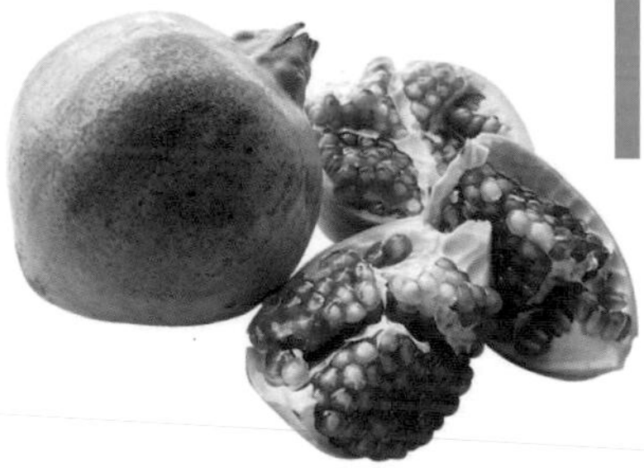

石榴　又名珍珠若榴、丹若、天漿、海石榴等，原產中亞的伊朗、阿富汗等地。分為觀賞和食用兩大類，是一種珍奇的漿果。石榴果實外形呈圓球形，皮內百子同房，籽粒色彩絢麗，晶瑩剔透。石榴不僅形色美豔，而且甘美多汁，味甜微酸，營養豐富，具有很高的藥用價值。晉人潘嶽在《安石榴賦》中曾如此讚美：「榴者，天下之奇樹，九洲之名果」。

【保健功效】

◆ **保護血管**　石榴汁富含大量的尼克酸、抗壞血酸、多種胺基酸和微量元素，具有軟化血管，降血脂、降血糖、降低膽固醇等多種功效，可防治冠心病、動脈硬化、高血壓等心腦血管疾病。

◆ **抗菌止瀉**　石榴中含有蘋果酸、鞣質、生物鹼等成分，有明顯的抗菌和收斂功能，對多種病菌都有明顯的抑制作用，並能使腸黏膜的分泌物減少，從而有效地治療腹瀉、痢疾、便血等症。石榴果皮的水煎劑還能夠抑制流感病毒。

◆ **美容抗衰老**　石榴含有兩大抗氧化成分——紅石榴多酚與花青素，可中和人體內誘發疾病與衰老的氧自由基，抵抗機體炎症，具有抗老化的神奇功效。石榴中豐富的水分和鈣、鎂、鋅等微量元素，能迅速補充肌膚所需的營養，使膚質更為亮澤柔軟。

◆ **其他功效**　石榴的果皮中含鹼性物質，有驅蟲功效。石榴花具有止血的功能，用石榴花泡水敷眼還能明目。

【中醫理論】

石榴性溫澀，潤燥兼收斂，主治咽喉燥渴，可止渴生津、澀腸止瀉、固腎收斂。但吃多容易傷齒，生痰。

【食法宜忌】

宜　◆嚼食石榴的種子對咳嗽、口乾、口舌生瘡、支氣管炎非常有效。

忌　◆石榴不宜與海味同時食用。

◆多食石榴會損傷牙齒，建議每次一個（約100克左右）為宜。

【人群宜忌】

宜　◆腹瀉、痢疾患者宜食用。

◆口舌乾燥、發熱病人適宜食用。

◆口臭、扁桃腺發炎者適合食用。

忌 ◆感冒及急性炎症，大便祕結患者應慎食。

◆糖尿病患者應忌食。

◆肺病患者忌多食。

【選購要訣】

選石榴不一定非要挑紅皮的，但也不能挑皮發白或是過於青綠的；個大體重，手感硬脆者為佳。

保存須知

已經切開的石榴最好馬上食用，未切開的石榴可置於通風陰涼處保存。

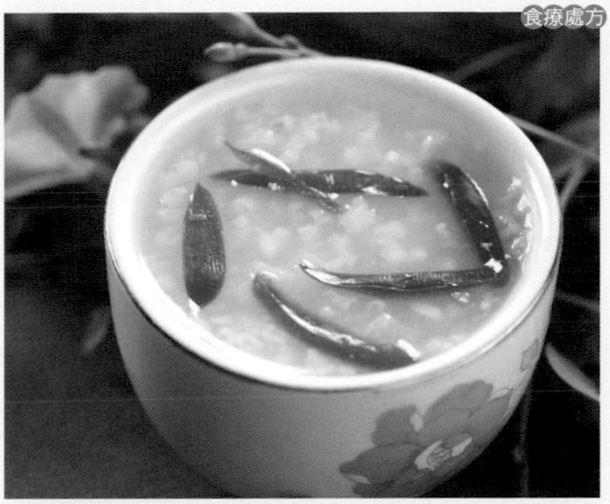

石榴花粥

【材料】白米100克，石榴花5朵，白糖60克，冷水適量。

【做法】

1.白米洗淨，用冷水浸泡半小時。

2.將石榴花撕下花瓣，擇洗乾淨。

3.取鍋放入冷水、白米，先用旺火煮開，然後改用小火熬煮，至粥將成時加入石榴花、白糖，再略煮片刻即可。

【功效】生血烏髮，可防治貧血、便血、脫肛、帶下、崩漏、滑精、腸炎、細菌性痢疾。

營養素（每百克的含量）

熱量	三大營養素			膽固醇	膳食纖維	礦物質								
（千卡）	蛋白質（克）	脂肪（克）	碳水化合物（克）	（毫克）	（克）	鈣（毫克）	鐵（毫克）	磷（毫克）	鉀（毫克）	鈉（毫克）	銅（毫克）	鎂（毫克）	鋅（毫克）	硒（微克）
63	1.6	0.2	13.7	0	4.7	6	0.4	70	231	0.7	0.15	17	0.2	0.2

維生素						
維生素A（微克）	維生素B_1（微克）	維生素B_2（微克）	維生素B_6（微克）	維生素B_{12}（微克）	維生素C（毫克）	維生素D（毫克）
43	50	30	40	0	5	0
維生素E（毫克）	生物素（微克）	維生素K（微克）	維生素P（微克）	胡蘿蔔素（毫克）	葉酸（微克）	泛酸（毫克）
2.28	11	0	0	0	6	0.32

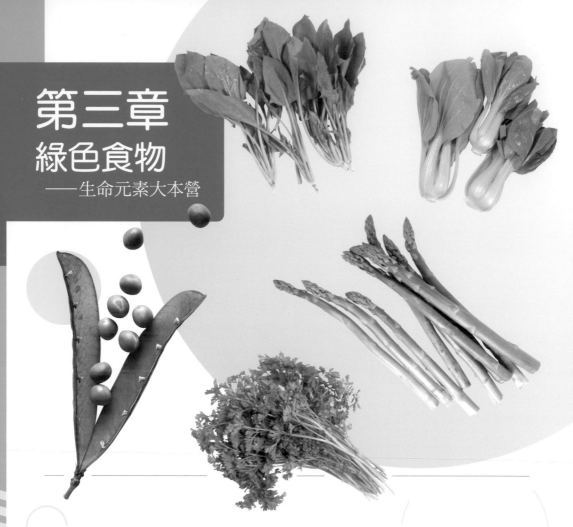

第三章
綠色食物
——生命元素大本營

綠色植物是人和動物的食物之源，是食物鏈中最基礎的一環，所以綠色可以看作是生命的顏色。日常生活中人們接觸到的綠色食物絕大多數都屬於蔬菜類，一般為植物的莖、葉或果實。綠色食物是人類素食的重要來源，蘊含了大量人體必需的維生素、礦物質以及膳食纖維，更富含其他食物所匱乏的葉綠素，可以說，綠色食物是維持機體生命活動必不可少的重要食物，因此被譽為「生命元素大本營」。

中醫認為，綠色屬木，對應人體的肝臟及膽。肝臟是人體最大的解毒器官，主要功能為藏血和疏泄，具有調暢全身氣血，促進脾胃調和，維持視力，改善運動機能，調節情智的作用。實驗證明，綠色食物中葉綠素的分子結構與人體內的血紅蛋白分子結構十分相似，而血紅蛋白是紅血球的主要成分，所以，葉綠素稱得上是「綠色的血液」。許多綠色的草本植物歷來被用作藥材來治療疾病，足以證明綠色食物的神奇功效。

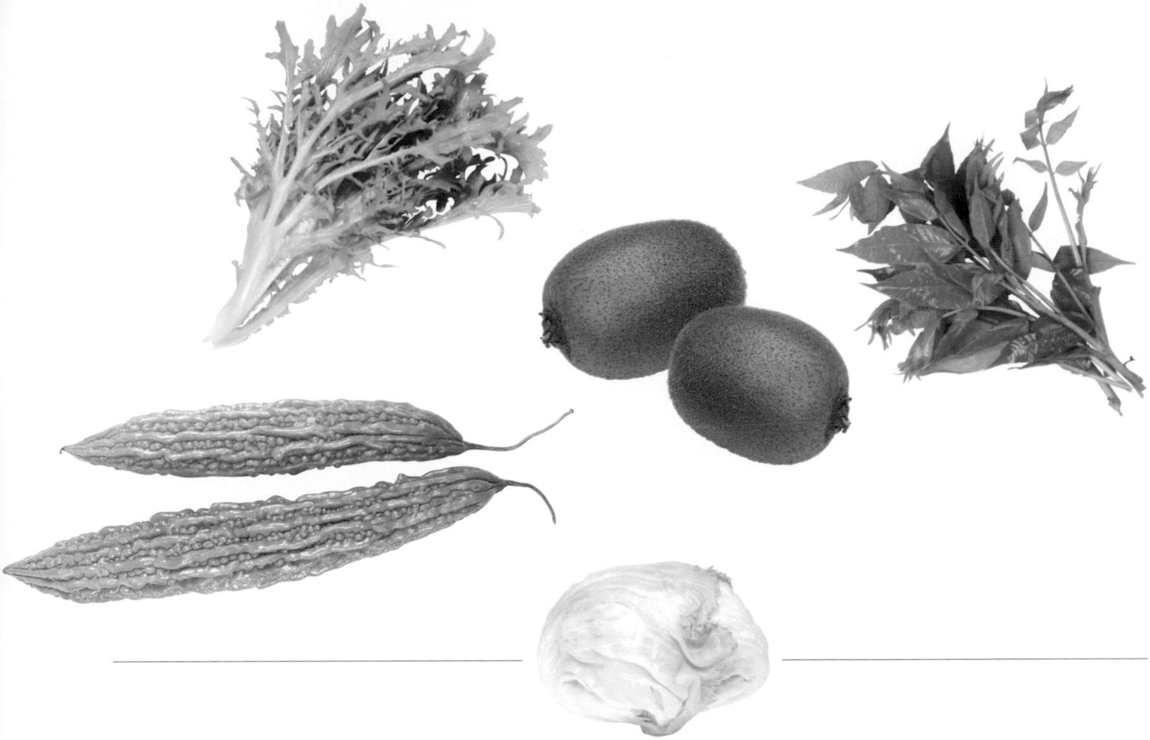

強力保健功效

◆**補充維生素：**綠色尤其是深綠色食物含有豐富的維生素Ａ，對保持視力正常以及身體大循環意義重大；綠色食物含有豐富的維生素Ｃ，有助於增強機體抵抗力，並能改善消化，保持腸道正常菌群的繁殖，預防結腸癌、乳腺癌的發生；綠色蔬菜中還富含葉酸，葉酸是心臟的保護神，並已被證實能有效地防止胎兒神經管畸形。

◆**補充礦物質：**蔬菜中富含多種礦物質，如鈣、磷、鐵、鉀、鈉等，尤其鈣元素的含量較高，有些甚至比牛奶中的含量還高，故常食綠色食物被營養學家視為最好的補鈣途徑。

◆**補充膳食纖維：**大部分綠色食物都含有纖維素，雖然纖維素沒有直接的營養作用，但它能刺激胃腸蠕動，促進排便，並且使有害及致癌物質不能在腸內停留，從而達到清理腸胃，防止便祕，防治直腸癌的效果。

基礎營養素

◆綠色食物能提供胡蘿蔔素、多種維生素（尤其是維生素Ｃ）和礦物質。

◆綠色食物是人體獲取纖維素的重要途徑。

◆綠色食物是營養學家公認的補鈣最佳途徑。

蘆薈
家庭藥箱

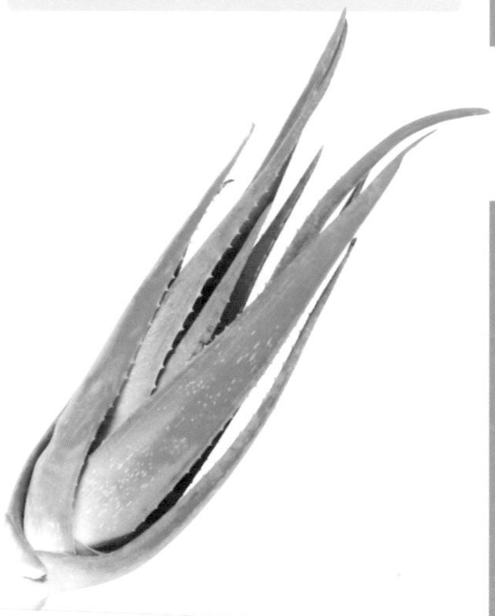

蘆薈　百合科屬多年生植物，原產於非洲的熱帶沙漠，具有多肉質的特點，是集食用、藥用、美容、觀賞於一身的保健植物。早在五千多年前，埃及人已經開始利用蘆薈來治療疾病。我國對蘆薈藥用功效的發現始於唐朝。對某些慢性病、疑難病，蘆薈常常有不可思議的功效，因此其有「家庭藥箱」的美稱。蘆薈蘊含75種元素，與人體細胞所需物質幾乎完全吻合，被人們譽為「神奇植物」。

【保健功效】

◆ **治療慢性疾病**　蘆薈多糖具有免疫賦活作用，可提高機體的抗病能力。各種慢性病如高血壓、痛風、哮喘、癌症等，在治療過程中配合使用蘆薈可增強療效，加速機體的康復。蘆薈本身還具有胰島素樣的作用，能調節血糖代謝，是糖尿病患者的食療佳品。

◆ **治療胃病**　蘆薈是苦味的健胃輕瀉劑，有抗炎、修復胃黏膜和止痛的作用，有利於胃炎、胃潰瘍的治療，能促進潰瘍面癒合。

◆ **治療外傷和皮膚病**　蘆薈葉肉中含有豐富的膠黏液體，這種膠黏液體具有防治潰瘍，促進傷口癒合，刺激細胞生長和止血的作用，也是天然防腐劑、濕潤劑。可以有效地治療常見皮膚病，對刀傷、燒傷、燙傷、扭傷或蚊蟲叮咬，也有較好的治療效果。

◆ **美容減肥**　蘆薈中的蘆薈甙可作防曬劑，其他成分如多種糖類、胺基酸、活性酶、蘆薈大黃素等，對肌膚有良好的滋潤作用，能加速皮膚新陳代謝，增強皮膚彈性。蘆薈所含的有機酸是脂肪和蛋白質代謝的中間產物，被人體吸收後，可促進脂肪分解，常食有減肥之效。

【中醫理論】

蘆薈性寒、味苦，入肝、心、脾經，具有清熱、通便、殺蟲的功效。

【食法宜忌】

忌 ◆蘆薈有五百多個品種，但不是所有蘆薈都可以食用，根據研究可以入藥的蘆薈只有十幾種，可以食用的只有幾個品種，所以切勿盲目食用觀賞蘆薈。

◆蘆薈不可多吃，因其含有的蘆薈大黃素有泄下通便之效，過量食用則導致腹瀉。

【人群宜忌】

宜 ◆各種慢性病患者如高血壓、糖尿病患者適合食用。

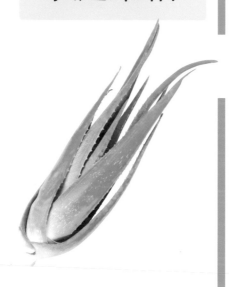

忌 ◆體質虛弱的兒童不要過量服用蘆薈。

◆體質過敏者不能食用。

◆孕婦和經期中的女性禁止服用，否則會導致大出血。

【選購要訣】

購買蘆薈製品時，一定要看清楚產品說明，蘆薈化妝品中蘆薈的含量不得低於20%，蘆薈保健品中蘆薈的含量最低限度不得少於15%。

保存須知

購買的新鮮蘆薈葉片最好放置於陰涼通風處，可保存5天左右；也可用塑膠袋密封放入冰箱內，大約可貯存1周左右。蘆薈製品則按說明書上的方法保存即可。

食療處方

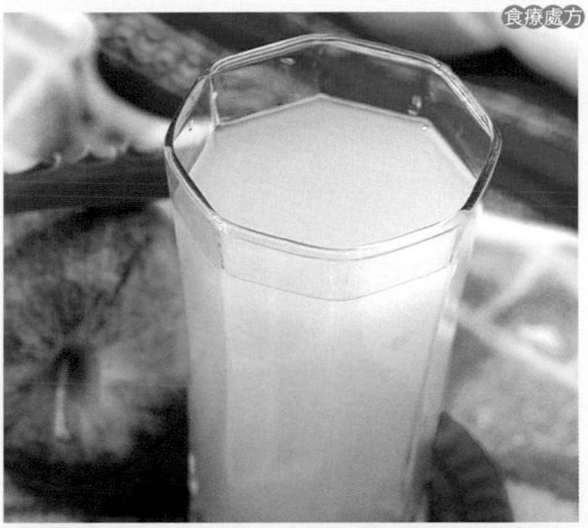

蘆薈蘋果汁

【材料】蘆薈20克，蘋果1個，涼開水⑩50cc，冰塊4塊。

【做法】

1.蘆薈洗淨後切成小塊；蘋果洗淨，去皮去核，切成小塊。

2.將蘆薈塊和蘋果塊倒入榨汁機中，加入涼開水，攪打成汁。

3.杯中放入冰塊，將蘆薈蘋果汁倒入其中即可。

【功效】消炎除螨，祛除青春痘。

營養素（每百克的含量）

熱量	三大營養素			膽固醇	膳食纖維	礦物質								
(千卡)	蛋白質(克)	脂肪(克)	碳水化合物(克)	(毫克)	(克)	鈣(毫克)	鐵(毫克)	磷(毫克)	鉀(毫克)	鈉(毫克)	銅(毫克)	鎂(毫克)	鋅(毫克)	硒(微克)
33	1.5	0.12	4.9	0	5.6	24.8	3	32	164	76	0.18	20	2.23	1.76

維生素						
維生素A(微克)	維生素 B_1(微克)	維生素 B_2(微克)	維生素 B_6(微克)	維生素 B_{12}(微克)	維生素C(毫克)	維生素D(毫克)
280	20	10	30	0	0	0
維生素E(毫克)	生物素(微克)	維生素K(微克)	維生素P(微克)	胡蘿蔔素(毫克)	葉酸(微克)	泛酸(毫克)
0	132	0	0	0	0	1.87

奇異果

美白降脂防癌

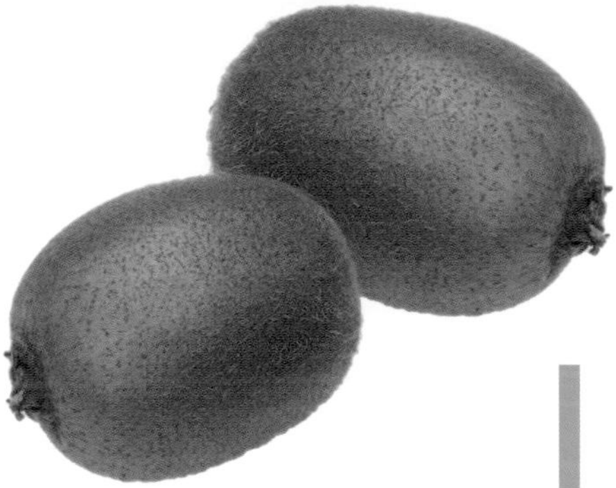

奇異果　又名獼猴桃、毛桃、藤梨、楊桃藤、野生猴桃等，原產於我國。奇異果果實呈卵圓形，外帶棕黑色的絨毛，成熟的奇異果清香撲鼻、果肉翠綠、汁多味美、酸甜爽口。其屬高級滋補水果，一個奇異果的維生素C含量就是人體每天所需量的兩倍多，其他營養素也非常豐富，被譽稱為「水果之王」、「營養第四餐」。

【保健功效】

◆ **防癌抗癌**　奇異果富含維生素C，而維生素C的防癌抗癌效果是非常顯著的。

◆ **預防心腦血管疾病**　奇異果的粗纖維，能有效降低血液中膽固醇等脂類物。同時，富含的鉀元素可以增加血管彈性，減輕心臟負荷，降低血壓，進而有預防動脈粥狀硬化和其他心腦血管疾病的作用。

◆ **排毒**　奇異果含有豐富的果膠，可使腸道中的鉛沉澱，減少人體對鉛的吸收。同時，奇異果富含有機硒，能與鉛、鎘、汞、砷等金屬毒物在體內結合成金屬硒蛋白複合物，排出體外。

◆ **清腸通便**　膳食纖維在奇異果中的含量較高，它能夠刺激唾液和胃液分泌，促進胃腸蠕動及排便，加速腸內廢物排泄，減少有害物質的吸收。

◆ **抵抗憂鬱**　奇異果的血清促進素具有穩定情緒、鎮靜心神的作用，另外它所含的天然肌醇，有助於腦部活動，緩和憂鬱情緒。

◆ **美容護膚**　奇異果的維生素C是皮膚美白所必需的物質，它可以抑制黑色素，防止雀斑的形成；而維生素E能夠促進肌肉的正常發育，保持肌膚彈性，並直接幫助肌膚抵抗紫外線和污染物的侵害。

【中醫理論】

奇異果性寒，味甘酸，具有和中理氣、生津潤燥、解熱止渴、利尿通淋的作用。

【食法宜忌】

宜 ◆奇異果和黃綠色蔬菜搭配食用，可以有防止動脈硬化的神奇效果。

忌 ◆不熟的奇異果不宜食用。可將生奇異果與蘋果或香蕉放在一起，後者釋放出來的化學氣體可以快速催熟奇異果。

◆食用奇異果後不要馬上食用牛奶或其他乳製品，否則會導致腹脹、腹痛或腹瀉。

【人群宜忌】

宜 ◆經常便祕者宜食用。
◆情緒低落者宜食用。
◆常吃燒烤類食品者宜食用。

忌 ◆脾胃功能較弱者、嚴重貧血患者、腹瀉患者要少食。
◆妊娠期、月經過多、先兆性流產、尿頻者及腎病患者應慎食。

【選購要訣】

以外體均勻，豐滿個大，手感較沉，果肉軟硬適中，果皮無傷痕或黴變者為佳。

保存須知

已經熟透的奇異果不易保存，最好用保鮮袋裝好後放入冰箱冷藏，可以保存15天左右。另外，不要把它與其他水果一起貯存，否則易導致奇異果腐爛。

食療處方

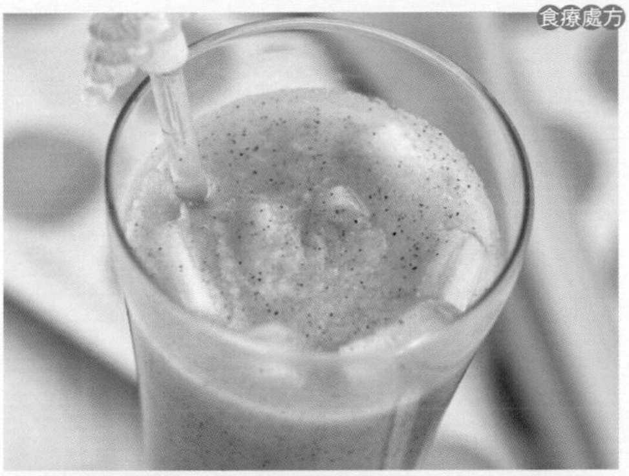

奇異果西芹汁

【材料】奇異果1個，西芹1根，鳳梨1/4個，蜂蜜15克，涼開水100cc。

【做法】

1.奇異果去皮取瓤，切成小塊；西芹洗淨，切成小段；鳳梨切成塊。

2.奇異果塊、西芹段、鳳梨塊放入榨汁機中，加入涼開水一起榨取汁液。

3.將榨好的蔬果汁倒入杯中，加入蜂蜜攪拌均勻即可。

【功效】本方具有健脾養胃的作用，可促進食欲、提高記憶力。

營養素（每百克的含量）

熱量（千卡）	三大營養素			膽固醇（毫克）	膳食纖維（克）	礦物質								
	蛋白質（克）	脂肪（克）	碳水化合物（克）			鈣（毫克）	鐵（毫克）	磷（毫克）	鉀（毫克）	鈉（毫克）	銅（毫克）	鎂（毫克）	鋅（毫克）	硒（微克）
53	1	0.1	13.5	0	2.5	32	0.3	42	144	3.3	1.87	12	0.57	0.28

維生素						
維生素A（微克）	維生素B_1（微克）	維生素B_2（微克）	維生素B_6（毫克）	維生素B_{12}（微克）	維生素C（毫克）	維生素D（毫克）
66	10	20	0.12	0	652	0
維生素E（毫克）	生物素（微克）	維生素K（微克）	維生素P（微克）	胡蘿蔔素（毫克）	葉酸（微克）	泛酸（毫克）
1.3	33	0	0	35	36	0.29

蘆筍
清涼降火

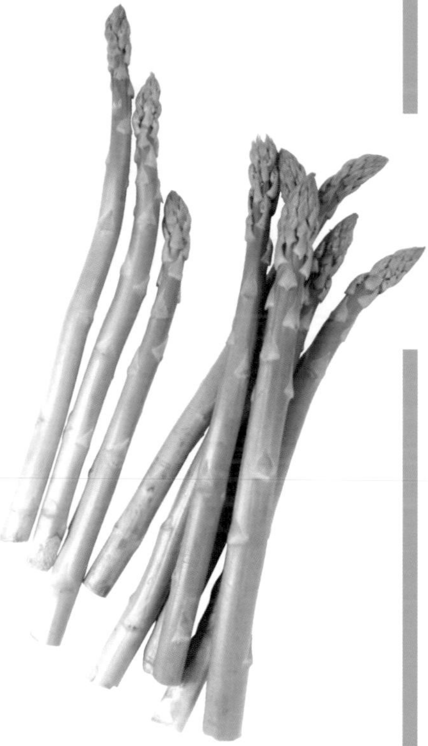

蘆筍 又名石刁柏、露筍、龍鬚菜等，原產於歐洲溫暖的沿海地帶，是世界十大名菜之一。它並非蘆葦的嫩芽，而是因其狀如春筍而得名。蘆筍味美芳香，纖維柔軟可口，能增進食欲，幫助消化，並具有極高的營養價值，因而被譽為「蔬菜之王」。

【保健功效】

◆ **防癌抗癌** 蘆筍中含有維生素C、維生素B_2、β-胡蘿蔔素、芸香苷、槲皮素和甾質皂甙物質，能提高和調節人體免疫功能。此外，蘆筍中含有大量的組蛋白、葉酸和核酸等與抗癌有關的物質，對各種致癌物質都有阻抗、殺傷作用，尤其能夠抑制肺癌、皮膚癌、乳腺癌、膀胱癌、子宮頸癌和胰腺癌的發生與擴散。

◆ **補充葉酸** 蘆筍有豐富的葉酸，有助於胎兒大腦的發育，還可以有效地預防中老年人冠狀動脈硬化、心腦血管疾病的發生。

◆ **防治便祕** 蘆筍含有大量的水分和豐富的膳食纖維，能促進腸胃的蠕動，預防和治療便祕。

◆ **延緩衰老** 蘆筍的維生素C、β-胡蘿蔔素、芸香苷、槲皮素和硒等都是非常有效的抗氧化劑，能夠延緩衰老，使人煥發青春活力，具有極佳的美容駐顏之功效。

【中醫理論】

蘆筍味甘、性寒，有清熱利小便的功效，夏季食用還有消暑止渴、清涼降火的作用。

【食法宜忌】

宜 ◆用油炒或油拌蘆筍可有效地吸收維生素C。

◆蘆筍用以輔助治療癌症時應保證每天食用才有效。

忌 ◆蘆筍中的葉酸很容易被破壞，若想補充葉酸應避免高溫烹煮。

◆蘆筍不宜生吃，也不宜存放1周以上才吃。

【人群宜忌】

宜 ◆癌症患者尤其適宜常食用。

◆腎炎、膽結石、肝功能障礙患者宜常食用。

◆孕婦宜常食用。

忌 ◆痛風、糖尿病患者不宜多食。

【選購要訣】

以全株形狀粗直、筍尖鱗片緊密、不開芒，未長腋芽，沒有腐臭味，表皮鮮亮軟嫩、不萎縮者為佳。

保存須知

用保鮮袋密封，放入冰箱內冷藏保存。

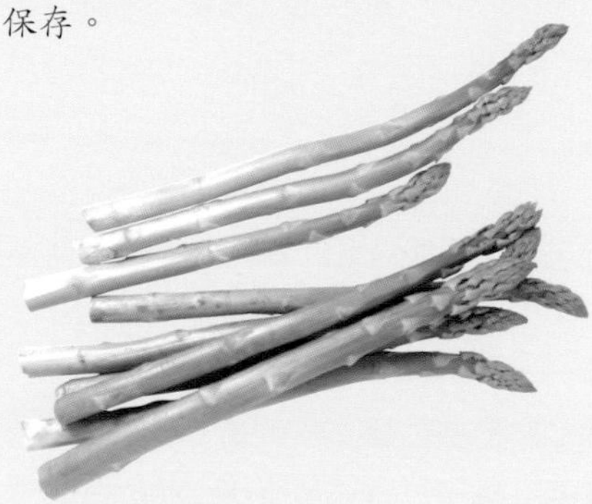

食療處方

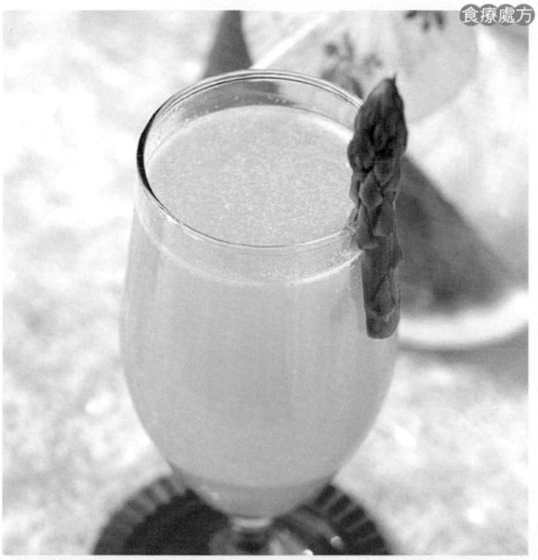

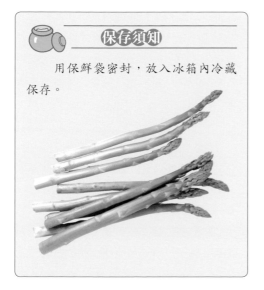

蘆筍汁

【材料】蘆筍8根，冰塊4塊，涼開水60cc。

【做法】

1.蘆筍洗淨，切成段。

2.蘆筍段和涼開水放入榨汁機中，榨取汁液。

3.杯中先放入冰塊，然後倒入蘆筍汁，攪勻即可。

【功效】開胃生津，促進消化。

營養素（每百克的含量）

熱量	三大營養素			膽固醇	膳食纖維	礦物質								
（千卡）	蛋白質（克）	脂肪（克）	碳水化合物（克）	（毫克）	（克）	鈣（毫克）	鐵（毫克）	磷（毫克）	鉀（毫克）	鈉（毫克）	銅（微克）	鎂（毫克）	鋅（毫克）	硒（微克）
18	1.4	0.1	15.1	0	1.9	10	1.4	42	273	3.1	70	10	0.41	0.21

維生素						
維生素A（微克）	維生素B_1（微克）	維生素B_2（微克）	維生素B_6（毫克）	維生素B_{12}（微克）	維生素C（毫克）	維生素D（毫克）
583	40	50	0.12	0	15	0
維生素E（毫克）	生物素（微克）	維生素K（微克）	維生素P（微克）	胡蘿蔔素（毫克）	葉酸（微克）	泛酸（毫克）
2	0	43	0	0.1	128	0.59

大蔥
祛疾佳蔬

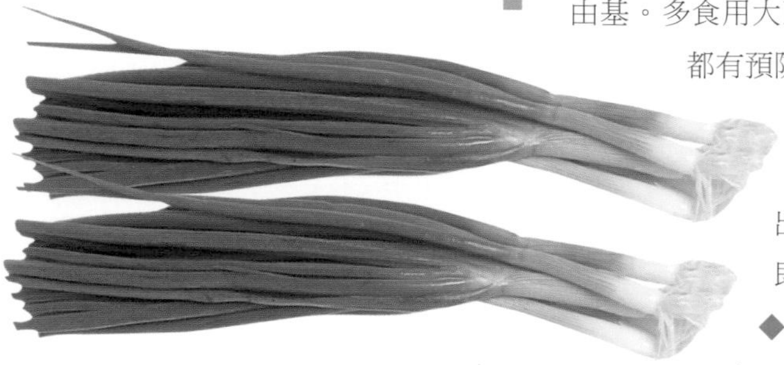

大葱　又名蔥、菜伯、和事草、茖等，屬宿根百合科多年生草本植物，原產於亞洲西部，後經韓國、日本傳至歐洲。大蔥具有特殊的香辣味，主要以其假莖（蔥白）和嫩葉供食用。大蔥不僅是營養豐富的蔬菜和上佳的調味品，還是祛病保健的絕好食材，對維護人體健康具有重要作用，所以有「祛疾佳蔬」的美譽。

【保健功效】

◆ **降壓降糖**　大蔥含一種名為「前列腺素A」的物質，它是作用較強的血管擴張劑，能舒張血管、降低血壓。另外，大蔥含有較多的纖維素，能夠在腸道中阻止糖分的吸收，使血糖保持穩定。

◆ **滅菌抗癌**　大蔥含有辣素、槲皮黃素和微量元素硒，其中辣素具有較強的殺菌作用，特別對痢疾桿菌及皮膚真菌的效果非常明顯；槲皮黃素不僅能夠殺滅大量病菌，更能有力殺滅癌細胞；硒能夠清除滋長癌細胞的自由基。多食用大蔥對肝癌、胰腺癌、胃癌、結腸癌等症都有預防和輔助治療作用。

◆ **預防感冒**　蔥能預防春季呼吸道傳染病，對治療傷風感冒尤其有效。若出現打噴嚏、流眼淚、流鼻涕等症狀，即可用大蔥食療。

◆ **瘦身減肥**　大蔥的辛辣味來自於有機硫，尤其蔥白部分含有大量的大蔥素，具有刺激去甲腎上腺素分泌的作用，可促進脂肪的分解，常食、多食可達瘦身之功效。

◆ **補腎壯陽**　大蔥含有的多種維生素和其他一些物質可以維持人體荷爾蒙的正常分泌，尤其是蔥管內的黏液，經常食用有壯陽補陰之效，可用於治療陽痿、遺精、腰痛等病。

【中醫理論】

大蔥性溫、味辛，能發表和裡，通陰活血，驅蟲解毒，對風寒感冒、頭痛、陰寒腹痛、蟲積內阻、痢疾等有較好的治療作用。

【食法宜忌】

宜　◆烹煮貝類時宜添加些大蔥，可以有效消解食用貝類後產生的過敏性咳嗽、腹痛等症狀。

忌　◆大蔥食用應適量，否則會損傷視力。
◆忌與紅棗同食，否則會造成脾胃失調。

【人群宜忌】

宜 ◆用腦過多者，失眠、神經衰弱者宜食用。

忌 ◆患有胃腸道疾病，特別是潰瘍病患者不宜多食。

◆狐臭患者在夏季應慎食。

【選購要訣】

以無黴爛、無蟲，蔥葉完整、嫩綠，蔥白長、粗、均勻者為佳。

保存須知

應選蔥白粗大、根鬚完好的大蔥，蔥根朝下豎直插在水盆中，不僅不會爛心，而且還會繼續生長。

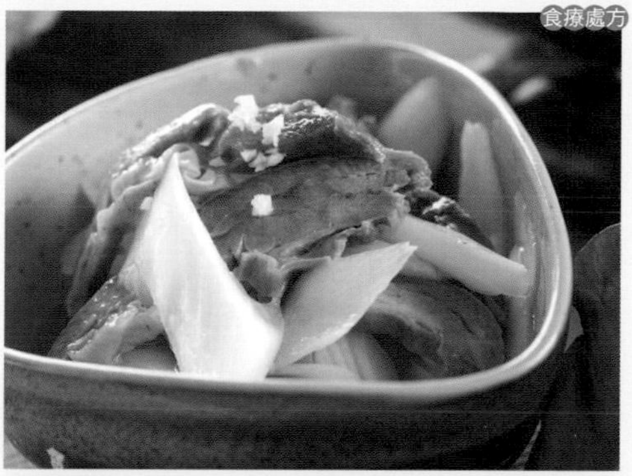

蔥爆羊肉

【材料】羊肉、大蔥各250克，大蒜1瓣，鹽、花椒粉、醋、植物油少許，黃酒20克，醬油50克，香油50克。

【做法】

1.羊腿肉去筋，切大薄片；大蔥切旋刀塊⑪；蒜瓣拍碎。

2.將大蔥、植物油、醬油、鹽、黃酒、花椒粉、羊肉片拌和。

3.用植物油、香油、大蒜末熗鍋燒至高熱時，將拌和的羊肉片、大蔥等材料倒入，用旺火快速爆炒幾下，再加少許香油、醋起鍋即可。

營養素（每百克的含量）

熱量	三大營養素			膽固醇	膳食纖維	礦物質								
（千卡）	蛋白質（克）	脂肪（克）	碳水化合物（克）	（毫克）	（克）	鈣（毫克）	鐵（毫克）	磷（毫克）	鉀（毫克）	鈉（毫克）	銅（微克）	鎂（毫克）	鋅（毫克）	硒（微克）
23	1.1	0.2	4.2	0	1.5	13	0.8	28	180	3.4	80	19	1.63	0.67

維生素						
維生素A（微克）	維生素 B_1（微克）	維生素 B_2（微克）	維生素 B_6（毫克）	維生素 B_{12}（微克）	維生素C（毫克）	維生素D（毫克）
17	30	50	0.11	0	10	0
維生素E（毫克）	生物素（微克）	維生素K（微克）	維生素P（微克）	胡蘿蔔素（毫克）	葉酸（微克）	泛酸（毫克）
0.3	0	7	0	0.1	56	0.4

大白菜
菜中之王

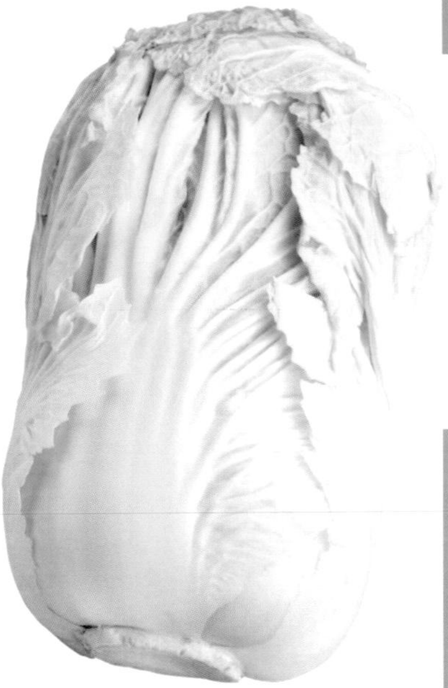

大白菜　又稱結球白菜、黃芽菜，古稱菘菜，起源於我國，是我國特產之一，邊緣波狀，莖生葉抱莖。大白菜是秋季栽培、冬季上市的最主要蔬菜種類。它的營養成分很豐富，味道鮮美，脆嫩適口，耐貯存，是「種一季吃半年」的蔬菜，有「菜中之王」的美稱。

【保健功效】

◆ **防癌抗癌**　大白菜中有一種特殊的化合物，能夠幫助分解和乳腺癌相聯繫的雌激素，其含量約占白菜重量的1%。同時，大白菜含有的微量元素鉬，能阻斷亞硝酸鹽等致癌物質在人體內的生成。

◆ **促進消化**　大白菜的膳食纖維不但有潤腸、排毒的作用，還能促進人體對動物蛋白質的吸收。

◆ **護膚養顏**　大白菜含有豐富的維生素，可防止皮下脂肪氧化，增強組織細胞的活力，使皮膚光滑而有彈性。

◆ **減肥瘦身**　大白菜富含膳食纖維和多種維生素，可以促進消化，加速脂肪分解，而且所含熱量很低，是很好的瘦身食品。

【中醫理論】

大白菜味甘、性平，有養胃利水、解熱除煩之功效，可用於防治感冒、發燒口渴、支氣管炎、咳嗽、食積、便祕、小便不利、凍瘡、潰瘍出血、酒毒、熱瘡等症。

【食法宜忌】

宜 ◆富含維生素C的大白菜適合和植物油、種子類等富含維生素E的食物一起烹煮，維生素C與維生素E組合後，具有更強的抗癌效果。

忌 ◆不要食用隔夜菜或存放時間過久的大白菜，因其亞硝酸鹽含量高，容易中毒。

◆大白菜在烹調時不要浸燙後再擠汁，因為這樣會造成營養成分的大量損失。

◆腐爛的大白菜不可食用，因為大白菜腐爛時會產生毒素，嚴重危害人體健康。

【人群宜忌】

宜 ◆維生素缺乏者宜食用。

◆肥胖病及糖尿病患者宜經常食用。

忌 ◆體寒者宜少食用。

【選購要訣】

以顏色新鮮，幫葉緊湊，無黴斑、老葉、腐爛者為佳。

保存須知

冬季可以將剛買回的大白菜先晾曬4～5天，使外幫萎蔫⑫。沒有地方攤開時，可把菜根朝裡、頭朝外疊起來晾曬，每隔2～3天翻動一次，外幫萎蔫後才可貯存。貯存溫度應嚴格控制在0℃左右。

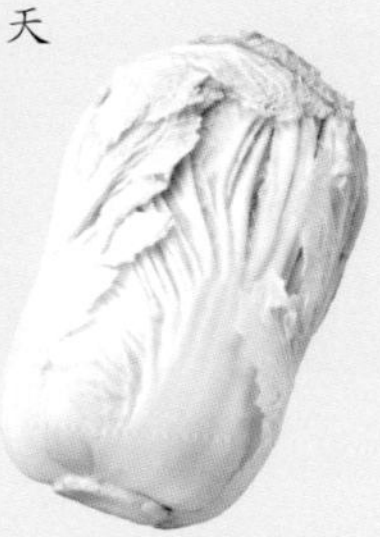

食療處方

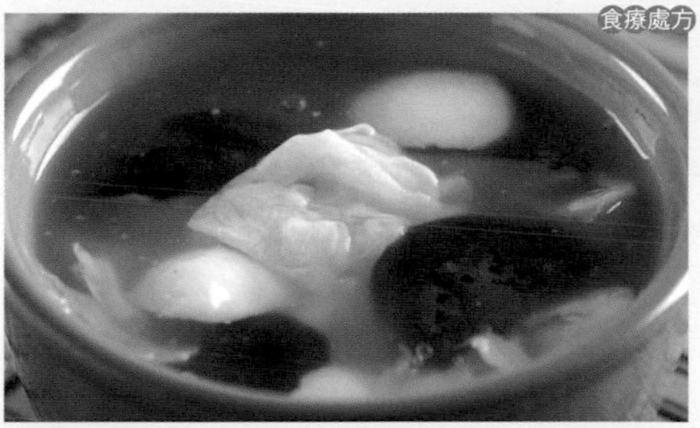

香菇白菜羹

【材料】 大白菜150克，香菇6個，魔芋球10粒。鹽1.5克，太白粉25克，味精1克，薑末3克，沙拉油5克，冷水適量。

【做法】

1.香菇用溫水泡發回軟，去蒂，洗淨，抹刀切片；魔芋球洗淨，對半切開；大白菜洗淨，撕成小塊。

2.炒鍋上火下沙拉油燒熱，倒入香菇片和魔芋球略炸片刻，撈起瀝乾油分；大白菜塊倒入熱油鍋內炒軟。

3.白菜鍋中加入適量冷水，加鹽和薑末煮沸，放入香菇片、魔芋球，燒沸約2分鐘，加味精調味，以太白粉勾薄芡即可。

【功效】 養胃健脾，壯腰補腎，活血止血，用於防治貧血。

營養素（每百克的含量）

熱量	三大營養素			膽固醇	膳食纖維	礦物質								
(千卡)	蛋白質(克)	脂肪(克)	碳水化合物(克)	(毫克)	(克)	鈣(毫克)	鐵(毫克)	磷(毫克)	鉀(毫克)	鈉(毫克)	銅(微克)	鎂(毫克)	鋅(毫克)	硒(微克)
10	0.8	0.1	1.5	0	1.2	43	0.7	33	90	48.4	40	9	0.87	0.39

維生素						
維生素A(微克)	維生素B_1(微克)	維生素B_2(微克)	維生素B_6(微克)	維生素B_{12}(微克)	維生素C(毫克)	維生素D(毫克)
13	30	40	90	0	9	0
維生素E(毫克)	生物素(微克)	維生素K(微克)	維生素P(微克)	胡蘿蔔素(微克)	葉酸(微克)	泛酸(毫克)
0.36	0	59	0	20	61	0.6

菠菜
活力蔬菜

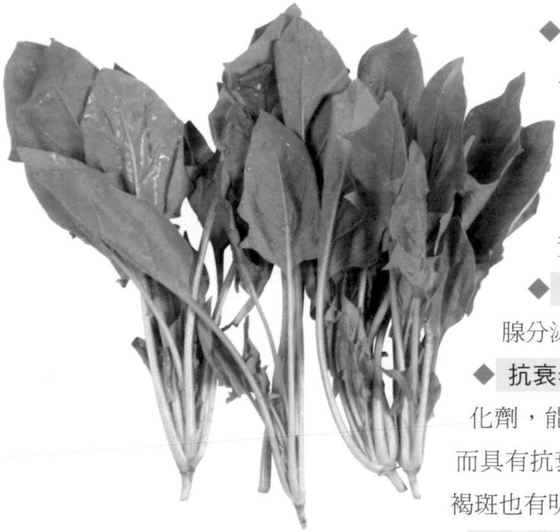

菠菜 又稱波斯菜、赤根菜、紅菜等，原產於伊朗，7世紀初傳入我國，如今已是各地普遍栽種的主要蔬菜之一。菠菜光滑、柔嫩、含水多，可涼拌、炒食或做湯，一些歐美國家還用菠菜來製作罐頭。它富含多種重要的維生素和微量元素，食之既可補充營養、預防疾病，還可啟動大腦功能，增強青春活力，對人體健康非常有益，被認為是保健效果最佳的十種蔬果之一。

【保健功效】

◆ **益心健腦** 菠菜有豐富的葉酸，能促進紅血球生成，分解體內那些會導致血管收縮和硬化的胺基酸，增加血管彈性，促進血液循環，有效預防心臟病。同時，菠菜中含大量的抗氧化劑，有助於防止大腦的老化，預防老年性癡呆症。

◆ **降血糖** 菠菜葉中含有一種作用類似胰島素的物質，有利於糖尿病的治療。

◆ **保護眼睛** 菠菜含有類胡蘿蔔素和維生素A，前者可以減輕太陽光對視網膜造成的損害，降低患視網膜退化症的危險，而後者不僅能保護視力，維護上皮細胞的功能，還能防治夜盲症。另外，菠菜還富含蛋白質、核黃素等，這些成分對眼睛都具有保健作用。

◆ **預防便祕** 菠菜富含多種酶，能夠刺激腸胃和胰腺分泌消化液，有助消化、潤腸道、預防便祕的作用。

◆ **抗衰老** 菠菜中大量的維生素C和維生素E等抗氧化劑，能夠抑制氧化脂質的形成，促進細胞增殖，從而具有抗衰老的作用，並對抑制黑色素的出現，防治黃褐斑也有明顯的效果。

◆ **消炎健體** 菠菜的維生素A、維生素B_2和維生素K還可以增強人體抵抗力，促進兒童生長發育，防治口腔潰瘍、唇炎、舌炎、皮膚炎等，預防皮膚和內臟的出血傾向。

【中醫理論】

菠菜性涼、味甘，具有養血、止血、斂陰、潤燥的功效，可治流鼻血、便血、高血壓等症。

【食法宜忌】

宜 ◆菠菜宜先用沸水焯一下再烹調，以除去其中所含的草酸，有利於機體對鈣的吸收。

◆食用菠菜的同時應儘可能地多吃一些鹼性食品，如海帶、其他蔬菜水果等，以促使草酸鈣溶解排出，防止結石。

忌 ◆兒童不宜多吃，成人每餐80～100克左右為宜。

◆不宜與鱔魚、黃瓜、豆腐一同烹製。

【人群宜忌】

宜 ◆糖尿病患者（尤其II型糖尿病患者）宜經常食用菠菜。

忌 ◆鈣缺乏、軟骨病、肺結核、腎結石、腹瀉患者不宜多食用菠菜。

◆孕婦及嬰幼兒不宜食用菠菜。

【選購要訣】

以根部呈淺色，梗紅短，葉子新鮮、無黃色斑點、有彈性者為佳。

保存須知

最好現吃現買。

食療處方

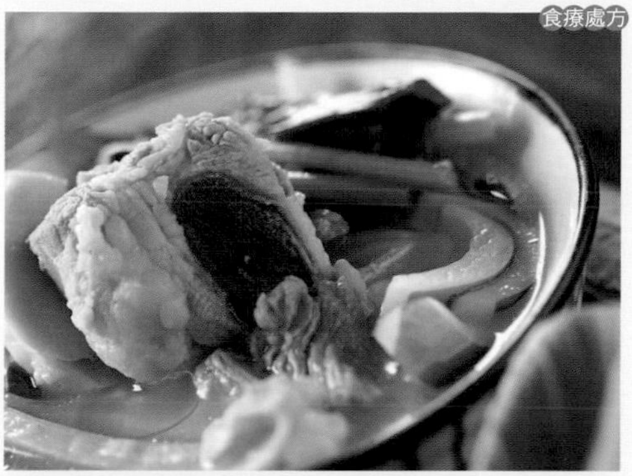

菠菜洋蔥牛肋骨湯

【材料】牛筋125克，帶肉牛肋骨500克，菠菜50克，洋蔥20克，鹽、胡椒粉少許。

【做法】

1.牛筋、牛肋骨洗淨，將牛筋切成長條。

2.菠菜洗淨後切段；洋蔥對切成4大瓣。

3.湯鍋燒開水，沸後放進牛肋骨、牛筋和洋蔥，待再次沸後將爐火調成小火，煮40分鐘，放進菠菜，加適量鹽調味，菠菜燙熟即可熄火，撒上少許胡椒粉來提增香氣。

【功效】清熱抗感，增強自身免疫功能，改善微循環及新陳代謝。

營養素（每百克的含量）

熱量	三大營養素			膽固醇	膳食纖維	礦物質								
（千卡）	蛋白質（克）	脂肪（克）	碳水化合物（克）	（毫克）	（克）	鈣（毫克）	鐵（毫克）	磷（毫克）	鉀（毫克）	鈉（毫克）	銅（毫克）	鎂（毫克）	鋅（毫克）	硒（微克）
22	2.4	0.3	2.5	0	1.4	158	1.7	44	140	117.8	0.1	58	0.52	0.97

維生素						
維生素A（微克）	維生素B_1（微克）	維生素B_2（毫克）	維生素B_6（毫克）	維生素B_{12}（微克）	維生素C（毫克）	維生素D（毫克）
487	40	0.11	0.3	0	15	0
維生素E（毫克）	生物素（微克）	維生素K（微克）	維生素P（微克）	胡蘿蔔素（毫克）	葉酸（微克）	泛酸（毫克）
1.74	270	210	0	13.32	110	0.2

綠豆
解毒良穀

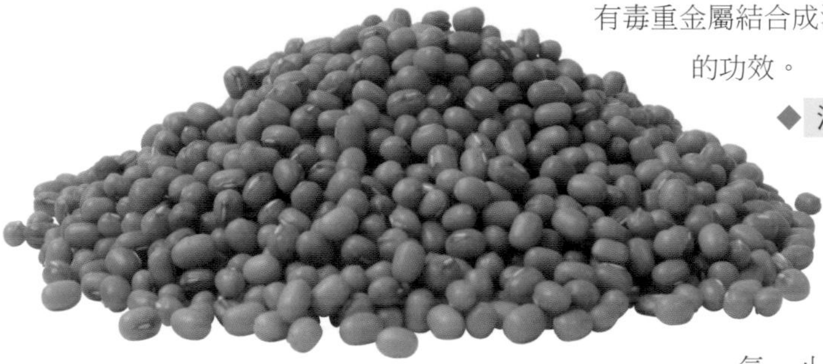

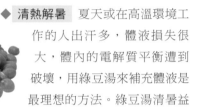

綠豆　又稱文豆、摘綠、青小豆，是我國人民的傳統豆類食物之一。綠豆的吃法多樣，香甜可口，而且其營養和藥用價值都很高，被李時珍讚為「食中佳品」。綠豆中的蛋白質含量是白米的3倍，而且是含有較多賴胺酸的完全蛋白。同時綠豆也含有豐富的多種維生素和無機鹽，其中胡蘿蔔素和硫胺素的含量較多。現代醫學研究證明，常食綠豆能養生保健、預防疾病，是名副其實的「解毒良穀」。

【保健功效】

◆ **降低膽固醇**　綠豆中含有植物甾醇，其結構與膽固醇相似，它能與膽固醇競爭酯化酶，減少腸道對膽固醇的吸收。

◆ **提高免疫力**　綠豆所含的多種生物活性物質，如香豆素、生物鹼、植物甾醇、皂甙等，可使吞噬細胞數量增加，吞噬功能增強，從而提高人體的免疫功能。

◆ **解毒**　綠豆中的綠豆蛋白等成分可以與有機磷及其他有毒重金屬結合成沉澱物排出體外，從而具有解毒的功效。

◆ **清熱解暑**　夏天或在高溫環境工作的人出汗多，體液損失很大，體內的電解質平衡遭到破壞，用綠豆湯來補充體液是最理想的方法。綠豆湯清暑益氣、止渴利尿，及時補充水分和無機鹽，對維持電解質水液平衡有著重要意義。

◆ **抗菌抑菌**　根據有關研究，綠豆所含的單寧元素能凝固微生物原生質，可產生抗菌活性。另外，綠豆中的黃酮類化合物、植物甾醇等生物活性物質也有一定的抑菌抗病毒作用。

◆ **治療其他疾病**　綠豆還有抗癌、降低血脂、預防動脈硬化、抑制局部出血和促進皮膚創面修復的作用，對各種燒傷有一定的治療效果。

【中醫理論】

綠豆性涼、味甘，具有清熱解毒、消暑除煩、止渴健胃的功效。

【食法宜忌】

忌　◆綠豆忌煮得過爛，以免有機酸和維生素遭到破壞；也不能煮半熟，否則食用後會導致噁心、嘔吐。

◆煮綠豆時忌用鐵質炊具。

【人群宜忌】

宜 ◆經常在有毒環境下工作或接觸有毒物質的人宜應經常食用綠豆。

忌 ◆老年人、兒童及身體虛弱、四肢冰涼乏力、腰腿冷痛、腹瀉便稀者忌多食用綠豆。

◆正在服藥者忌食綠豆。

【選購要訣】

以顆粒飽滿、雜質較少、顏色鮮亮者為佳。

保存須知

置於室內通風、陰涼、乾燥處即可。

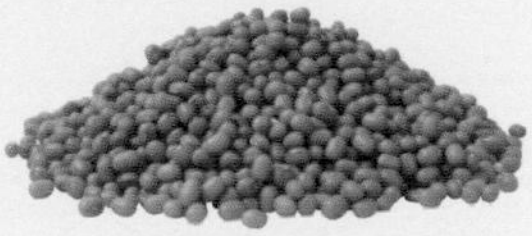

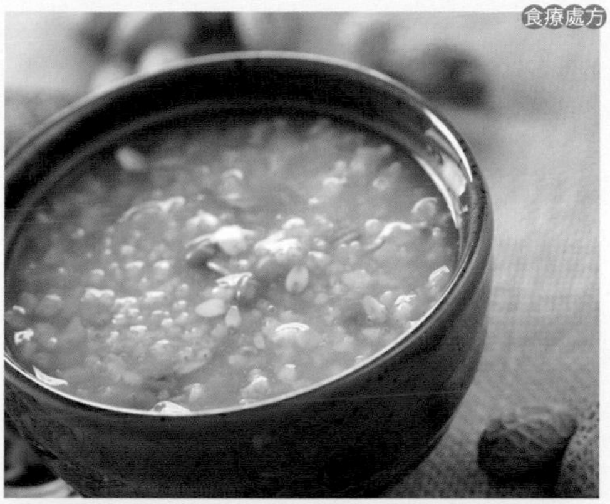

綠豆麥片粥

【材料】 綠豆100克，麥片60克，小米50克，糯米40克，冰糖15克，冷水適量。

【做法】

1.綠豆洗淨，先用冷水浸泡2小時，再連水蒸2小時，取出備用。

2.小米、糯米、麥片分別洗淨，用冷水浸泡20分鐘，再置於旺火上燒沸，然後改用小火熬煮約45分鐘。

3.加入蒸好的綠豆湯和冰糖，將所有材料拌勻煮沸即可。

【功效】 滋陰補腎，清肝降火，降壓。

營養素（每百克的含量）

熱量（千卡）	三大營養素 蛋白質（克）	脂肪（克）	碳水化合物（克）	膽固醇（毫克）	膳食纖維（克）	礦物質 鈣（毫克）	鐵（毫克）	磷（毫克）	鉀（毫克）	鈉（毫克）	銅（毫克）	鎂（毫克）	鋅（毫克）	硒（微克）
326	20.6	1	58.6	0	5.2	162	22.8	336	1900	1.9	1.08	125	2.48	4.28

維生素						
維生素A（微克）	維生素 B_1（毫克）	維生素 B_2（毫克）	維生素 B_6（毫克）	維生素 B_{12}（微克）	維生素C（毫克）	維生素D（毫克）
75	0.25	0.11	0.41	0	1	0
維生素E（毫克）	生物素（微克）	維生素K（微克）	維生素P（微克）	胡蘿蔔素（毫克）	葉酸（微克）	泛酸（毫克）
10.95	0	6	0	0.45	130	1.26

綠茶
茶中聖品

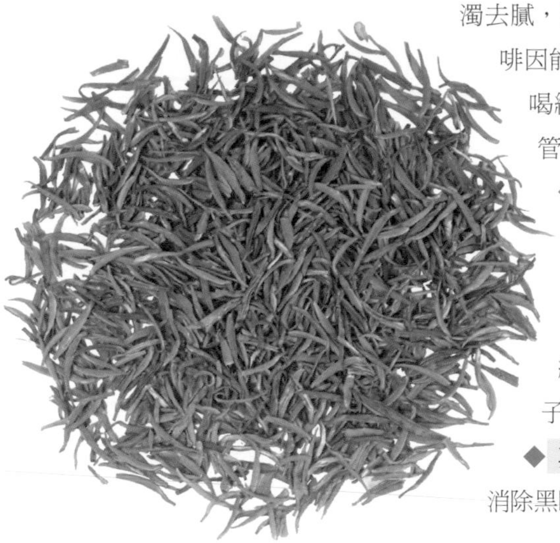

綠茶 又稱不發酵茶，是以某些茶樹新梢為原料，經殺青、揉撚、乾燥等工藝過程製成的茶葉。其乾茶色澤和沖泡後的茶湯、葉底以綠色為主調，因而得名。綠茶較多地保留了鮮葉內的天然物質，其中茶多酚、咖啡鹼保留了85%以上，葉綠素保留50%左右，維生素損失也較少，從而形成了綠茶「清湯綠葉，滋味收斂性強」的特點，為其他茶類所不及，堪稱「茶中聖品」。

【保健功效】

◆ **防癌抗癌** 綠茶中保留了大量的茶多酚，它能殺死癌細胞，遏制癌變細胞周圍血管的生長。

◆ **提神醒腦** 咖啡因有刺激神經和清醒頭腦的功效，綠茶中含有低量的咖啡因，每天飲用幾杯，可使人頭腦清新、思維靈活。

◆ **消脂瘦身** 綠茶含有的芳香族化合物能夠溶解脂肪、化濁去膩，防止脂肪積滯體內；維生素B_1、維生素C和咖啡因能促進胃液分泌，有助於消化、溶脂。此外，多喝綠茶還有增加體液、促進新陳代謝，強化微細血管循環，減少脂肪沉積等效果。

◆ **美容抗衰老** 綠茶中含有豐富的維生素C，具有防止皮膚老化功能，有助於保持皮膚光潔白嫩，延緩臉部皺紋的出現和減少皺紋。此外，綠茶的兒茶素與β-胡蘿蔔素、維生素C、維生素E等，能夠清除體內自由基、中和游離子，延緩衰老。

◆ **其他功效** 多喝綠茶還可以緩解疲勞，防齲固齒，消除黑眼圈，抑制血液中的膽固醇過多積聚等功效。

【中醫理論】

綠茶性涼、味甘，具有消脂、消食、寧神、明目等功效。

【食法宜忌】

忌 ◆綠茶和枸杞不可一同飲用。

◆食用螃蟹、海帶等水產品後不宜馬上飲用綠茶。

◆不宜用綠茶送服藥物；服藥前後1小時內不宜飲綠茶。

【人群宜忌】

宜 ◆上班族、經常使用電腦者宜多飲用綠茶。

忌 ◆發熱、腎功能不良、心血管疾病、習慣性便祕、消化道潰瘍、神經衰弱患者及失眠者不宜飲濃綠茶。

◆孕婦、哺乳期婦女和兒童忌飲濃綠茶。

【選購要訣】

一觀顏色：凡色澤綠潤，茶葉肥壯厚實，或有較多白毫者一般是春茶。

二看外形：綠茶茶條扁平挺直、光滑、無黃點、無青綠葉梗者是好茶；捲曲形或螺狀綠茶條索細緊、白毫或鋒苗顯露者說明原料好，做工精細。

三聞香氣：香氣清新馥郁、略帶熟栗香者是好茶。

保存須知

綠茶是容易氧化變質的茶葉，保存期很短，買回來後應在短時間內喝完，不喝時最好密封、冷藏保存，以免破壞原有的味道和營養成分。

食療處方

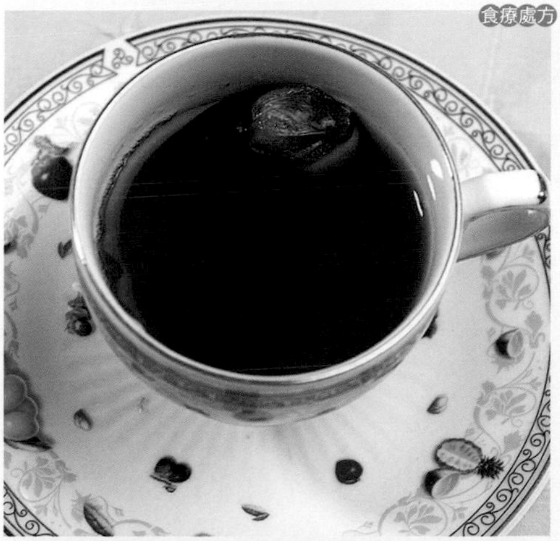

菊槐綠茶飲

【材料】綠茶5克，菊花5克，槐花5克，溫水250cc，冷水適量。

【做法】

1.菊花、槐花用冷水漂洗乾淨。

2.將菊花、槐花、綠茶放入杯內，加入溫水，燜泡5分鐘，即可飲用。

【功效】清肝明目，利咽消腫，安神醒腦，緩解緊張情緒。

營養素（每百克的含量）

熱量	三大營養素			膽固醇	膳食纖維	礦物質								
（千卡）	蛋白質（克）	脂肪（克）	碳水化合物（克）	（毫克）	（克）	鈣（毫克）	鐵（毫克）	磷（毫克）	鉀（毫克）	鈉（毫克）	銅（毫克）	鎂（毫克）	鋅（毫克）	硒（微克）
296	32.5	2.3	38.5	0	15.6	332	14.4	191	1643	28.2	1.74	196	4.24	3.18

維生素						
維生素A（微克）	維生素B_1（毫克）	維生素B_2（毫克）	維生素B_6（毫克）	維生素B_{12}（微克）	維生素C（毫克）	維生素D（毫克）
417	0.36	0.35	0.46	0	19	0
維生素E（毫克）	生物素（微克）	維生素K（微克）	維生素P（微克）	胡蘿蔔素（毫克）	葉酸（微克）	泛酸（毫克）
9.57	0	140	230	2.5	16	3.1

生菜
生食首選

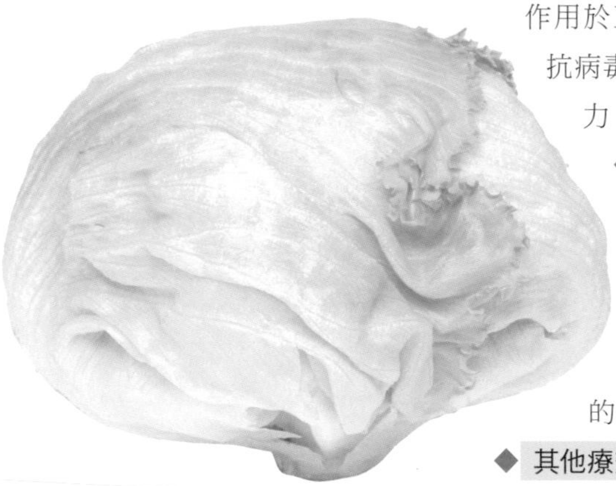

生菜 是葉用萵苣的俗稱，為菊科萵苣屬一年生或二年生草本植物，原產歐洲地中海沿岸，由野生菜種馴化而來，目前已是我國居民常備蔬菜之一。生菜富含水分，生食時脆嫩爽口，深受人們喜愛。生菜富含膳食纖維、β-胡蘿蔔素、多種維生素及礦物質，營養價值較高，常吃生菜還可以預防多種疾病。因此，享有「蔬菜皇后」的美譽。

【保健功效】

◆ **防治癌症** 球形生菜中含有一種原兒茶酸的物質，它對癌細胞有明顯的抑制作用，特別在抵抗舌癌、胃癌、肝癌、大腸癌、膀胱癌、胰腺癌等方面，效果比較明顯。

◆ **預防膽結石** 生菜含有大量的維生素C，可使體內多餘的膽固醇轉變為膽汁酸，減少膽結石的發病率。

◆ **抗病毒** 生菜中有抗病毒感染的干擾素誘生劑，它可作用於正常細胞的干擾素基因，從而產生干擾素和抗病毒物質，幫助人體抵抗病毒的侵擾，提高免疫力。

◆ **保護視力** 生菜的維生素C、維生素E和胡蘿蔔素等物質，能保護眼睛，維持正常視力，防止眼睛乾澀與疲勞。

◆ **預防便祕** 生菜富含膳食纖維，可改善胃腸血液循環，加速胃腸蠕動及脂肪和蛋白質的消化吸收，清除腸內毒素，防止便祕。

◆ **其他療效** 生菜中含有的甘露醇等有效成分，有利尿和促進血液循環的作用；萵苣素能夠增進食欲，並有鎮痛和催眠的功效。

【中醫理論】

生菜性涼味甘，質地柔嫩，具有促進血液循環、清熱利尿、健胃生津、止渴除煩、通經脈、利五臟等功效。

【食法宜忌】

宜 ◆生菜可直接生食，也可爆炒、涮火鍋等，但以直接食用所獲的營養最多。

【人群宜忌】

宜 ◆經痛者宜食用生菜。

忌 ◆尿頻、胃寒者應少食用生菜。

【選購要訣】

以葉片新鮮挺拔、葉色深綠、無斑點者為佳。

保存須知

最好現買現吃，不宜放入冰箱內冷藏。要遠離蘋果、香蕉、梨等食物，以免誘發赤褐斑點。

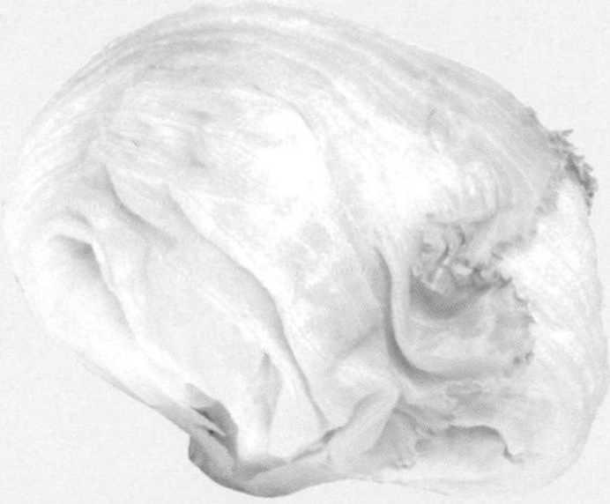

食療處方

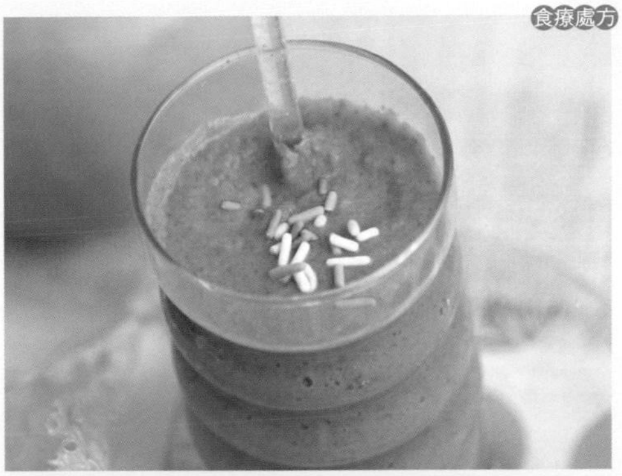

蘋果生菜優酪乳

【材料】蘋果1個，生菜50克，檸檬2片，蜂蜜20克，優酪乳150克。

【做法】

1.蘋果去皮去核，切成小塊；檸檬去皮，果肉切塊；生菜洗淨，切成片。

2.將蘋果塊、生菜片、檸檬塊放入榨汁機中，榨取汁液。

3.將濾淨的蔬果汁倒入杯中，加入優酪乳、蜂蜜拌勻，即可直接飲用。

【功效】具有開胃消食、排毒養顏、潤澤肌膚的作用。

營養素（每百克的含量）

熱量（千卡）	三大營養素 蛋白質（克）	脂肪（克）	碳水化合物（克）	膽固醇（毫克）	膳食纖維（克）	礦物質 鈣（毫克）	鐵（毫克）	磷（毫克）	鉀（毫克）	鈉（毫克）	銅（毫克）	鎂（毫克）	鋅（毫克）	硒（微克）
12	1.3	0.3	1.4	0	0.7	36	1.3	24	250	147	0.08	29	0.21	1.15

維生素						
維生素A（微克）	維生素B_1（微克）	維生素B_2（微克）	維生素B_6（微克）	維生素B_{12}（微克）	維生素C（毫克）	維生素D（毫克）
133	30	60	50	0	4	0
維生素E（毫克）	生物素（微克）	維生素K（微克）	維生素P（微克）	胡蘿蔔素（毫克）	葉酸（微克）	泛酸（毫克）
1.02	0	29	0	0.8	73	0.2

香菜
祛風散寒

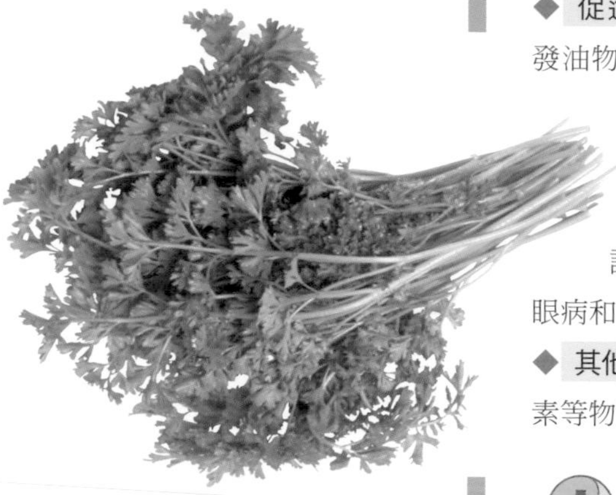

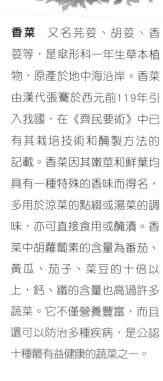

香菜 又名芫荽、胡荽、香荽等，是傘形科一年生草本植物，原產於地中海沿岸。香菜由漢代張騫於西元前119年引入我國，在《齊民要術》中已有其栽培技術和醃製方法的記載。香菜因其嫩莖和鮮葉均具有一種特殊的香味而得名，多用於涼菜的點綴或湯菜的調味，亦可直接食用或醃漬。香菜中胡蘿蔔素的含量為番茄、黃瓜、茄子、菜豆的十倍以上，鈣、鐵的含量也高過許多蔬菜。它不僅營養豐富，而且還可以防治多種疾病，是公認十種最有益健康的蔬菜之一。

【保健功效】

◆ **保護血管** 香菜豐富的維生素C和鉀等物質具有降血脂，擴張血管，增加冠狀動脈血流量，降低血壓和膽固醇，軟化血管等作用，對預防動脈粥狀硬化和其他心腦血管疾病有一定效果。

◆ **提高免疫力** 香菜含有大量的胡蘿蔔素，能夠有效保護眼睛、呼吸道、泌尿道及胃腸道黏膜，防止細菌和病毒的感染，從而提高人體的免疫能力。

◆ **促進食欲** 香菜中含有甘露糖醇、芳樟醇等多種揮發油物質，可以增加唾液分泌，加快腸胃蠕動，促進食欲。同時，在某些菜肴中加些香菜，還能有祛腥膻、增味道的獨特效果。

◆ **保護眼睛** 香菜的維生素A和維生素C可以調節視網膜感光物質合成，緩解眼睛疲勞，預防乾眼病和夜盲症的發生。

◆ **其他療效** 香菜含有的黃酮類、多種維生素和微量元素等物質還具有抗癌、護腎、降血糖等作用。

【中醫理論】

香菜辛溫香竄，內通心脾，外達四肢，辟一切不正之氣，為溫中健胃養生食品。日常食之，有祛風解毒、消食下氣、潤腸利尿、醒脾調中、壯陽助腎等功效，可用來治療感冒、風寒頭痛、胃弱食滯、麻疹不透等症狀。

【食法宜忌】

忌 ◆腐爛、發黃的香菜不可食用，因其不但沒有香氣，反而可能會產生毒素。

◆不宜與黃瓜、豬肉、動物肝臟一同食用。

◆服中藥白朮、蒼朮、丹皮時，不宜食用香菜。

◆服維生素K時不宜食用香菜。

【人群宜忌】

宜 ◆患感冒及食欲不振者，小兒出痲疹者尤其適合食用香菜。

忌 ◆口臭、狐臭、嚴重齲齒、胃潰瘍和口舌生瘡患者不宜食香菜。

◆陰虛病人、皮膚瘙癢者應忌食香菜。

【選購要訣】

以綠色鮮嫩、乾爽無雜質、無黃葉爛葉、根部無泥者為佳。

保存須知

將香菜裝入保鮮袋，同時放進一小塊蘿蔔後紮緊，放入冰箱冷藏室。當蘿蔔枯乾後，可換塊新鮮蘿蔔。

食療處方

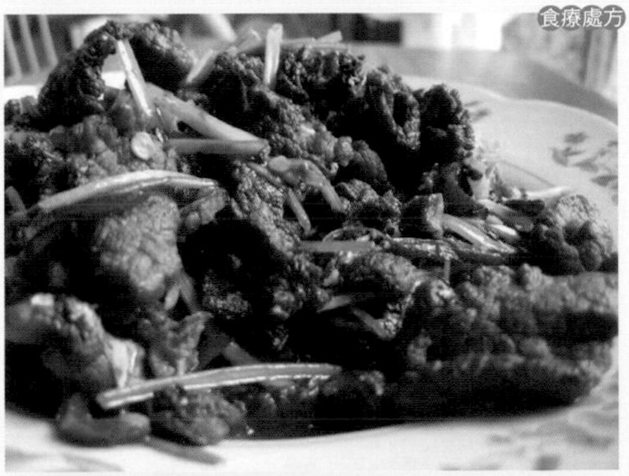

香菜牛肉

【材料】牛肉350克，香菜100克，辣椒、薑、雞精、鹽、植物油適量，小蘇打、白糖、生抽少許。

【做法】

1.牛肉切薄片，加入小蘇打、白糖、鹽、生抽、植物油，用手抓捏拌勻，醃漬幾分鐘；香菜切成三段。

2.鍋中多放植物油燒開，將牛肉下鍋滑散，先油炸20～30秒，加入薑、辣椒、鹽後，快速翻炒直到牛肉全部變熟。

3.加入香菜，炒到香菜熟，加生抽、雞精即可。

【功效】強身健體，促進食欲。

營養素（每百克的含量）

熱量	三大營養素			膽固醇	膳食纖維	礦物質								
(千卡)	蛋白質(克)	脂肪(克)	碳水化合物(克)	(毫克)	(克)	鈣(毫克)	鐵(毫克)	磷(毫克)	鉀(毫克)	鈉(毫克)	銅(毫克)	鎂(毫克)	鋅(毫克)	硒(微克)
11	1.6	0	1.2	0	3.9	285	4	33	631	284.1	0.21	33	0.45	0.53

維生素						
維生素A(微克)	維生素B_1(毫克)	維生素B_2(毫克)	維生素B_6(微克)	維生素B_{12}(微克)	維生素C(毫克)	維生素D(毫克)
52	0.14	0.15	10	120	5	0
維生素E(毫克)	生物素(微克)	維生素K(微克)	維生素P(微克)	胡蘿蔔素(毫克)	葉酸(微克)	泛酸(毫克)
0.8	0	0	0	0.31	14	0.15

小白菜
大眾蔬菜

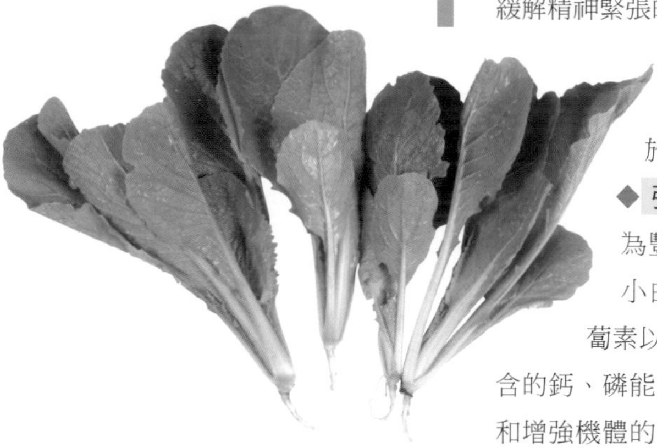

【保健功效】

◆ **防癌抗癌** 小白菜富含的維生素C能形成一種「透明質酸抑制物」，可幫助體內排除亞硝酸胺，還能使癌細胞喪失活力。

◆ **預防動脈硬化** 小白菜所含的膳食纖維和脂肪結合後，可促進膽固醇代謝物——膽汁酸排出體外，從而預防動脈粥狀硬化的形成。

◆ **健腦安神** 小白菜富含維生素B_1、B_6、泛酸等，具有緩解精神緊張的功效。

◆ **抗過敏** 小白菜有維生素B群、鉀、硒等多種抗過敏物質，多吃小白菜有助於蕁麻疹的消退。

◆ **強健身體** 小白菜是維生素和礦物質含量最為豐富的蔬菜之一，成人如果每天食用500克小白菜，就能滿足身體所需的維生素、胡蘿蔔素以及鈣、鐵等微量元素的需求。小白菜中所含的鈣、磷能夠促進骨骼的發育，加速人體的新陳代謝和增強機體的造血功能；胡蘿蔔素、菸鹼酸等營養素，也是維持生命活動的重要物質。所以，常吃小白菜能夠極大地滿足身體的生理需要，增強機體免疫力。

◆ **美容護齒** 小白菜有豐富的維生素B群和維生素C，多吃可美化肌膚，改善牙齦浮腫或出血等症狀。

【中醫理論】

小白菜性溫、味甘，具有清熱除煩、行氣祛瘀、消腫散結、通利胃腸的功效。主治肺熱咳嗽、胸悶、心煩、食少、便祕、腹脹等症。

【食法宜忌】

宜 ◆小白菜是最容易受到農藥污染的蔬菜之一，食用前最好用水浸泡30分鐘以上，並多換幾次水，以祛除葉面上殘留的農藥。

忌 ◆用小白菜烹煮菜肴時，炒、煮、熬的時間不宜過

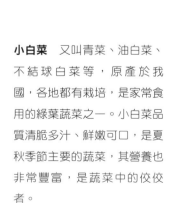

小白菜 又叫青菜、油白菜、不結球白菜等，原產於我國，各地都有栽培，是家常食用的綠葉蔬菜之一。小白菜品質清脆多汁、鮮嫩可口，是夏秋季節主要的蔬菜，其營養也非常豐富，是蔬菜中的佼佼者。

長，以免損失營養。

◆小白菜要現做現吃，不要吃剩下的，更不要吃隔夜的熟小白菜。

◆小白菜不宜生食。

【人群宜忌】

宜 ◆便祕者宜多食小白菜。

忌 ◆脾胃虛寒者不宜多食小白菜。

◆經痛者不宜食用小白菜。

【選購要訣】

以顏色鮮亮、翠綠，菜葉沒有萎蔫、發黃者為佳。

保存須知

用保鮮膜密封，以防水分流失，再放入冰箱內冷藏保存，但時間不宜過長。

食療處方

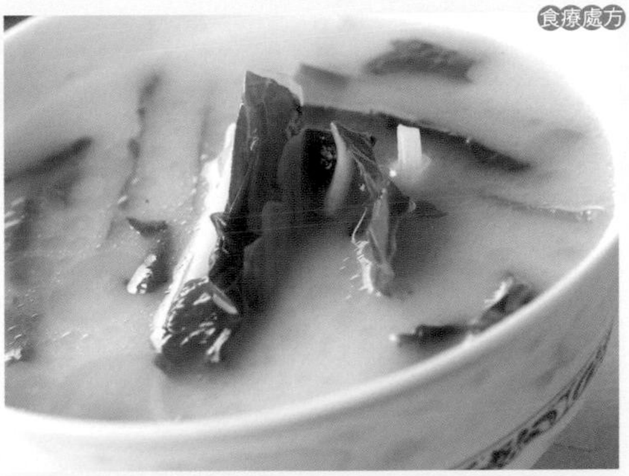

銀芽白菜湯

【材料】小白菜50克，黃豆芽50克，薑絲少許，鹽2克，味精1克，高湯600cc，植物油15克，香油3克。

【做法】

1.小白菜洗淨切段。

2.鍋中倒入植物油，燒至五成熱時用薑絲熗鍋，倒入高湯，加入豆芽同煮，湯開後，打去浮沫，豆芽煮透，去豆腥味，放入小白菜段，再煮2分鐘，加鹽、味精調味，淋香油即可。

【功效】健脾益胃，可預防高血壓和高膽固醇血症。

營養素（每百克的含量）

熱量	三大營養素			膽固醇	膳食纖維	礦物質								
(千卡)	蛋白質(克)	脂肪(克)	碳水化合物(克)	(毫克)	(克)	鈣(毫克)	鐵(毫克)	磷(毫克)	鉀(毫克)	鈉(毫克)	銅(微克)	鎂(毫克)	鋅(毫克)	硒(微克)
15	1.5	0.3	1.6	0	1.1	90	1.9	36	178	73.5	80	18	0.51	1.17

維生素						
維生素A(微克)	維生素B_1(微克)	維生素B_2(微克)	維生素B_6(毫克)	維生素B_{12}(微克)	維生素C(毫克)	維生素D(毫克)
280	20	90	0.12	0	28	0
維生素E(毫克)	生物素(微克)	維生素K(微克)	維生素P(微克)	胡蘿蔔素(毫克)	葉酸(微克)	泛酸(毫克)
0.7	0	110	0	1.68	110	0.32

黃瓜
廚房中的美容師

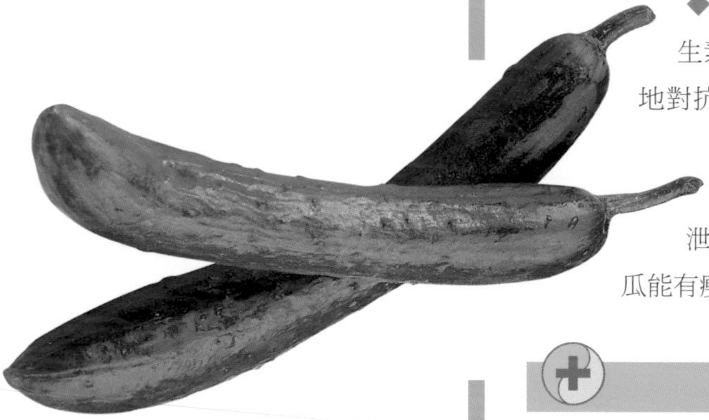

黃瓜 又名胡瓜、刺瓜、菜瓜、王瓜等。我國的黃瓜栽培歷史悠久，是國人一年四季最常食用的蔬菜之一。新鮮的黃瓜清脆可口、甘甜解渴，可鮮食、涼拌、熟食、泡菜、醃漬、製乾或做成罐頭等。黃瓜不但營養豐富，而且保健功效極佳，更因其具有潔膚增白、祛斑抗皺、護膚防衰、消炎療傷等作用而享有「廚房中的美容師」之美譽。

【保健功效】

◆ **防癌抗癌** 新鮮黃瓜，尤其是在根部，含有大量的苦味素，它具有明顯的抗癌作用。

◆ **預防冠心病** 新鮮的黃瓜中含有丙醇二酸和較多的鉀，前者可以降低血液中膽固醇和三酸甘油酯含量，後者可以降低血壓。因此，常吃黃瓜可預防冠心病。

◆ **降血糖** 丙醇二酸能有效地降低血液中的血糖含量，並可抑制糖類物質轉化為脂肪。因此對糖尿病患者來說，黃瓜是絕佳的食療蔬菜。

◆ **美容瘦身** 黃瓜中飽含水分和大量的維生素，可以預防唇炎和口角炎，更可以有效地對抗皮膚老化，減少皺紋的產生，使皮膚水嫩、亮白。黃瓜的熱量非常低，但纖維豐富，可以促進腸道蠕動，加速廢物排泄，改善人體新陳代謝功能，多吃新鮮的黃瓜能有瘦身的效果。

【中醫理論】

黃瓜性涼、味甘，具有清熱、解渴、除煩、利尿、消腫之功效，還可治療咽喉腫痛和四肢浮腫等症。

【食法宜忌】

宜 ◆黃瓜尾部含有的苦味素具有抗癌功效，所以「黃瓜頭兒」最好也要吃掉。

忌 ◆黃瓜含有一種維生素C分解酶，會破壞維生素C，因此不宜和番茄、辣椒、花椰菜、芥藍、苦瓜、柑橘、大白菜等富含維生素C的食物一同食用。

【人群宜忌】

宜 ◆糖尿病患者宜經常食用黃瓜。

忌 ◆脾胃虛弱、腹痛腹瀉、肺寒咳嗽者應少食用黃瓜。

◆女子月經來潮期間應忌食生冷黃瓜，經痛患者尤要注意。

◆肝病、心血管病、腸胃病以及高血壓患者應忌食醃黃瓜。

【選購要訣】

以瓜形直、質地稍硬、色澤光亮、外表有荊棘狀凸起者為好，頂部若帶有新鮮黃瓜花者尤佳。

保存須知

最好現買現吃，黃瓜容易失水，不宜放入冰箱內久藏。

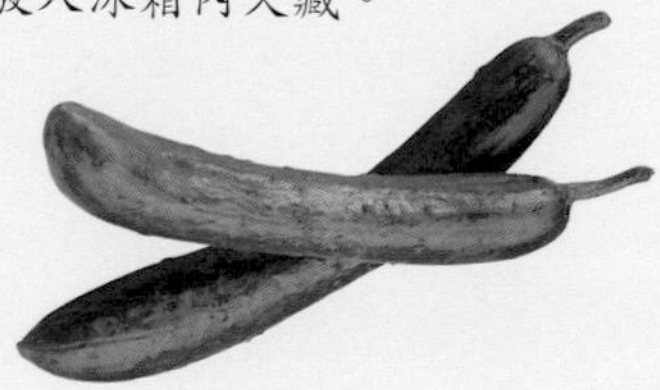

食療處方

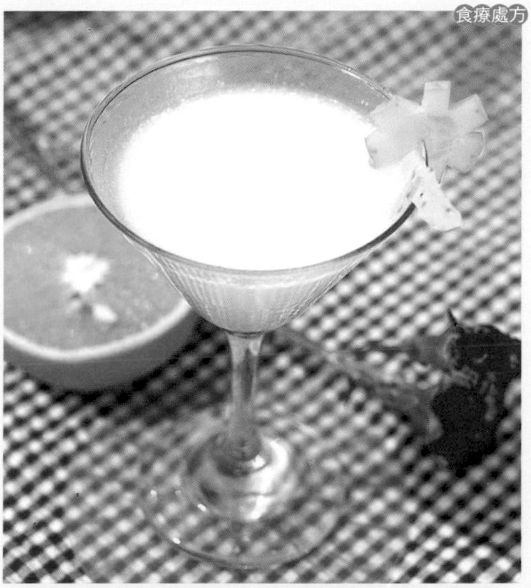

小黃瓜柳丁汁

【材料】小黃瓜4根，柳丁2個，涼開水80cc。

【做法】

1.將小黃瓜洗淨切塊；柳丁去皮。

2.將小黃瓜塊、柳丁放入榨汁機中攪打均勻，倒入杯中，加入涼開水即可。

【功效】清熱解毒，緩解疲勞。

營養素（每百克的含量）

熱量	三大營養素			膽固醇	膳食纖維	礦物質								
（千卡）	蛋白質（克）	脂肪（克）	碳水化合物（克）	（毫克）	（克）	鈣（毫克）	鐵（毫克）	磷（毫克）	鉀（毫克）	鈉（毫克）	銅（微克）	鎂（毫克）	鋅（毫克）	硒（微克）
15	0.8	0.2	2.4	0	0.5	24	0.5	24	102	4.9	50	15	0.18	0.38

維生素						
維生素A（微克）	維生素B_1（微克）	維生素B_2（微克）	維生素B_6（微克）	維生素B_{12}（微克）	維生素C（毫克）	維生素D（毫克）
15	40	40	50	0	9	0
維生素E（毫克）	生物素（微克）	維生素K（微克）	維生素P（微克）	胡蘿蔔素（微克）	葉酸（微克）	泛酸（毫克）
0.46	0	34	0	90	25	0.2

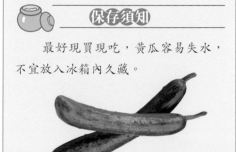

芹菜
益壽延年

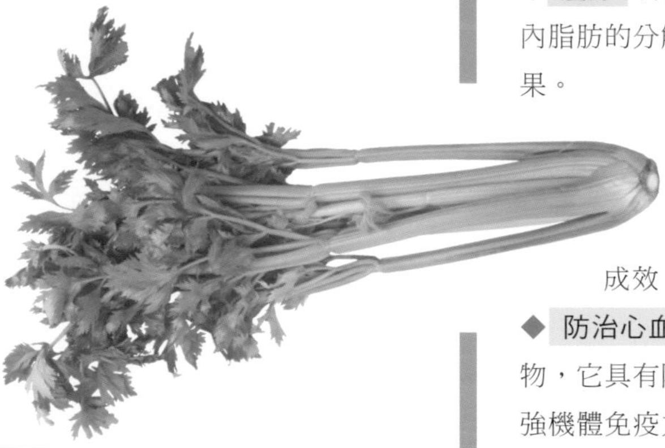

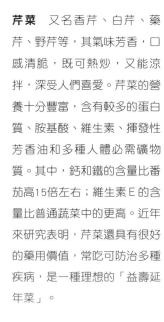

芹菜 又名香芹、白芹、藥芹、野芹等，其氣味芳香，口感清脆，既可熱炒，又能涼拌，深受人們喜愛。芹菜的營養十分豐富，含有較多的蛋白質、胺基酸、維生素、揮發性芳香油和多種人體必需礦物質。其中，鈣和鐵的含量比番茄高15倍左右；維生素E的含量比普通蔬菜中的更高。近年來研究表明，芹菜還具有很好的藥用價值，常吃可防治多種疾病，是一種理想的「益壽延年菜」。

【保健功效】

◆ **補血補鐵** 芹菜中含有豐富的鐵元素，是適合缺鐵性貧血患者的食療蔬菜。

◆ **防治便祕** 芹菜中富含的硫質等營養物質，是一種強力腸胃「清潔劑」，同時還含有大量的纖維素，可刺激胃腸蠕動、保持大便通暢。

◆ **促進食欲** 芹菜的葉、莖含有揮發性芳香油，能夠加快血液循環，促進人的食欲。

◆ **瘦身** 芹菜的膳食纖維含量非常豐富，它能促進人體內脂肪的分解，並吸收其熱量，因此對瘦身有很好的效果。

◆ **護膚** 芹菜某些成分有抑制黑色素形成、促使肌膚美白的作用，尤其對因紫外線照射而生成的黑色素有明顯的抑制成效。

◆ **防治心血管疾病** 芹菜中含有較多量的黃酮類化合物，它具有降血壓、降血糖、降血脂、保護心血管和增強機體免疫力的作用，對於動脈血管粥狀硬化、神經衰弱患者亦有輔助治療作用。

【中醫理論】

芹菜性涼、味甘、無毒，具有壯骨、散熱、利尿、祛風利濕、健胃利血氣、潤肺止咳、健腦鎮靜等作用。

【食法宜忌】

宜 ◆適合搭配富含維生素E的食物，如芝麻、貝類等。

◆食用芹菜時儘量保留其根葉，因根和葉子的營養成分比莖豐富。

◆烹煮芹菜時應少放食鹽。

【人群宜忌】

宜 ◆高血壓、高血糖、高脂血症患者宜食用芹菜。

忌 ◆血壓偏低者應慎食芹菜。

【選購要訣】

以梗短而粗壯，菜葉翠綠稀少者為佳。

保存須知

最好現買現吃；如果一次吃不完，可裝入保鮮袋後放進冰箱冷藏，能保鮮2天左右。

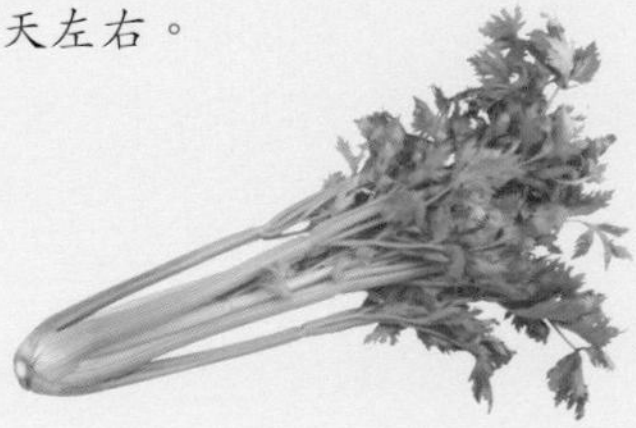

食療處方

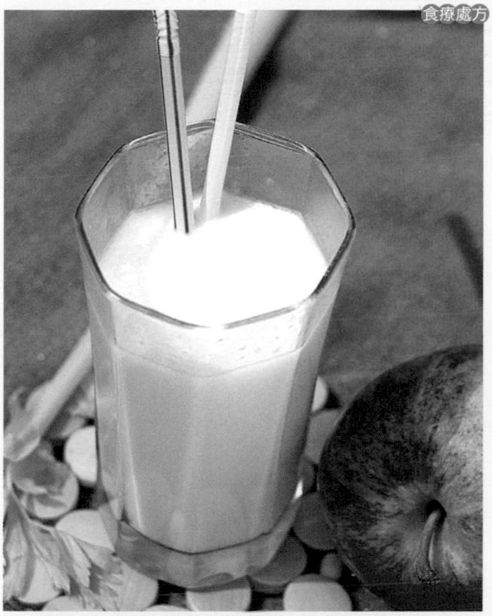

芹菜蜜飲

【材料】 鮮芹菜100～150克，冷水、蜂蜜各適量。

【做法】

芹菜洗淨搗爛絞汁，加適量水，與蜂蜜同燉溫服。

【功效】 祛斑養顏、安神降壓。

營養素（每百克的含量）

熱量（千卡）	三大營養素 蛋白質（克）	脂肪（克）	碳水化合物（克）	膽固醇（毫克）	膳食纖維（克）	礦物質 鈣（毫克）	鐵（毫克）	磷（毫克）	鉀（毫克）	鈉（毫克）	銅（微克）	鎂（毫克）	鋅（毫克）	硒（微克）
13	0.6	0	2.7	0	0.9	152	8.5	18	163	516.9	90	18	0.1	0.57

維生素

維生素A（微克）	維生素B_1（微克）	維生素B_2（微克）	維生素B_6（微克）	維生素B_{12}（微克）	維生素C（毫克）	維生素D（毫克）
8	30	40	80	0	6	0

維生素E（毫克）	生物素（微克）	維生素K（微克）	維生素P（微克）	胡蘿蔔素（微克）	葉酸（微克）	泛酸（毫克）
0.2	0	10	0	50	29	0.26

韭菜
起陽草

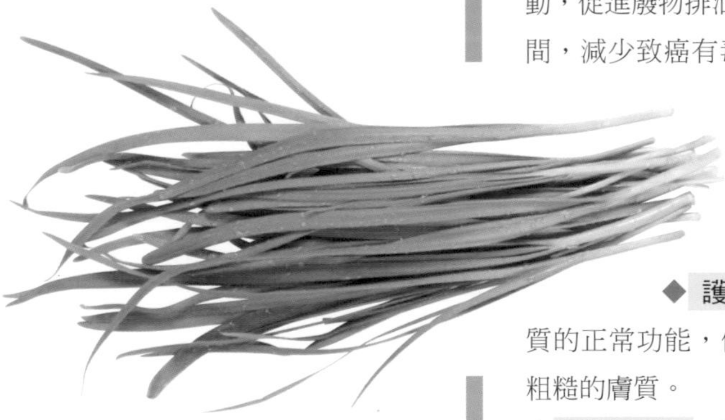

韭菜 又叫長生韭、扁菜等，為百合科草本植物韭菜的莖葉，已有三千多年的栽培歷史，自古以來就備受重視。韭菜菜質柔嫩，味道香辛，是一種營養價值極高的蔬菜，富含胡蘿蔔素、維生素 B_2、維生素C及鈣、磷、鐵等礦物質。同時，韭菜還有一定的藥用價值，其溫補肝腎、助陽固精的效果尤佳，在藥典上有「起陽草」之稱。

【保健功效】

◆ **防癌抗癌** 韭菜裡所含的揮發性酶能啟動巨噬細胞，抑制癌細胞生長轉移。

◆ **降血脂** 韭菜中含有的硫化物可以降低血液中的血脂含量，多食對高脂血症及冠心病患者有益。

◆ **補腎壯陽** 據《本草綱目》記載，韭菜有補肝腎、暖腰膝、治陽痿、壯陽固精之效。

◆ **防治便祕** 韭菜含有大量的膳食纖維，可增加腸胃蠕動，促進廢物排泄，減少膽固醇和膽汁酸同細菌的作用時間，減少致癌有毒物質在腸道裡的滯留時間，對防治便祕、結腸癌、痔瘡等都有明顯效果。

◆ **促進消化** 韭菜中對健康有益的植物性芳香揮發油、硫化物、膳食纖維等成分，可促進食欲。

◆ **護目護膚** 韭菜的維生素A可以維持視紫質的正常功能，保護視力。同時，維生素A還可以改善粗糙的膚質。

◆ **其他功效** 食用韭菜還可以治療關節扭傷、支氣管炎、急性胃腸炎、牙齦炎、夢遺、滑精等症，並能減少腸道脂性物質的吸收，幫助瘦身。

【中醫理論】

韭菜性溫、味甘，具有健胃提神、溫補肝腎、助陽固精、溫中下氣、活血化瘀等功效，適用於腎陽虛衰、盜汗遺尿、腰膝痠軟及婦女白帶過多等症。

【食法宜忌】

宜 ◆韭菜中含有的蒜素能夠提高維生素 B_1 吸收率，所以，食用時最好搭配富含維生素 B_1 的食物。

忌 ◆韭菜忌和蜂蜜、牛肉一同食用。

◆韭菜和酒一起食用會引起胃腸疾病。

◆隔夜的熟韭菜不能吃。

【人群宜忌】

宜 ◆夜盲症、乾眼病、便祕、痔瘡以及噎膈反胃患者宜食用韭菜。

◆癌症患者，尤其是食道癌、賁門癌、胃癌等患者宜食用韭菜。

◆男子陽事衰弱，婦女陽氣不足、行經小腹冷痛、產後乳汁不通者宜食用韭菜。

忌 ◆老年人、消化不良和腸胃病患者忌多食韭菜。

【選購要訣】

以顏色嫩綠，莖葉新鮮多汁者為佳。

保存須知

韭菜易失水，最好現買現吃。

食療處方

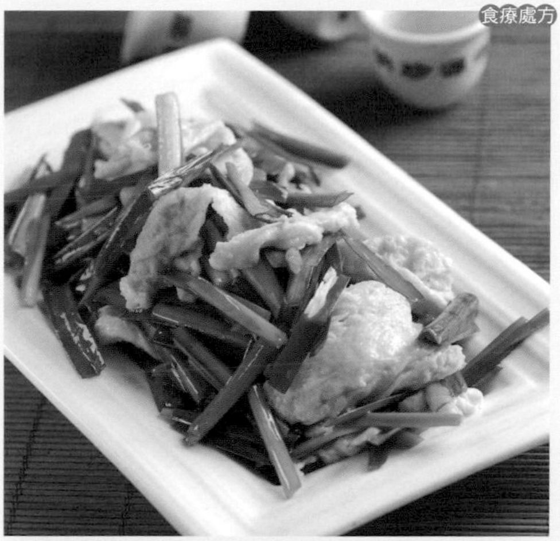

韭菜炒雞蛋

【材料】 新鮮韭菜100克，雞蛋2～3個，植物油40克，鹽4克。

【做法】

1.將新鮮韭菜挑好，洗淨切碎，放在碗裏，加入鹽，用筷子攪拌勻。

2.將雞蛋去殼倒入盛韭菜的碗裡。

3.鍋內放植物油，待油熱，將調好的雞蛋、韭菜倒入鍋裏翻炒，至熟出鍋。

營養素（每百克的含量）

熱量	三大營養素			膽固醇	膳食纖維	礦物質								
(千卡)	蛋白質(克)	脂肪(克)	碳水化合物(克)	(毫克)	(克)	鈣(毫克)	鐵(毫克)	磷(毫克)	鉀(毫克)	鈉(毫克)	銅(微克)	鎂(毫克)	鋅(毫克)	硒(微克)
16	2.7	0.4	0.3	0	1.6	48	1.3	38	290	2.7	80	25	0.31	1.38

維生素						
維生素A(微克)	維生素 B_1(微克)	維生素 B_2(毫克)	維生素 B_6(毫克)	維生素 B_{12}(微克)	維生素C(毫克)	維生素D(毫克)
1332	60	0.13	0.16	0	15	0
維生素E(毫克)	生物素(微克)	維生素K(微克)	維生素P(微克)	胡蘿蔔素(毫克)	葉酸(微克)	泛酸(毫克)
2.6	0	180	0	7.99	0	0.6

油菜
益身菜

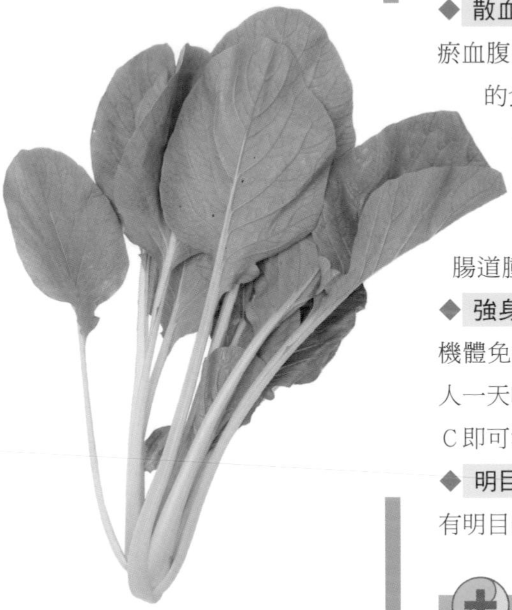

油菜 別名青菜、胡菜、苦菜等，原產地在歐洲與中亞一帶，目前我國各地均有種植。油菜質地鮮嫩、色美，適於燒、炒、泡、醃，也可切絲過油成菜鬆，在拼冷盤時作配料用。油菜是營養豐富的綠色蔬菜，而且極具保健價值，有散血、消腫、消食、治咳、解酒、利大小便等功效，常吃油菜對身體非常有益。

【保健功效】

◆ **防癌抗癌** 油菜中所含的植物激素，能夠增加酶的形成，可以吸附並促進人體內的致癌物質排出。另據美國國立癌症研究所發現，油菜可降低胰腺癌發病的危險。

◆ **降低血脂** 油菜為低脂肪蔬菜，且富含膳食纖維，能與膽酸鹽和食物中的膽固醇及三酸甘油酯結合，並將其排除，從而減少脂類的吸收。

◆ **散血消腫** 油菜能增強肝臟的排毒功能，是婦女產後瘀血腹痛、乳房紅腫疼痛以及皮膚瘡癤和無名腫毒之人的食療佳蔬。

◆ **潤腸通便** 油菜中含有大量的膳食纖維，能增加糞便的體積，促進腸道蠕動，縮短糞便在腸腔停留的時間，從而可治療便祕，並有效預防腸道腫瘤。

◆ **強身健體** 油菜的胡蘿蔔素和維生素C，有助於增強機體免疫能力。油菜含鈣量在綠葉蔬菜中為最高，成年人一天吃500克油菜，其所含鈣、鐵、維生素A和維生素C即可滿足正常需要。

◆ **明目** 油菜含有能促進眼睛視紫質合成的物質，意即有明目的作用。

【中醫理論】

油菜性涼、味甘，具有活血化瘀、解毒消腫、寬腸通便等功效，主治遊風丹毒、手足癤腫、乳癰、習慣性便祕等症。

【食法宜忌】

宜 ◆食用油菜時應現做現切，並用旺火爆炒，這樣既可保持鮮脆，又可使其營養成分不被破壞。

忌 ◆不新鮮的油菜、剩的熟油菜過夜後就不要再食用，以免造成體內的亞硝酸鹽沉積，容易引發癌症。

◆南瓜含維生素C分解酶，故油菜不宜和南瓜一同食用。

【人群宜忌】

宜 ◆口腔潰瘍、牙齦出血、腹痛泄瀉、肺熱咳嗽、癰瘡腫毒患者宜食用油菜。

忌 ◆消化不良、糖尿病患者、麻疹初癒者不宜食用油菜。

【選購要訣】

以葉子新鮮、葉色深、無斑點者為佳，莖挺拔而脆的油菜說明水分充足。

保存須知

最好現買現吃。

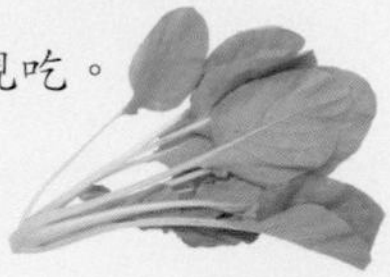

食療處方

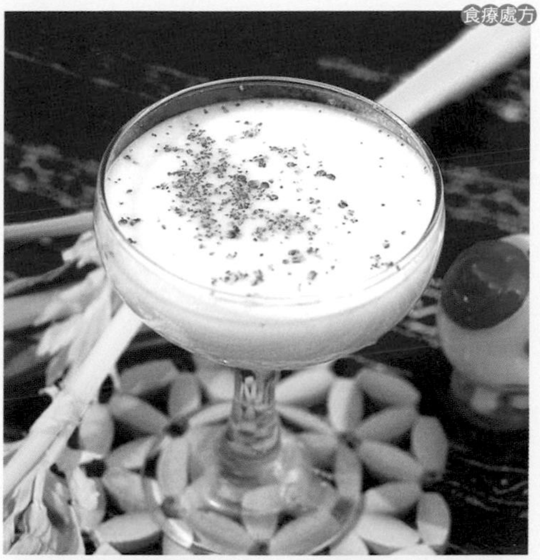

西芹油菜牛奶汁

【材料】 油菜4棵，西芹2根，牛奶150克。

【做法】

1.油菜和西芹分別洗淨，切成小段，放入榨汁機中攪打成汁。

2.將菜汁連同菜渣一起倒入杯中，加入牛奶調勻即可。

【功效】 清熱養陰，除煩安神，緩解壓力。

營養素（每百克的含量）

熱量 (千卡)	三大營養素			膽固醇 (毫克)	膳食纖維 (克)	礦物質								
	蛋白質 (克)	脂肪 (克)	碳水化合物 (克)			鈣 (毫克)	鐵 (毫克)	磷 (毫克)	鉀 (毫克)	鈉 (毫克)	銅 (微克)	鎂 (毫克)	鋅 (毫克)	硒 (微克)
12	1.3	0.3	1.2	0	0.2	148	1.1	58	110	89	60	22	0.4	0.79

維生素						
維生素A (微克)	維生素B_1 (微克)	維生素B_2 (微克)	維生素B_6 (微克)	維生素B_{12} (微克)	維生素C (毫克)	維生素D (毫克)
3	30	70	80	0	12	0
維生素E (毫克)	生物素 (微克)	維生素K (微克)	維生素P (微克)	胡蘿蔔素 (微克)	葉酸 (微克)	泛酸 (毫克)
0.88	0	33	0	20	66	0.17

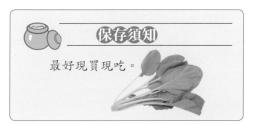

豌豆
精神維生素

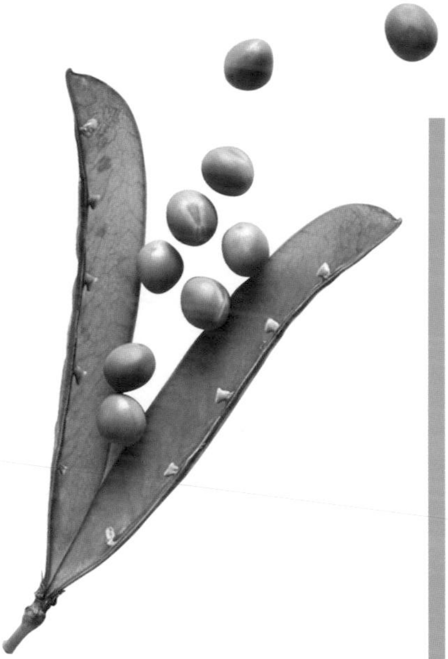

豌豆 別名寒豆、雪豆、麥豆等，也是國人常見常用蔬菜。豌豆豆粒圓潤鮮綠，常用做配菜以增加菜肴色彩，可促進食欲，深受人們喜愛。豌豆味道鮮美，營養豐富，富含膳食纖維、糖類、多種維生素、微量元素和人體必需的各種胺基酸等。經常食用豌豆對生長發育大有益處，是一種非常健康的豆類食品。

【保健功效】

◆ **防癌抗癌** 豌豆含有豐富的維生素C及亞硝胺分解酶，可以消除氧自由基、分解亞硝胺，從而具有防癌抗癌的功效。

◆ **抵抗焦慮** 豌豆有大量的維生素B_1，能夠防止精神焦慮症，因此被稱為「精神維生素」。

◆ **抗過敏** 如果人體體液中的鈣含量過低，毛細血管的通透性會增強，血液中的成分滲出血管外，這就是某些過敏性疾病的發病機制。豌豆中含有豐富的鈣，經常食用豌豆可預防此類過敏性疾病。

◆ **抗菌消炎** 豌豆含有止杈酸、赤黴素和植物凝素等物質，具有抗菌消炎，增強新陳代謝的功能。

◆ **預防便祕** 豌豆有豐富的膳食纖維，經常食用可以促進胃腸蠕動，預防便祕。

◆ **護膚養顏** 豌豆的維生素A原，可在體內轉化為維生素A，而後者具有潤澤皮膚的作用。

【中醫理論】

豌豆性甘、微寒、無毒，可入心、脾、胃、大腸經，有益中氣，解毒利水，除呃逆，止瀉痢，解渴通乳的功效，可治泄痢，小便不利，下腹脹滿，消渴，婦人乳閉等症，對糖尿病、心臟病、產後少乳、癰腫患者也有食療作用。

【食法宜忌】

宜 ◆豌豆與富含胺基酸的食物一起烹調，可以明顯提高豌豆的營養價值。

忌 ◆許多優質粉絲是用豌豆等豆類澱粉製成的，但在加工時會加入明礬，經常食用會吸收過多的鋁，影響健康。

◆食用豌豆應適量，否則會導致腹脹。

【人群宜忌】

宜 ◆皮膚乾燥、產後少乳、有腳氣病者宜食用豌豆。

◆心臟病、下肢浮腫、糖尿病、癰腫患者宜食用豌豆。

忌 ◆消化不良、脾胃虛弱者不宜多食豌豆。

【選購要訣】

以顏色鮮綠，果實均勻、飽滿，表皮無黴斑者為佳。

保存須知

置於室內陰涼、通風、乾燥處即可。

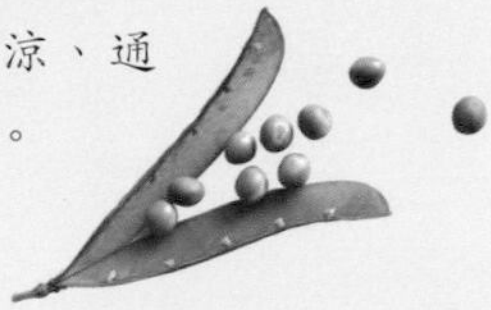

食療處方

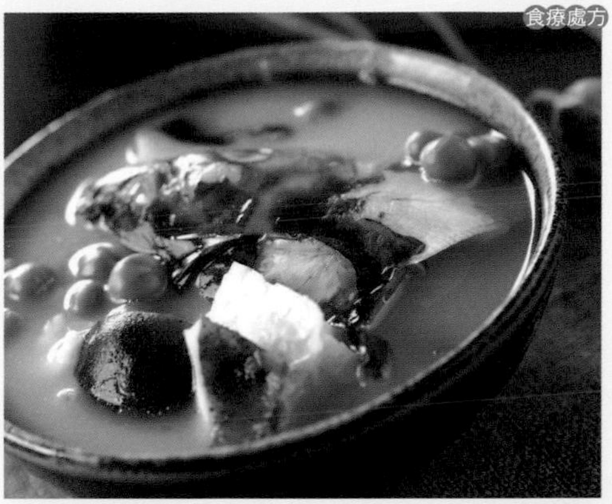

豌豆魚頭湯

【材料】豌豆、蘑菇、香菜各50克，魚頭1個，魚骨頭100克，料酒、鹽、雞精、生薑汁、蔥各適量，冷水適量。

【做法】

1.將魚頭、魚骨洗淨備用；香菜、蔥洗淨切成末。

2.鍋上火放油，油熱後放入蔥末、魚頭、魚骨頭翻炒，再加入料酒、冷水、生薑汁、鹽，待鍋開後倒入豌豆、蘑菇、雞精，小火煮至豆軟，撒香菜末，即可出鍋。

【功效】降血壓，可保護血管的正常生理功能。

營養素（每百克的含量）

熱量	三大營養素			膽固醇	膳食纖維	礦物質								
(千卡)	蛋白質(克)	脂肪(克)	碳水化合物(克)	(毫克)	(克)	鈣(毫克)	鐵(毫克)	磷(毫克)	鉀(毫克)	鈉(毫克)	銅(毫克)	鎂(毫克)	鋅(毫克)	硒(微克)
108	8.5	0.4	17.7	0	2.9	20	1.7	130	160	1.1	0.22	43	1.01	1.74

維生素						
維生素A(微克)	維生素B_1(毫克)	維生素B_2(微克)	維生素B_6(微克)	維生素B_{12}(微克)	維生素C(毫克)	維生素D(毫克)
8	0.43	90	90	0	43	0
維生素E(毫克)	生物素(微克)	維生素K(微克)	維生素P(微克)	胡蘿蔔素(微克)	葉酸(微克)	泛酸(毫克)
1.21	0	33	0	50	53	0.7

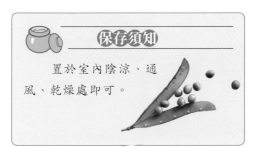

絲瓜
美容瓜

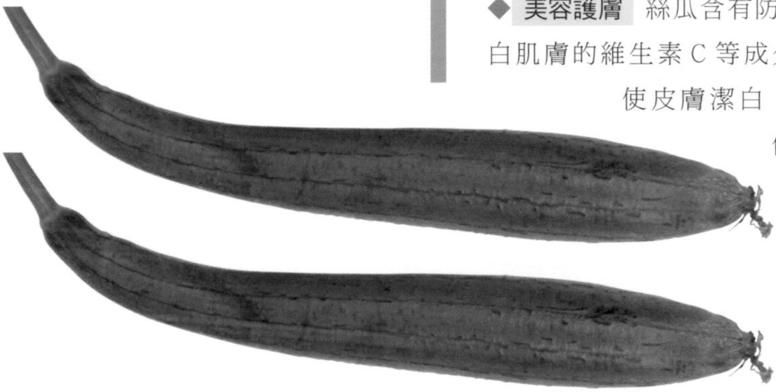

絲瓜 又稱吊瓜、天蘿等，原產於東南亞，明代引種到我國，成為人們愛吃的蔬菜。絲瓜翠綠鮮嫩，清香脆甜，是夏日裡清熱瀉火、涼血解毒、醒脾開胃的一道佳餚。絲瓜不僅口感佳、營養多，含有大量的維生素、礦物質及皂甙、植物黏液、木糖膠等物質，還頗具養生保健價值，美容護膚效果尤佳，又被稱為「美容瓜」。

【保健功效】

◆ **防癌抗菌** 絲瓜中所含的干擾素誘生劑，能夠刺激人體產生干擾素，達到防癌、抗菌、抗病毒的作用。

◆ **健腦護心** 絲瓜富含維生素 B_1，可以保持神經機能的正常，防止精神疲勞，預防多發性神經炎、急性出血、腦灰質炎和心臟病的發生。常食用絲瓜對大腦發育及中老年人保持大腦健康十分有益。

◆ **美容護膚** 絲瓜含有防止皮膚老化的維生素 B_1和美白肌膚的維生素 C 等成分，能保護皮膚消除斑塊，使皮膚潔白、細嫩，是不可多得的美容佳品。用絲瓜藤浸泡後熬出來的水洗臉，也有潤澤肌膚的作用，被稱為「美人水」。

◆ **防治敗血症** 絲瓜含大量維生素 C，故可用於防治敗血症。

【中醫理論】

絲瓜味甘、性平，具有清熱涼血、生津止渴、順氣健脾、消腫解毒、祛風化痰和清熱利咽等功效，適用於熱病、痰喘咳嗽、痔瘡、癰腫、乳汁不通等症。

【食法宜忌】

宜 ◆絲瓜含水豐富，宜現做現切，以免營養成分隨汁水流走。

◆絲瓜食用時應去皮，以清炒營養最佳。

忌 ◆絲瓜不宜生吃。

【人群宜忌】

宜 ◆月經不調、濕熱帶下、產後乳汁不通者適宜食用絲瓜。

忌 ◆身體虛弱、脾胃虛寒、消化不良、腹瀉者不宜食用絲瓜。

【選購要訣】

以瓜形挺直，瓜皮顏色翠綠鮮豔、未變黑，無皺縮，不斷、不爛、不傷者為佳。

保存須知

置於通風陰涼之處可保鮮2天左右。

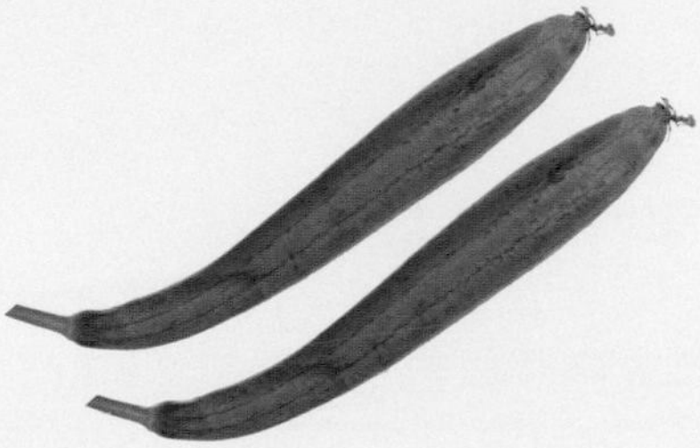

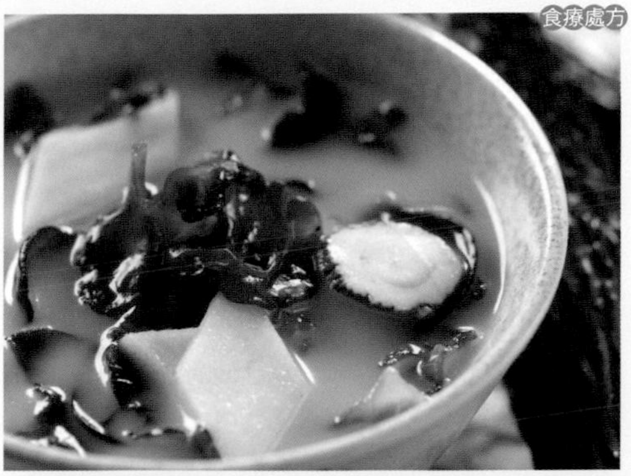

絲瓜木耳湯

【材料】絲瓜250克，黑木耳（水發）30克，白芷15克，料酒10克，薑5克，蔥10克，鹽3克，味精2克，胡椒粉2克，香油20克，冷水1800cc。

【做法】

1.絲瓜去皮，切斜刀塊；黑木耳洗淨；白芷潤透，切片；姜切片，蔥切段。

2.將絲瓜、黑木耳、白芷、薑、蔥、料酒同放燉鍋內，加水1800cc，旺火燒沸，再用小火燉煮30分鐘，加入鹽、味精、胡椒粉、香油調味即成。

【功效】本方適用於陰虛火旺、肌膚不潤、面色無華、眼角魚尾紋多等症。

營養素（每百克的含量）

熱量	三大營養素			膽固醇	膳食纖維	礦物質								
（千卡）	蛋白質（克）	脂肪（克）	碳水化合物（克）	（毫克）	（克）	鈣（毫克）	鐵（毫克）	磷（毫克）	鉀（毫克）	鈉（毫克）	銅（微克）	鎂（毫克）	鋅（毫克）	硒（微克）
20	1	0.2	3.6	0	0.6	14	0.4	29	115	2.6	60	11	0.21	0.86

維生素						
維生素A（微克）	維生素B_1（微克）	維生素B_2（微克）	維生素B_6（微克）	維生素B_{12}（微克）	維生素C（毫克）	維生素D（毫克）
15	20	40	70	0	5	0
維生素E（毫克）	生物素（微克）	維生素K（微克）	維生素P（微克）	胡蘿蔔素（毫克）	葉酸（微克）	泛酸（毫克）
0.22	0	12	0	90	92	0.2

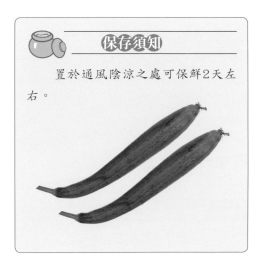

香椿
樹上青菜

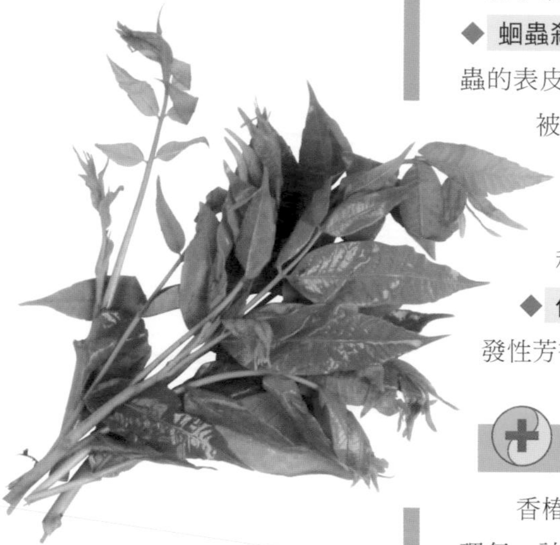

香椿 又名椿芽，為多年生落葉喬木香椿樹的嫩芽。香椿樹是我國特有的樹種，其頂端嫩芽和嫩葉脆嫩多汁、香氣濃郁、風味獨特，富含蛋白質、胺基酸、各種揮發油、多種維生素和微量元素等，營養十分豐富，是人們春季非常喜歡食用的珍品。香椿也是世界上唯一的喬木蔬菜，素有「樹上青菜」之美稱。

【保健功效】

◆ **提高機體免疫力** 香椿中蛋白質的含量位居蔬菜之首，維生素C和胡蘿蔔素等營養物質也非常豐富，經常食用有助於增強機體免疫功能。

◆ **防治不孕不育** 香椿有維生素E和性激素物質，具抗衰老和補陽滋陰作用，對不孕不育症有一定的療效，有「助孕素」的美稱。

◆ **蛔蟲殺菌** 香椿含有楝素，其揮發的氣味能夠透過蛔蟲的表皮，使其受到刺激無法繼續附著在腸壁上，繼而被排出體外。現代醫學研究表明，香椿煎汁對金黃色葡萄球菌、肺炎球菌、痢疾桿菌、傷寒桿菌、大腸桿菌、綠膿桿菌等都有明顯的抑制和殺滅的作用。

◆ **促進食欲** 香椿是時令名品，它含有香椿素等揮發性芳香族有機物，可健脾開胃，促進食欲。

【中醫理論】

香椿味苦、性溫，具有清熱解毒、澀腸止血、健胃理氣、祛風除濕等功效，可治療腳氣、腸炎、痢疾、子宮炎、泌尿系統感染等症。

【食法宜忌】

宜 ◆香椿以穀雨之前所發為佳，應吃「早、鮮、嫩者」；穀雨後，其膳食纖維老化，口感乏味，營養價值會大大降低。

◆一定要吃用開水燙過的香椿，否則容易誘發癌症。

忌 ◆香椿不可過量食用，每餐30～50克左右為宜，多食可能會使人神智不清。

【人群宜忌】

宜 ◆食欲不振，患有蛔蟲病者宜食用香椿。

忌 ◆香椿為發物，所以慢性疾病患者應少食或不食。

【選購要訣】

根據香椿初出芽孢和幼葉的顏色可分為紫香椿和綠香椿兩類。紫香椿芽孢呈紫褐色，有光澤，香味濃郁、油脂多，品質最佳；綠香椿葉香，味稍淡，油脂少，品質稍差。

保存須知

香椿不太好保存，最好現買現吃。

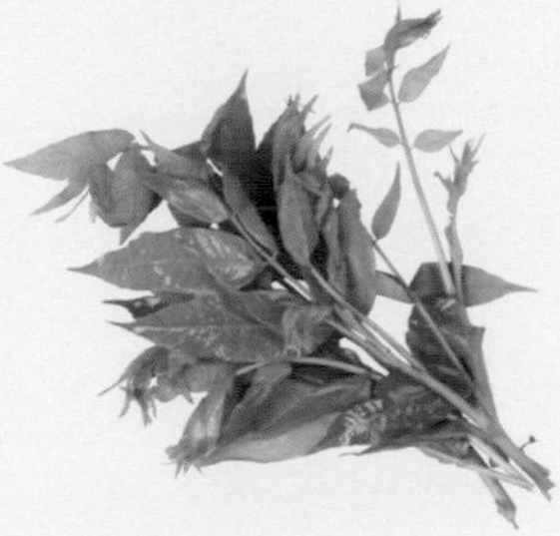

食療處方

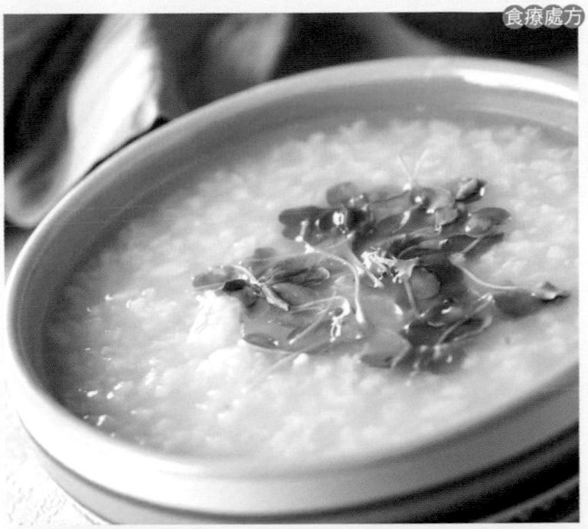

香椿芽粥

【材料】白米、香椿芽各100克，鹽2克，冷水適量。

【做法】

1.將香椿芽挑洗乾淨，放入開水中略燙後撈出。

2.白米洗淨，用冷水浸泡半小時。

3.鍋中加入約1000cc冷水，將白米放入，先用旺火燒沸，再改用小火熬至八成熟，加入香椿，再續煮至粥成，下鹽拌勻，再稍燜片刻即可。

【功效】清熱解毒、消炎止痢，適用於腸炎、痢疾、尿路感染，宜於熱性體質者日常養生保健食用。

營養素（每百克的含量）

熱量	三大營養素			膽固醇	膳食纖維	礦物質								
(千卡)	蛋白質(克)	脂肪(克)	碳水化合物(克)	(毫克)	(克)	鈣(毫克)	鐵(毫克)	磷(毫克)	鉀(毫克)	鈉(毫克)	銅(微克)	鎂(毫克)	鋅(毫克)	硒(微克)
47	1.7	0.4	9.1	0	1.8	96	3.9	147	548	4.6	90	36	2.25	0.42

維生素						
維生素A(微克)	維生素B_1(微克)	維生素B_2(毫克)	維生素B_6(毫克)	維生素B_{12}(微克)	維生素C(毫克)	維生素D(毫克)
117	70	0.12	0	0	40	0
維生素E(毫克)	生物素(微克)	維生素K(微克)	維生素P(微克)	胡蘿蔔素(毫克)	葉酸(微克)	泛酸(毫克)
0.99	0	230	0	0.7	0	0

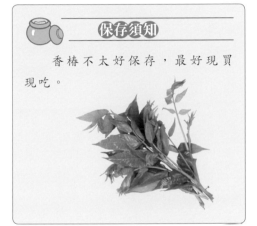

茼蒿
天賜佳蔬

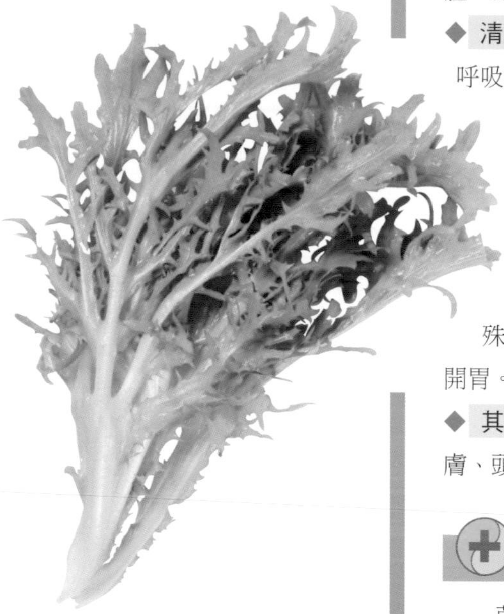

茼蒿　又名蓬蒿、蒿菜、春菊、蒿子稈等，為菊科一年生草本植物茼蒿的莖和葉，原產於地中海地區。茼蒿具有蒿之清氣、菊之甘香，其味道鮮嫩可口，食法多種多樣，可涼拌、炒食或煮食等等。茼蒿的營養價值極高，一般營養成分無所不備，尤其胡蘿蔔素的含量超過普通蔬菜。南宋詩人陸游曾專門為茼蒿賦詩，稱讚其為「天賜佳蔬」。

【保健功效】

◆ **安神健腦**　茼蒿氣味芳香，含有豐富的維生素、胡蘿蔔素及多種胺基酸，具有養心安神、穩定情緒、降壓護腦、防止記憶力減退等功效。

◆ **消腫利尿**　茼蒿含有多種胺基酸、脂肪、蛋白質及較高量的鈉、鉀等礦物質，能調節體內水分代謝，消除水腫、通利小便。

◆ **清肺化痰**　茼蒿富含維生素A，經常食用有助於抵抗呼吸系統的感染，潤肺消痰。茼蒿特殊的芳香氣味也有助於平喘化濁。

◆ **預防便祕**　茼蒿中豐富的膳食纖維有助於促進腸道蠕動，幫助人體及時排除有害毒素，達到通腑利腸、預防便祕的目的。

◆ **促進食欲**　茼蒿裡多種揮發性物質所散發的特殊香味有助於增加唾液的分泌，能夠促進食欲、消食開胃。

◆ **其他功效**　茼蒿還可以防止視力衰退，以及促進皮膚、頭髮、牙齒及牙床的健康生長。

【中醫理論】

茼蒿性味甘、辛、平，無毒，可清血養心，潤肺消痰。此菜自古即做藥用，唐代孫思邈曾收載於《千金方》中。

【食法宜忌】

宜　◆茼蒿與肉、蛋等葷菜共炒可提高其維生素A的利用率。

◆茼蒿在烹調時應注意用旺火快炒，因其中的芳香精油遇熱易揮發，會減弱茼蒿的保健功效。

【人群宜忌】

宜　◆中老年人宜食用。

◆食欲不振、消化不良、便祕患者宜食用。

忌 ◆腹瀉患者不宜多食。

◆腸胃敏感者慎食。

【選購要訣】

春天到初夏季節的茼蒿較好。茼蒿分大葉、中葉和小葉三種，其中中葉品質好，莖不硬，叉多，葉厚實，比較鮮嫩，能經受日照，香味大。不要購買有病斑、葉發黃、葉邊枯萎的茼蒿。

保存須知

茼蒿最好現買現吃。

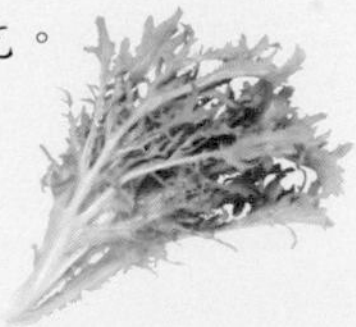

食療處方

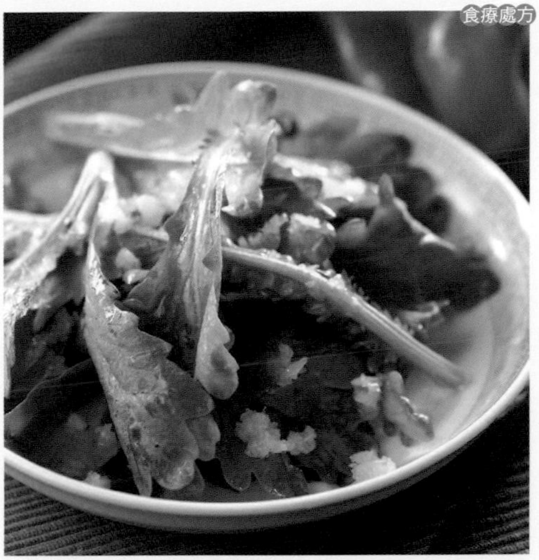

蒜蓉茼蒿

【材料】茼蒿400克，鹽5克，味精1克，蒜50克，植物油40克，香油適量。

【做法】

1.將茼蒿用清水洗淨，瀝水；蒜剁蓉。

2.鍋中加入植物油燒至五成熱，下蒜蓉炒香，放入茼蒿，翻炒幾下後加入鹽、味精拌勻，放入香油即可。

營養素（每百克的含量）

熱量	三大營養素			膽固醇	膳食纖維	礦物質								
（千卡）	蛋白質（克）	脂肪（克）	碳水化合物（克）	（毫克）	（克）	鈣（毫克）	鐵（毫克）	磷（毫克）	鉀（毫克）	鈉（毫克）	銅（微克）	鎂（毫克）	鋅（毫克）	硒（微克）
21	1.9	0.3	2.7	0	1.2	73	2.5	36	220	161.3	60	20	0.35	0.6

維生素						
維生素A（微克）	維生素B_1（微克）	維生素B_2（微克）	維生素B_6（毫克）	維生素B_{12}（微克）	維生素C（毫克）	維生素D（毫克）
252	40	90	0.13	0	18	0
維生素E（毫克）	生物素（微克）	維生素K（微克）	維生素P（微克）	胡蘿蔔素（毫克）	葉酸（微克）	泛酸（毫克）
0.92	0	250	0	1.51	190	0.23

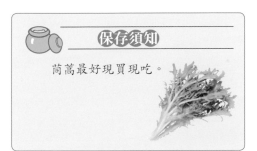

苦瓜
消暑解熱

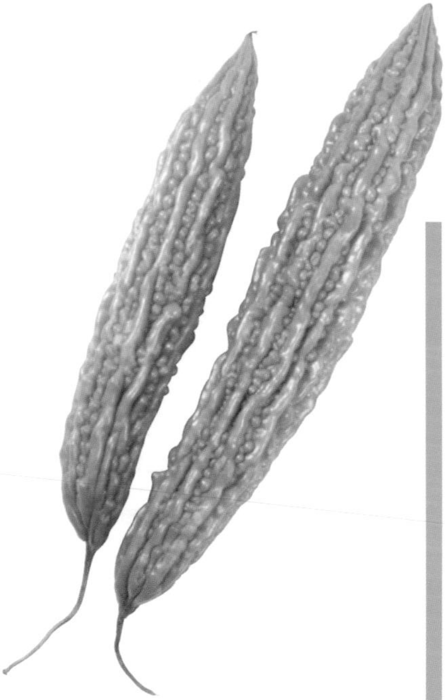

苦瓜 又名癩瓜、涼瓜等，原產於印度東部，約在明初傳入我國南方。苦瓜雖然含有一種特殊的苦味，卻從不會把苦味傳給「別人」，如用苦瓜燒魚，魚絕不沾苦味，所以苦瓜又有「君子菜」的雅稱。苦瓜富含獨特的苦味素，營養價值極高，經常食用苦瓜可達到極佳的保健作用。

【保健功效】

◆ **防癌抗癌** 苦瓜中含有的蛋白質類物質可以增強免疫細胞吞食癌細胞的能力。同時，苦瓜中富含維生素B_{17}，對癌細胞有較強的殺傷力。所以經常食用苦瓜可增加明顯的抗癌效果。

◆ **防治糖尿病** 苦瓜所含有的苦瓜多肽類物質是一種胰島素類物質，具有快速降低血糖、調節血脂、提高免疫力等功能，能夠預防和改善糖尿病及其併發症。

◆ **美容** 苦瓜中維生素C的含量是柑橘的兩倍多，經常食用不僅能增強機體免疫力，還可促進皮膚新陳代謝，使肌膚細膩光滑、有彈性。

◆ **促進消化** 苦瓜的苦味一部分來自於其所含的有機鹼，它不但能刺激人的味覺神經，增進食欲，還可加快胃腸運動、促進消化。

◆ **防治腳氣病** 苦瓜富含維生素B_1，具有預防和治療腳氣病的功效。

【中醫理論】

苦瓜性寒、味苦，具有清暑祛熱、明目解毒、養血益氣、補腎健脾、滋肝明目等功效，可治療熱病、煩渴、中暑、痢疾、目赤、惡瘡、癰腫、丹毒等症。

【食法宜忌】

宜 ◆夏令時節尤宜食苦瓜，可清暑止渴，預防中暑。

忌 ◆苦瓜忌多吃，每次以80～100克左右為宜。因為苦瓜中草酸多，多食會影響鈣元素的吸收。

【人群宜忌】

宜 ◆中老年人宜食用苦瓜。

◆腳氣病、癌症、糖尿病患者宜食用苦瓜。

◆熱天患有瘡癤、痱子、目赤、咽喉痛、急性痢疾的人宜食。

忌 ◆脾胃虛寒者不宜多食苦瓜。

【選購要訣】

苦瓜身上一粒一粒的果瘤，是判斷苦瓜好壞的特徵。顆粒愈大愈飽滿，表示瓜肉愈厚。顆粒愈小，瓜肉越薄。苦瓜以幼瓜為好，整體發黃者不宜購買。

保存須知

置於通風、陰涼、乾燥處即可。

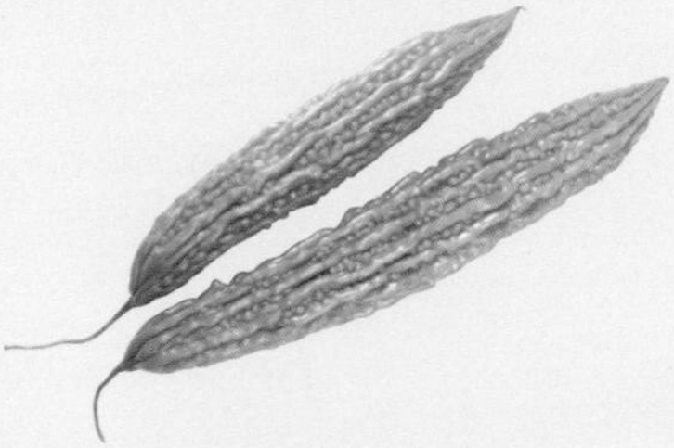

食療處方

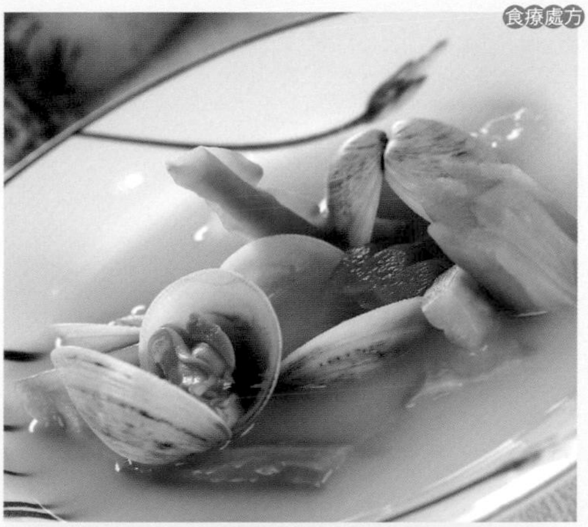

苦瓜燉蛤湯

【材料】苦瓜25克，文蛤500克，香油、料酒、生薑、鹽各少許。

【做法】

1.文蛤吐沙洗淨；苦瓜洗淨，切片。

2.將文蛤入熱油鍋內爆炒，加料酒、生薑、鹽拌勻。

3.將苦瓜片鋪入砂鍋底，上面放文蛤，加適量水，燉至蛤肉熟透入味，淋上香油即成。

【功效】清熱潤腸，防止便祕，治療肥胖症。

營養素（每百克的含量）

熱量（千卡）	三大營養素 蛋白質（克）	脂肪（克）	碳水化合物（克）	膽固醇（毫克）	膳食纖維（克）	礦物質 鈣（毫克）	鐵（毫克）	磷（毫克）	鉀（毫克）	鈉（毫克）	銅（微克）	鎂（毫克）	鋅（毫克）	硒（微克）
18	1.2	0.1	3	0	1.5	34	0.6	36	200	1.8	60	18	0.29	0.36

維生素A（微克）	維生素B1（微克）	維生素B2（微克）	維生素B6（微克）	維生素B12（微克）	維生素C（毫克）	維生素D（毫克）
10	70	40	60	0	125	0

維生素E（毫克）	生物素（微克）	維生素K（微克）	維生素P（微克）	胡蘿蔔素（微克）	葉酸（微克）	泛酸（毫克）
0.85	0	41	0	60	72	0.37

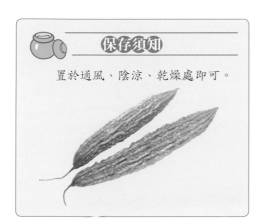

蕨菜
山菜之王

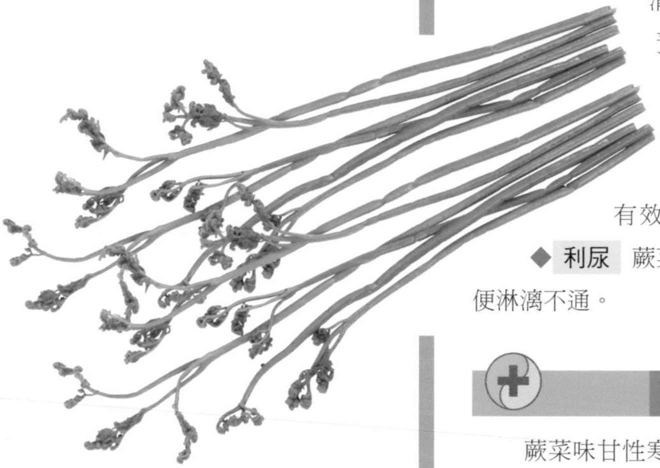

蕨菜　又稱蕨兒菜、鹿角菜、如意菜、拳頭菜等，原產於中國和日本。為一種野生蔬菜，主要生長在山坡陰地中，極少受到農藥、化肥的污染，因此可謂「潔淨」的無公害蔬菜，越來越受到人們的青睞。蕨菜鮮嫩細軟，餘味悠長，而且營養價值極高，同時具有多種藥用功能，所以又享有「山菜之王」的美譽。

【保健功效】

◆ **預防心腦血管疾病**　蕨菜含有的維生素 B_2、維生素 C 和皂甙等物質可以顯著降低血壓、血脂和膽固醇，擴張血管、改善心血管功能。

◆ **解毒殺菌**　蕨菜中含有的蕨菜素能夠清熱解毒、殺菌消炎。同時，另含的多糖能提高人體的免疫功能，預防感染性疾病。

◆ **清腸通便**　蕨菜所含的膳食纖維可以促進胃腸蠕動、清腸排毒、下氣通便、抑脂減肥，還可預防痔瘡。

◆ **抗衰老**　蕨菜的黃酮類物質可以抵抗人體內氧自由基對細胞的損害，能顯著阻斷亞油酸的氧化，有效延緩衰老。

◆ **利尿**　蕨菜具有利尿之效，民間常用蕨菜治療小便淋漓不通。

【中醫理論】

蕨菜味甘性寒，具有清熱、潤腸、降氣、化痰、活血、止痛等功效，主治積食、噯氣、腸風熱毒等症。

【食法宜忌】

宜 ◆蕨菜一般用開水煮熟後，取出撕開，用清水浸泡一二天，每天換清水數次，泡去澀味，加油鹽調料回鍋炒熟食。

忌 ◆蕨菜不宜與花生一同食用，也不宜長期大量食用。

【人群宜忌】

忌 ◆脾胃虛寒者不宜多食蕨菜。

【選購要訣】

挑選細嫩的蕨菜，莖稈摸上去比較硬的，說明蕨菜已經「老」了，不要購買。

保存須知

最好現買現吃；乾品可置於室內通風陰涼處保存。

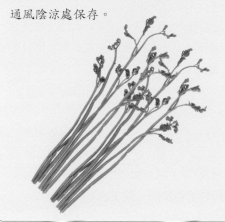

食療處方

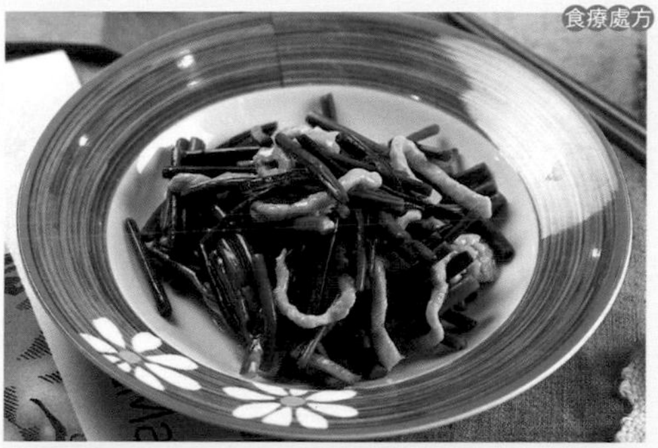

麻辣雞絲蕨菜

【材料】雞胸肉50克，蕨菜300克，辣椒油、花椒、鹽、味精、料酒、香油、蔥絲、薑絲、沙拉油、乾紅辣椒、太白粉各適量。

【做法】

1.將雞胸肉切絲，用太白粉上漿；蕨菜用開水焯過，切成段。

2.鍋內放沙拉油，燒至五成熱，下入上漿的雞肉絲滑至變色，撈出瀝油。

3.鍋留底油，燒至五成熱，下花椒、乾辣椒煸出香味，撈去花椒。

4.油溫七成熱時，下蔥、薑炒香，放入雞肉絲、蕨菜，下料酒，加鹽、味精翻炒，淋入香油即可。

營養素（每百克的含量）

熱量	三大營養素			膽固醇	膳食纖維	礦物質								
(千卡)	蛋白質(克)	脂肪(克)	碳水化合物(克)	(毫克)	(克)	鈣(毫克)	鐵(毫克)	磷(毫克)	鉀(毫克)	鈉(毫克)	銅(毫克)	鎂(毫克)	鋅(毫克)	硒(微克)
251	6.6	0.9	54.2	0	25.5	851	23.7	253	59	1297	2.79	82	18.11	6.34

維生素						
維生素A(微克)	維生素B_1(毫克)	維生素B_2(毫克)	維生素B_6(微克)	維生素B_{12}(微克)	維生素C(毫克)	維生素D(毫克)
120	0.1	0.16	20	0	3	0
維生素E(毫克)	生物素(微克)	維生素K(微克)	維生素P(微克)	胡蘿蔔素(毫克)	葉酸(微克)	泛酸(毫克)
0.53	0	120	0	0	99	8

橄欖
肺胃之果

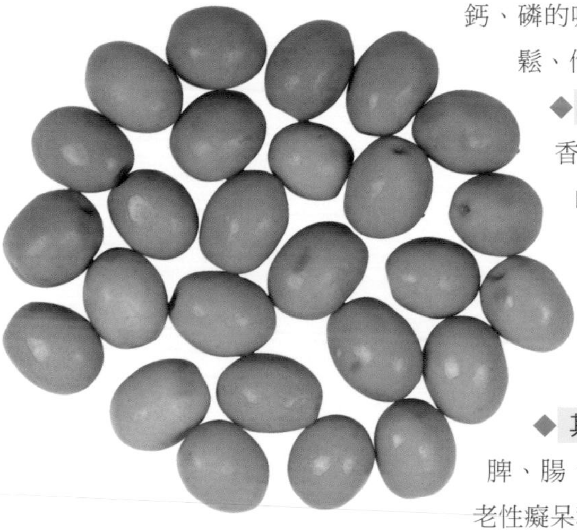

橄欖 又名忠果、諫果、青果、青子等，為橄欖科橄欖屬常綠喬木藝欖的硬質肉果，原產於中國南部地區，是熱帶、亞熱帶的優質水果之一。橄欖初嘗時味道酸澀，久嚼後方覺滿口清香、回味無窮，經蜜漬後更加香甜無比，是茶餘飯後的食用點心。橄欖富含碳水化合物、多種維生素和微量元素，營養十分豐富，是老人、小孩和病後體弱者補充營養的佳品，並具有一定的食療價值，被歐洲人譽為「天堂之果」。

【保健功效】

◆ **抗衰抗癌** 橄欖含有的維生素C和維生素E，可以對抗人體內的氧自由基，延緩衰老、防癌抗癌。

◆ **保護血管** 橄欖的維生素E是血管保護劑，可降低膽固醇和三酸甘油酯，還可減少血管硬化的風險。

◆ **補鈣壯骨** 欖含鈣量很高，且易被人體吸收，非常適合婦女和兒童食用。同時，橄欖的維生素D能夠促進鈣、磷的吸收，有助小孩牙齒及骨骼發育，防治骨質疏鬆、佝僂病、骨軟化等症。

◆ **利咽生津** 橄欖中含有大量的鞣酸、揮發油和香樹脂醇等，這些成分都有滋潤咽喉、抗炎消腫的作用。橄欖味道甘酸，同時含有大量水分，具有生津止渴的功效，能夠有效滋補體液。

◆ **醒酒解毒** 橄欖的碳水化合物和維生素、揮發油等物質，能夠解酒安神。橄欖還可以解除河豚、毒蕈、煤氣和魚蟹之毒。

◆ **其他療效** 常食橄欖有助於降低血壓，提高胃、脾、腸、肝和膽管的功能，預防膽囊炎、膽結石、早老性癡呆和類風濕性關節炎等症。

【中醫理論】

橄欖性味甘、酸、平，入脾、胃、肺經，有清熱解毒、利咽化痰、生津止渴、除煩醒酒、化刺去鯁之功效，對於肺熱咳嗽、咯血頗有益處，中醫素稱其為「肺胃之果」。

【食法宜忌】

宜 ◆橄欖與肉類燉湯做為保健飲品有舒筋活絡功效。

◆氣候異常乾燥時，常食橄欖有潤喉之用，還可防止呼吸道感染。

◆色澤變黃且有黑點的橄欖已不新鮮，食用前一定要用水洗淨。

【人群宜忌】

宜 ◆婦女、兒童、中老年人宜食用橄欖。
◆酒後食欲不振者宜食用橄欖。

忌 ◆胃酸過多者不宜食用新鮮橄欖。

【選購要訣】

日常購買的橄欖都是經過加工的。一般以色澤金黃、果實飽滿、果形端正、果皮表面沒有斑點者為佳。色澤特別青綠的橄欖，如果沒有一點黃色，說明可能已被礬水浸泡過，最好不要食用。

保存須知

用保鮮袋密封後放入冰箱內冷藏。

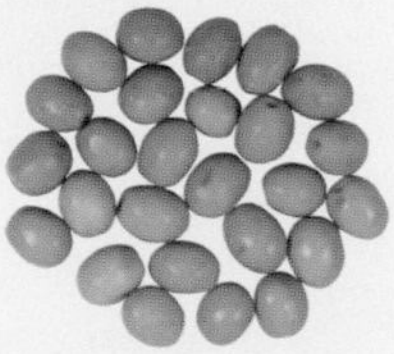

食療處方

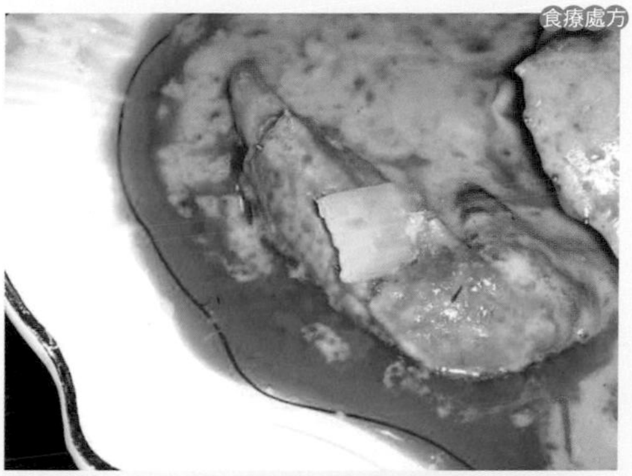

橄欖螺頭湯

【材料】橄欖150克，海螺頭400克，薑5小片，雞湯2000cc，瘦肉150克，鹽、味精、胡椒粉、紹酒各適量。

【做法】

1. 海螺頭洗去黑斑及雜物；橄欖用刀拍破；瘦肉用沸水焯過。
2. 將海螺頭和橄欖裝入燉盅內，注入雞湯、薑片、瘦肉和紹酒，加蓋，用濕宣紙將蓋子密封，然後上籠蒸90分鐘左右，用鹽、胡椒粉調味。

【功效】潤肺滋陰，清肺利咽，祛痰理氣，清熱解毒。

營養素（每百克的含量）

熱量	三大營養素			膽固醇	膳食纖維	礦物質								
(千卡)	蛋白質(克)	脂肪(克)	碳水化合物(克)	(毫克)	(克)	鈣(毫克)	鐵(毫克)	磷(毫克)	鉀(毫克)	鈉(毫克)	銅(毫克)	鎂(毫克)	鋅(毫克)	硒(微克)
49	0.8	0.2	11.1	0	4	49	0.2	18	23	44.1	0	10	0.25	0.35

維生素						
維生素A(微克)	維生素B_1(微克)	維生素B_2(微克)	維生素B_6(毫克)	維生素B_{12}(微克)	維生素C(毫克)	維生素D(毫克)
22	10	10	0	0	3	0
維生素E(毫克)	生物素(微克)	維生素K(微克)	維生素P(微克)	胡蘿蔔素(毫克)	葉酸(微克)	泛酸(毫克)
0	40	0	0	0.13	0	0

第四章
黃色食物
——免疫力堡壘

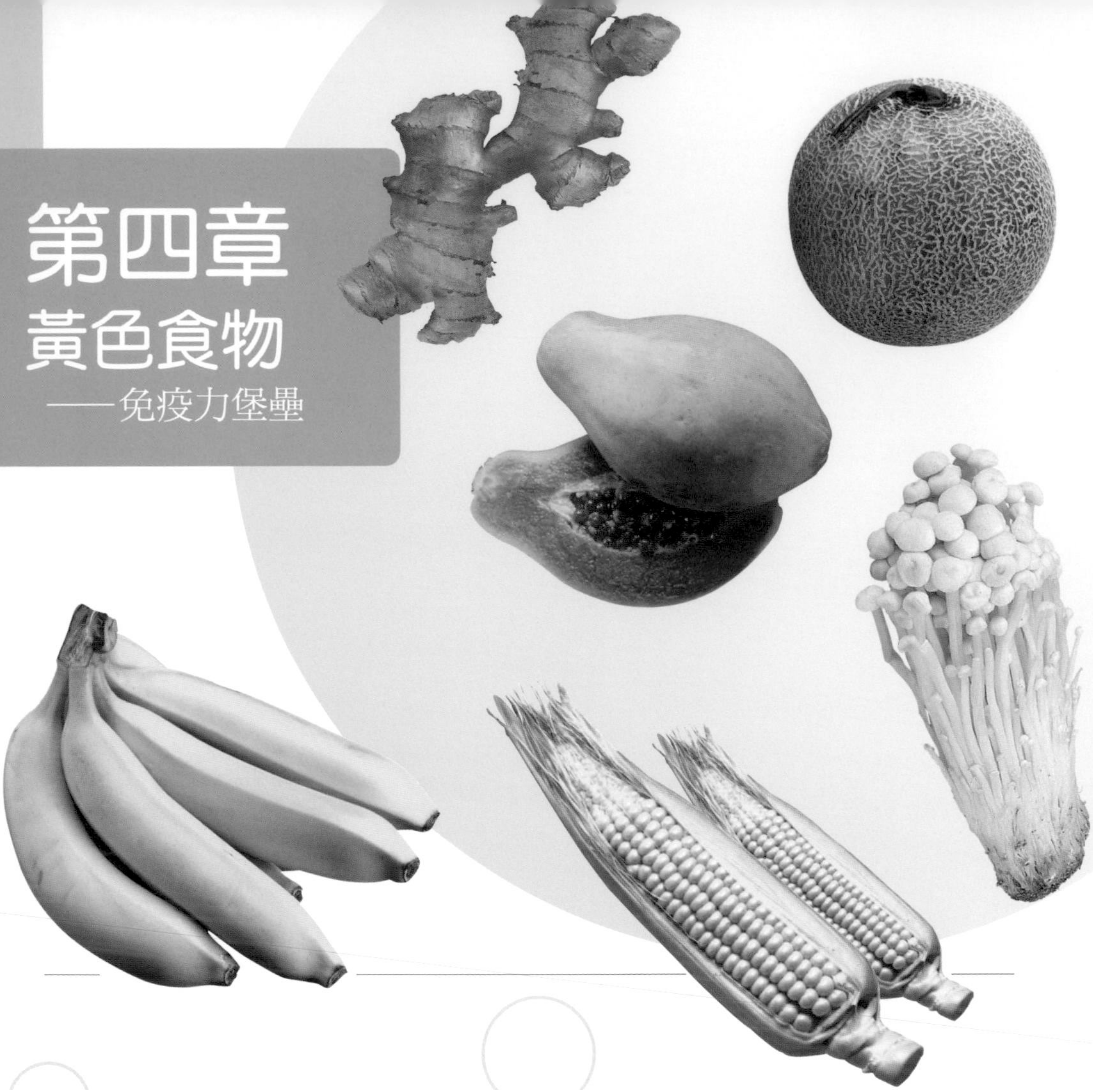

黃色食物包括一些顏色由橙到黃的食物，大多數的黃色食物不但營養豐富，而且價格便宜，在人們的飲食生活中占有很重要的地位。黃色在五行中屬土，對應脾臟及胃，而脾是參與消化的重要器官，同時具有保護機體，防衛外來傷害的作用。

說到黃色食物，首選的是柑橘類的水果，另外玉米、香蕉、黃豆以及胡蘿蔔、南瓜等也都是黃色家族的重要成員。黃色食物不但富含豐富的維生素和礦物質，更重要的是含有黃色食物的代表性色素——胡蘿蔔素，它是一種強力的抗氧化物質，能夠清除人體內的氧自由基和有毒物質，增強免疫力，在預防疾病、防輻射和防止老化方面功效卓著，是維護人體健康不可缺少的營養素。黃色食物中豐富的維生素同樣也是抗氧化的高手，經常食用可以強化肝臟功能，排出體內有害物質，減少感染病毒的機率，增強免疫力。

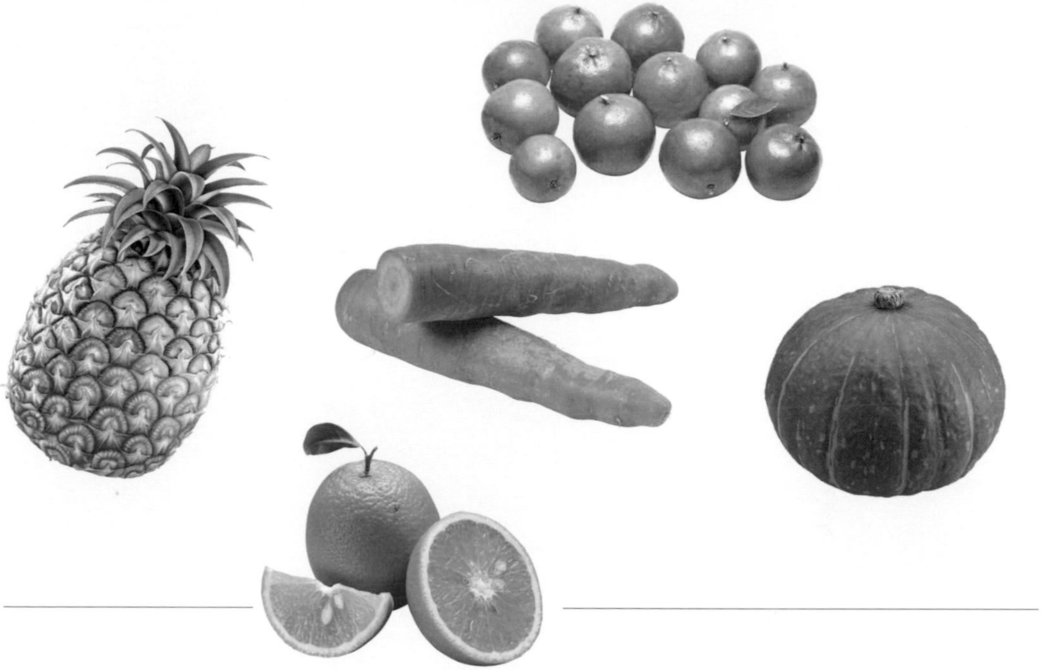

強力保健功效

◆**清除氧自由基：**氧自由基可以說是健康的天敵，它在人體內不斷積累，會加速細胞的老化與死亡，啟動致癌物質，使人體免疫力下降。而在黃色食物中，除了具有強抗氧化能力的胡蘿蔔素保護細胞膜免受氧自由基的破壞之外，還蘊含著大量的維生素A、維生素C和維生素E，它們都是非常好的抗氧化劑，能夠捕獲各種反應所產生的高活性的氧自由基，使之變為無害的化合物。

◆**強化解毒能力：**肝臟是人體最大的解毒器官，危害健康的分子在肝臟的作用下轉化為無毒或低毒物質。黃色食物中富含的維生素C和維生素E能夠提高肝臟合成蛋白的能力，從而增強肝臟的解毒功能，縮短肝臟消滅病菌和有毒物質的週期，達到提升免疫力的目的。

◆**預防感染：**人體一旦缺乏維生素C，就會出現傷口不易癒合、牙齦發炎出血、毛細血管出血等症狀，增加感染的機率，而且抵抗力下降，更容易感冒。黃色食物是維生素C的「大倉庫」。維生素C又稱「抗壞血酸」，是一種抗「壞血病」的維生素，在物質代謝中扮演著重要的角色。

基礎營養素

◆黃色食物大都含有豐富的胡蘿蔔素、黃酮素和膳食纖維。

◆黃色食物中富含維生素尤其是維生素C的含量特別高。

◆一些黃色食物如黃豆、雞蛋還是優質蛋白的重要來源。

黃豆
綠色乳牛

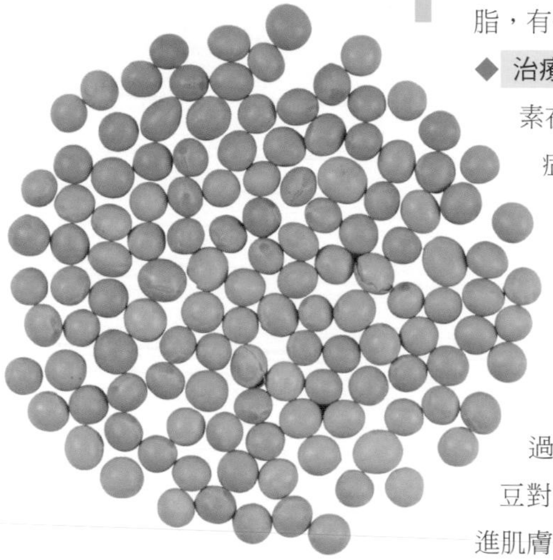

黃豆 豆科植物大豆的黃色種子，其種植歷史約有四千多年，是我國的傳統食品，有「豆中之王」的美稱。黃豆的營養價值很高，僅蛋白質含量就比豬瘦肉多1倍；黃豆中的蛋白質在量和質上均可與牛奶蛋白媲美，所以又有「綠色乳牛」之譽。黃豆中的蛋白質與雞蛋、鮮奶中的蛋白質成分十分相似，含有人體所必需的多種胺基酸，其組成的比例也與人體需要接近，因此黃豆成為數百種天然食物中最受營養學家推崇的保健食品之一。

【保健功效】

◆ **防癌抗癌** 黃豆富含皂苷、蛋白酶抑制劑、異黃酮、鉬、硒等抗癌成分，幾乎對所有的癌症都有抑制作用。所以，經常食用黃豆及其製品的人很少發生癌症。

◆ **防治心腦血管疾病** 黃豆的大豆蛋白質、亞油酸和豆固醇能明顯降低血脂和膽固醇的含量，從而降低罹患心血管疾病的機率。大豆脂肪富含不飽和脂肪酸及大豆磷脂，有保持血管彈性和健腦的作用。

◆ **治療更年期綜合症** 黃豆中的植物雌激素與人體雌激素在結構上十分相似，可以作為輔助治療更年期綜合症的最佳食物。

◆ **促進骨骼發育** 黃豆豐富的鈣元素，可以防止因為缺鈣引起的骨質疏鬆，促進骨骼發育，對兒童和老年人非常有利。

◆ **瘦身美容** 黃豆的皂甙類物質能減少脂肪吸收、促進脂肪代謝；大豆膳食纖維可加快食物通過腸道的時間，因而具有減脂的效果。此外，吃黃豆對皮膚乾燥粗糙、頭髮乾枯者大有好處，還可以促進肌膚的新陳代謝、加快機體排毒，使肌膚常保青春。

【中醫理論】

黃豆性味甘平，可以「逐水脹，除胃中熱痺、傷中淋露，下瘀血，散五臟結積內寒」等，是食療佳品。

【食法宜忌】

宜 ◆一定要將黃豆烹煮熟透後再食用，以破壞抗胰蛋白酶和凝血酶。

◆將黃豆做成豆製品食用，其蛋白質的消化率更高。

忌 ◆黃豆較難消化，每次不能食用過多。

◆不宜經常食用，否則會影響鐵元素的吸收而使人出現貧血症狀。

【人群宜忌】

宜 ◆腦力工作者和肥胖者宜食用黃豆。

忌 ◆有慢性消化道疾病的人應儘量少食黃豆。

◆痛風、消化功能不良、消化性潰瘍、低碘和嚴重肝病患者不宜食用黃豆。

【選購要訣】

以顆粒飽滿、圓潤，大小均勻，成色新，表面光滑無黴斑，掉到木板上可以彈起者為佳。

保存須知

黃豆中的維生素B群容易受到紫外線的破壞，所以應置於避光、通風、乾燥處貯存。

食療處方

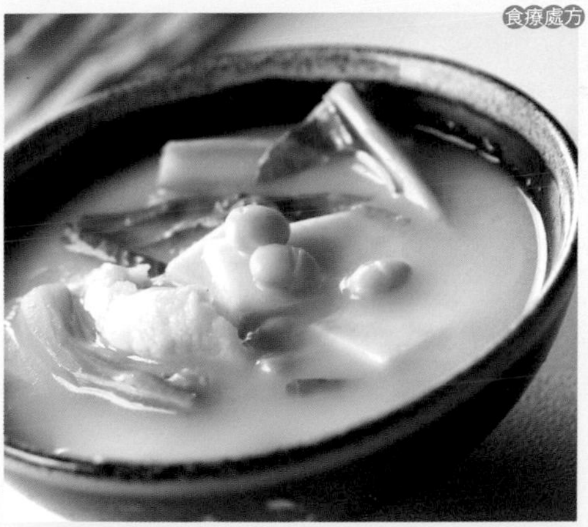

紅薯芥菜黃豆湯

【材料】黃豆75克，紅薯380克，芥菜300克，豬瘦肉100克，薑2片，鹽適量，冷水適量。

【做法】

1.紅薯去皮，洗淨，切厚塊；芥菜和黃豆洗淨；豬瘦肉洗淨，焯後再沖洗乾淨。

2.鍋中加適量水，沸後放入紅薯、芥菜、黃豆、豬瘦肉和薑片，水滾後改小火煲約90分鐘，下鹽調味即成。

【功效】調理腸胃，治療便祕，預防暗瘡。

營養素（每百克的含量）

熱量（千卡）	三大營養素 蛋白質（克）	脂肪（克）	碳水化合物（克）	膽固醇（毫克）	膳食纖維（克）	礦物質 鈣（毫克）	鐵（毫克）	磷（毫克）	鉀（毫克）	鈉（毫克）	銅（毫克）	鎂（毫克）	鋅（毫克）	硒（微克）
391	35.6	19	19.5	0	11.9	169	8.3	400	1800	0.5	1.35	199	3.04	6.16

維生素A（微克）	維生素B_1（毫克）	維生素B_2（毫克）	維生素B_6（毫克）	維生素B_{12}（微克）	維生素C（毫克）	維生素D（毫克）
28	0.41	0.11	0.59	0	0	0
維生素E（毫克）	**生物素（微克）**	**維生素K（微克）**	**維生素P（微克）**	**胡蘿蔔素（毫克）**	**葉酸（微克）**	**泛酸（毫克）**
18.9	0	34	0	0.17	260	1.64

雞蛋
完全蛋白的營養庫

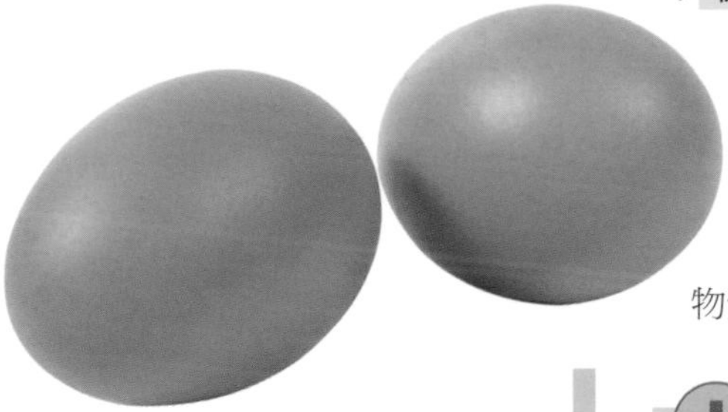

雞蛋 為雉科動物雞的卵，又名雞卵、雞子，是受大眾普遍喜愛的食品之一。鮮雞蛋所含的營養物質豐富而全面，特別是其蛋白質組成與人體組織中的蛋白質組成極為接近，因此吸收率相當高，是自然界中最優良的蛋白質，因此，雞蛋被營養學家稱為「完全蛋白質模式」和「理想的營養庫」，可謂當之無愧。

【保健功效】

◆ **防癌抗癌** 雞蛋中含有較多的維生素 B_2，可以氧化分解人體內的致癌物質。此外，維生素A和硒、鋅等微量元素也都有明顯的抗癌效果。

◆ **預防動脈硬化** 雞蛋的卵磷脂可以防止膽固醇過高，抑制脂肪在血管壁的沉積，從而具有預防動脈粥狀硬化的功效。

◆ **保護肝臟** 雞蛋的蛋白質可以修復損傷的肝臟組織。蛋黃中的卵磷脂可促進肝細胞的再生、提高人體血漿蛋白量，從而增強肝臟的代謝功能和免疫功能。

◆ **健腦益智** 雞蛋黃的卵磷脂、三酸甘油酯、膽固醇和卵黃素等營養物質具有改善神經系統的功能，經常食用雞蛋黃，可增強記憶力，防止老年人記憶力衰退。

◆ **延緩衰老** 雞蛋幾乎含有人體所需要的所有營養物質。每天食用一個雞蛋，可及時補充流失的養分。

【中醫理論】

雞蛋味甘、性平，具有補中益氣、潤肺利咽、清熱解毒、養陰健體及美膚等作用。

【食法宜忌】

宜 ◆儘管雞蛋的做法多種多樣，但白煮蛋最富營養。

忌 ◆雞蛋不宜生吃或用開水沖服。
◆茶葉蛋應少食用，毛蛋和臭蛋則不宜食用。
◆炒雞蛋忌加味精。

【人群宜忌】

宜 ◆體質虛弱、營養不良、貧血者宜食用。
◆產婦和嬰幼兒宜食用。

忌 ◆高膽固醇患者，尤其是重度患者，應慎食雞蛋。
◆患有腎臟疾病的人應禁食雞蛋。

【選購要訣】

看：「鮮蛋表面一層霜，好似粉沙作外裝」。新鮮蛋表面似粉狀，如果表面發亮或變暗，甚至有裂紋者則為次品。

摸：新鮮蛋輕摸發澀，手感發沉。如果手摸發滑、手感輕飄則為次品。

聽：用手輕輕搖動，沒有聲音的是鮮蛋，有水聲的是陳蛋。

嗅：用鼻子聞有特異氣味者為次品。

另外，雞蛋的營養與蛋殼的顏色無關。

保存須知

雞蛋可放在冰箱內冷藏保存。或將鮮蛋放在小缸內，加飽和的石灰水，高出蛋面10～20釐米，可使蛋保存8個月。

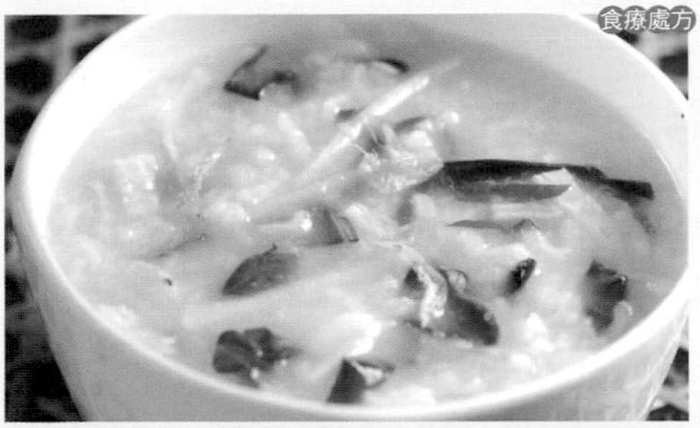

雞蛋木耳粥

【材料】白米100克，雞蛋2個，黑木耳30克，菠菜20克，銀芽15克，蝦米10克，薑末5克，鹽、味精各1克，高湯500克，冷水適量。

【做法】

1.白米洗淨泡好，放入鍋中，加入適量冷水，先用旺火燒沸後，再改用小火慢煮成稀粥，盛起備用。

2.雞蛋攤成蛋皮，切絲；蝦米洗淨，漲發回軟備用。

3.木耳用冷水泡發回軟，挑洗乾淨；銀芽、菠菜分別洗淨。

4.鍋中加入高湯，上火燒沸，下入鹽、味精和薑末，再下入稀粥、蛋皮絲、黑木耳、銀芽、蝦米、菠菜，煮沸離火即成。

【功效】補腦益智，提高記憶力。

營養素（每百克的含量）

熱量	三大營養素			膽固醇	膳食纖維	礦物質								
(千卡)	蛋白質(克)	脂肪(克)	碳水化合物(克)	(毫克)	(克)	鈣(毫克)	鐵(毫克)	磷(毫克)	鉀(毫克)	鈉(毫克)	銅(微克)	鎂(毫克)	鋅(毫克)	硒(微克)
140	12.9	9.1	1.5	1200	0	30	1.2	182	60	196.4	70	11	1.01	15

維生素						
維生素A(微克)	維生素B_1(毫克)	維生素B_2(毫克)	維生素B_6(微克)	維生素B_{12}(微克)	維生素C(毫克)	維生素D(毫克)
154	0.16	0.17	70	0.9	0	3
維生素E(毫克)	生物素(微克)	維生素K(微克)	維生素P(微克)	胡蘿蔔素(毫克)	葉酸(微克)	泛酸(毫克)
2.29	13	12	0	0	36	0.1

胡蘿蔔
大眾人參

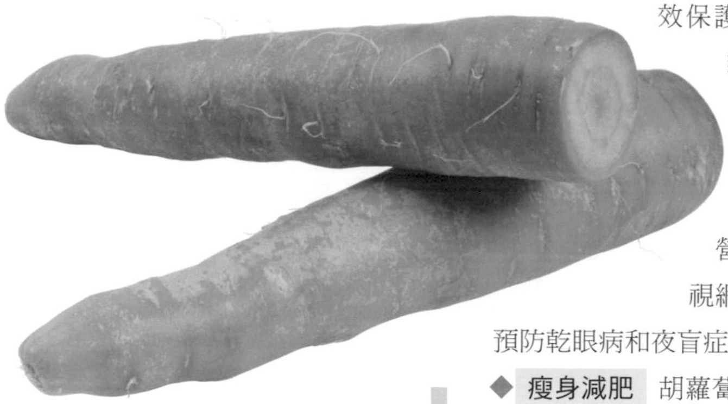

胡蘿蔔 又稱紅蘿蔔、金筍、丁香蘿蔔，為傘形科草本植物胡蘿蔔的塊根，原產於中東和遠東地區，元代以前傳入我國，目前在各地均有栽培。胡蘿蔔因其顏色靚麗，脆嫩多汁，芳香甘甜而受到人們的喜愛。胡蘿蔔營養豐富，又對人體具有多方面的保健功能，被譽為「大眾人參」。

【保健功效】

◆ **抗癌抗過敏** 胡蘿蔔中的β-胡蘿蔔素能調節細胞內某些物質的動態平衡，從而有效預防花粉過敏、過敏性皮膚炎等症。同時，β-胡蘿蔔素還具有清除氧自由基的功能，減少或阻止癌細胞的生成，預防肺癌效果尤為明顯。

◆ **保護血管** 胡蘿蔔富含多種維生素及果膠酸鈣等礦物質，可有效降低血壓、血脂和膽固醇，增加冠狀動脈血流量，具有保護血管、防治心腦血管疾病的功效。

◆ **提高免疫力** 胡蘿蔔含有大量的維生素A，能夠有效保護眼部、呼吸道、泌尿道及胃腸道黏膜，預防細菌和病毒的感染，提高免疫力。

◆ **保護眼睛** 胡蘿蔔的維生素A和維生素C是眼睛所不可缺少的營養成分，經常食用胡蘿蔔，可調節視網膜感光物質合成，緩解眼睛疲勞，預防乾眼病和夜盲症的發生。

◆ **瘦身減肥** 胡蘿蔔的熱量低，且含大量的植物纖維和果膠，能促進胃腸蠕動、助消化，多喝胡蘿蔔汁可以抑制吃甜食或油膩食物的欲望，達到瘦身的效果。

【中醫理論】

胡蘿蔔味甘、性平，有健脾和胃、壯陽補腎、化滯通氣等功效，可用於治療陽痿、性功能低下、夜盲症、百日咳等症。

【食法宜忌】

宜 ◆胡蘿蔔最好和肉片、植物油等油脂一起烹調，這樣可使β-胡蘿蔔素更易消化和吸收。

忌 ◆胡蘿蔔忌與過多的醋同食，否則容易破壞其中的β-胡蘿蔔素。

◆胡蘿蔔忌與白蘿蔔同食，否則會破壞維生素C。

【人群宜忌】

宜 ◆經常吸菸、熬夜，長期與水銀接觸的人宜多食用胡蘿蔔。

◆兒童及青少年宜多食用胡蘿蔔。

◆營養不良、食欲不振和高血壓、膽石症患者宜多食用胡蘿蔔。

【選購要訣】

以莖塊長且直，體態均勻飽滿，外表光滑無疙瘩，根鬚處新鮮者為佳。鮮亮發濕的胡蘿蔔很有可能是被硫磺燻蒸過的，購買時應多加注意。

保存須知

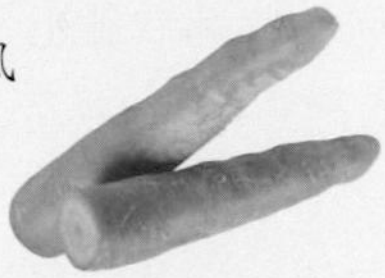

可置於室內通風陰涼處存放。

食療處方

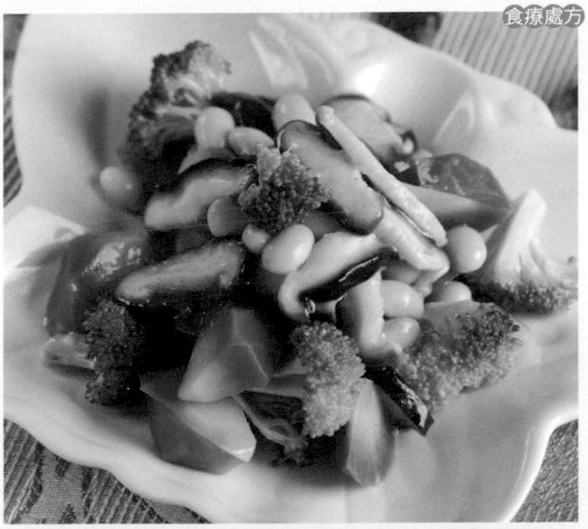

胡蘿蔔炒蘑菇

【材料】 胡蘿蔔250克，蘑菇100克，黃豆、青花菜各30克，沙拉油50克，鹽5克，味精2克，白糖1克。

【做法】

1.胡蘿蔔去皮切成小塊，蘑菇切片，黃豆泡透蒸熟，青花菜掰成小顆。

2.炒鍋下沙拉油，放入胡蘿蔔、蘑菇翻炒，加入少許清水，用中火煮至胡蘿蔔塊軟爛時，下入熟黃豆、青花菜，調入鹽、味精、白糖，煮透即可。

營養素（每百克的含量）

熱量 (千卡)	三大營養素			膽固醇	膳食纖維	礦物質								
	蛋白質 (克)	脂肪 (克)	碳水化合物 (克)	(毫克)	(克)	鈣 (毫克)	鐵 (毫克)	磷 (毫克)	鉀 (毫克)	鈉 (毫克)	銅 (微克)	鎂 (毫克)	鋅 (毫克)	硒 (微克)
38	0.9	0.3	7.9	0	1.2	65	0.4	20	232	105.1	30	7	0.14	2.8

維生素						
維生素A (微克)	維生素 B_1 (微克)	維生素 D_2 (微克)	維生素 B_6 (毫克)	維生素 B_{12} (微克)	維生素C (毫克)	維生素D (毫克)
802	40	40	0.11	0	12	0
維生素E (毫克)	生物素 (微克)	維生素K (微克)	維生素P (微克)	胡蘿蔔素 (毫克)	葉酸 (微克)	泛酸 (微克)
0.5	0	3	0	4.81	28	70

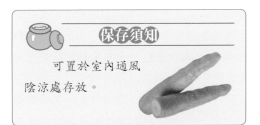

玉米
黃金穀物

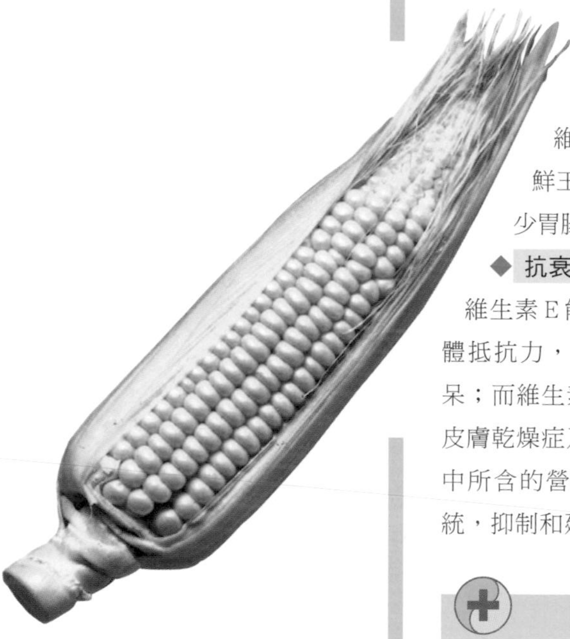

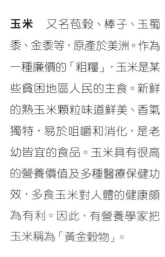

玉米　又名苞穀、棒子、玉蜀黍、金黍等，原產於美洲。作為一種廉價的「粗糧」，玉米是某些貧困地區人民的主食。新鮮的熟玉米顆粒味道鮮美、香氣獨特，易於咀嚼和消化，是老幼皆宜的食品。玉米具有很高的營養價值及多種醫療保健功效，多食玉米對人體的健康頗為有利。因此，有營養學家把玉米稱為「黃金穀物」。

【保健功效】

◆ **防癌抗癌**　糙玉米麵中含有大量白胺酸和麩胱甘肽，能緩解抗癌藥物對人體產生的副作用，還能抑制癌細胞的生長。鮮玉米在烹煮過程中會釋放一種酚類化合物，對癌症的治療有一定效果。

◆ **防治心腦血管疾病**　玉米脂肪含有豐富的亞油酸、卵磷脂和維生素E等，這些物質均具有降低膽固醇，防止高血壓、冠心病和抗血管硬化的作用。

◆ **護胃通腸**　咀嚼新鮮玉米能促進唾液分泌，有利於食物的消化。鮮玉米中的膳食纖維含量為精米、精麵的6～8倍，因此，常吃新鮮玉米能使大便通暢，防治便祕和痔瘡，還能減少胃腸病的發生。

◆ **抗衰美容**　新鮮玉米中含有大量的維生素，其中維生素E能夠促進細胞分裂，延緩細胞老化，增強身體抵抗力，預防動脈粥狀硬化、皮膚病變和早老性癡呆；而維生素A對防治老年人常見的乾眼病、氣管炎、皮膚乾燥症及白內障等也有一定的輔助作用。玉米胚芽中所含的營養物質能增強人體新陳代謝，調整神經系統，抑制和延緩皮膚皺紋的產生，使皮膚細嫩光滑。

【中醫理論】

玉米性平、味甘，有開胃、健脾、除濕、利尿等作用，主治腹瀉、消化不良、水腫等。

【食法宜忌】

宜　◆食用玉米時也要吃掉玉米粒的胚尖部分，因為玉米的許多營養都集中在這裡。

◆玉米蛋白質中缺乏色胺酸，所以以玉米為主食的人應多吃些豆類食品。

忌　◆發生黴爛、變質的玉米含有強致癌物——黃麴毒素，絕對不可食用。

◆不宜長期將玉米當做主食。

【人群宜忌】

宜 ◆老人宜多食玉米。
◆維生素A缺乏者適宜食用。
◆營養不良者應多食。
◆心腦血管疾病患者宜食用。

【選購要訣】

以棒體大小均勻，玉米葉新鮮，頂端玉米鬚含有水分，玉米籽粒整齊、均勻、飽滿者為佳。

保存須知

保存在乾燥、通風處，謹防被黃麴菌污染而發生黴變。

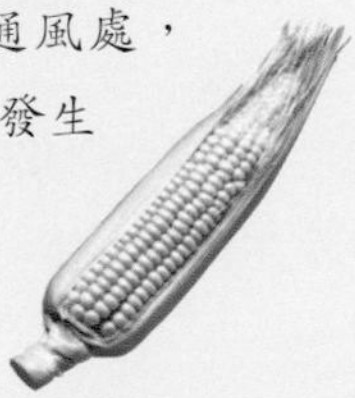

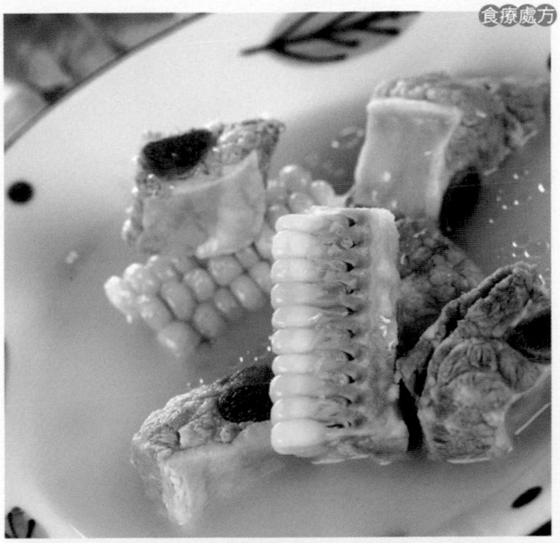

玉米香菇排骨湯

【材料】 玉米2根，排骨500克，香菇5個，鹽少許，冷水適量。

【做法】

1.排骨焯去血水；玉米切段；香菇泡軟去蒂。

2.將排骨、玉米、香菇一同入鍋，加入適量冷水煮，旺火轉小火，慢慢煨燉約1小時，加鹽調味即可。

【功效】 此湯具有明目、解毒之效。

營養素（每百克的含量）

熱量（千卡）	三大營養素			膽固醇（毫克）	膳食纖維（克）	礦物質								
	蛋白質（克）	脂肪（克）	碳水化合物（克）			鈣（毫克）	鐵（毫克）	磷（毫克）	鉀（毫克）	鈉（毫克）	銅（毫克）	鎂（毫克）	鋅（毫克）	硒（微克）
196	4	2.3	40.2	0	10.5	1	1.5	187	238	1.1	0.25	96	0.9	1.63

維生素						
維生素A（微克）	維生素B_1（毫克）	維生素B_2（微克）	維生素B_6（毫克）	維生素B_{12}（微克）	維生素C（毫克）	維生素D（毫克）
63	0.21	60	0.11	15	10	0
維生素E（毫克）	生物素（微克）	維生素K（微克）	維生素P（微克）	胡蘿蔔素（毫克）	葉酸（微克）	泛酸（毫克）
1.7	216	1	0	0.34	12	1.9

木瓜
百益之果

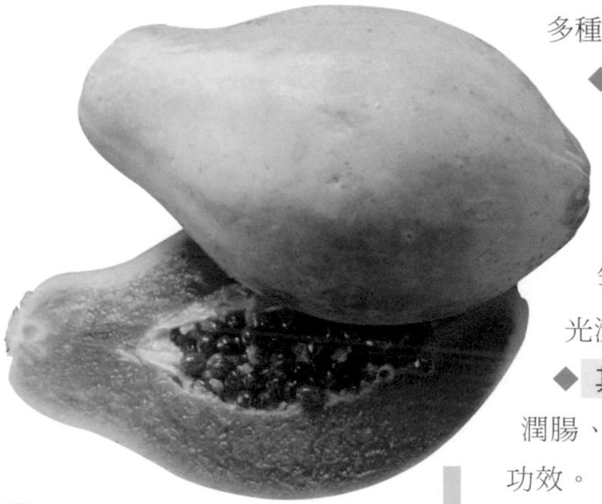

木瓜 又名乳瓜、番瓜、文冠果、番木瓜等，我國種植木瓜已經有兩千年以上的歷史。因其厚實細致、香氣濃郁、汁水豐多、甜美可口、營養豐富，有著「百益之果」、「水果之皇」、「萬壽瓜」之雅稱。明代的李時珍在《本草綱目》中對木瓜的藥用功效作了詳細的闡述。現代科學發現，木瓜富含維生素、胺基酸等營養成分，對於治療某些疾病、增強體質有著非常好的效果。

【保健功效】

◆ **防癌抗癌** 木瓜中所獨有的番木瓜鹼具有抗腫瘤功效，並能阻止致癌物質亞硝胺的合成，對淋巴性白血病細胞具有強烈抗癌活性。

◆ **催乳豐胸** 木瓜酶能夠幫助乳腺發育。

◆ **健脾消食** 木瓜蛋白酶可將脂肪分解為脂肪酸。同時木瓜還含有木瓜酵素，能促進人體對蛋白質的消化和吸收，因此有健脾消食作用。此外，木瓜酵素還可以治療多種胃疾。

◆ **治療燒傷** 木瓜某些有效成分能保護吞噬細胞，提高其殺菌的功效，對治療燒傷有不錯的效果。

◆ **美容護膚** 木瓜中豐富的維生素和胺基酸等，十分容易被皮膚直接吸收，從而使皮膚變得光潔、柔嫩、紅潤。

◆ **其他療效** 木瓜還具有解熱、利尿、散瘀、通便潤腸、清暑解毒、舒肝解鬱、祛濕除痺、和胃止嘔等功效。

【中醫理論】

木瓜味甘、性平，具有消食健胃、潤肺止咳、消暑解渴等功效。

【食法宜忌】

宜 ◆木瓜酵素是一種很強的蛋白質消化酶，飯後食用木瓜有助於消化。

◆木瓜的最佳食用方法是用糖或蜜浸漬後食用。

忌 ◆木瓜中的番木瓜鹼，對人體微有毒性，每次食量不宜過多，1/4個為宜，過敏體質者應慎食。

◆懷孕時不能吃木瓜，否則容易引起子宮收縮。

◆烹飪木瓜時忌用鐵製或鋁製器皿。

【人群宜忌】

宜 ◆營養缺乏、消化不良、肥胖和產後缺乳的人宜常食。

◆風濕性關節炎、腳氣病患者宜食用。

忌 ◆小便不暢、淋痛者忌食。

【選購要訣】

選購木瓜時，以果實呈長橢圓形、綠中帶黃、果皮光滑潔淨、氣味芳香、有重量感、果蒂新鮮者為上品。

保存須知

成熟的木瓜很軟，不易保存，最好現買現吃。也可選購尚未熟透的果實，將其放置於通風陰涼處，待果蒂處漸軟即可食用。若想讓木瓜加速成熟，可將其埋在米中。

食療處方

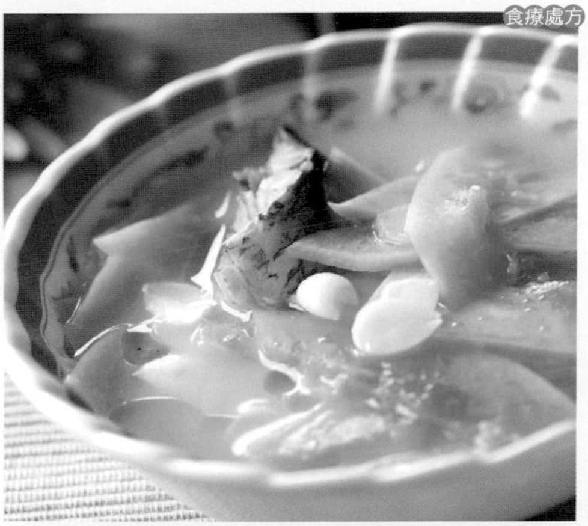

木瓜魚尾湯

【材料】木瓜半個，草魚尾1個，南北杏適量，薑絲、蒜蓉各少許。

【做法】

1.將草魚尾洗淨放入清水中，用小火煮開，加入少量薑絲及蒜蓉。

2.將木瓜洗淨剖開，去掉瓜瓤，切成片狀，放入魚湯中，同時將南北杏洗淨放入，用中小火煲3小時，下鹽調味即可。

【功效】暖胃和中，消食化滯。

營養素（每百克的含量）

熱量	三大營養素			膽固醇	膳食纖維	礦物質								
(千卡)	蛋白質(克)	脂肪(克)	碳水化合物(克)	(毫克)	(克)	鈣(毫克)	鐵(毫克)	磷(毫克)	鉀(毫克)	鈉(毫克)	銅(微克)	鎂(毫克)	鋅(毫克)	硒(微克)
27	0.4	0.1	6.2	0	0.8	17	0.2	12	18	28	30	9	0.25	1.8

維生素						
維生素A(微克)	維生素B_1(微克)	維生素B_2(微克)	維生素B_6(微克)	維生素B_{12}(微克)	維生素C(毫克)	維生素D(毫克)
145	20	40	10	0	50	0
維生素E(毫克)	生物素(微克)	維生素K(微克)	維生素P(微克)	胡蘿蔔素(毫克)	葉酸(微克)	泛酸(毫克)
0.3	38	0	0	0.87	44	0.42

柳橙
天然的抗氧化劑

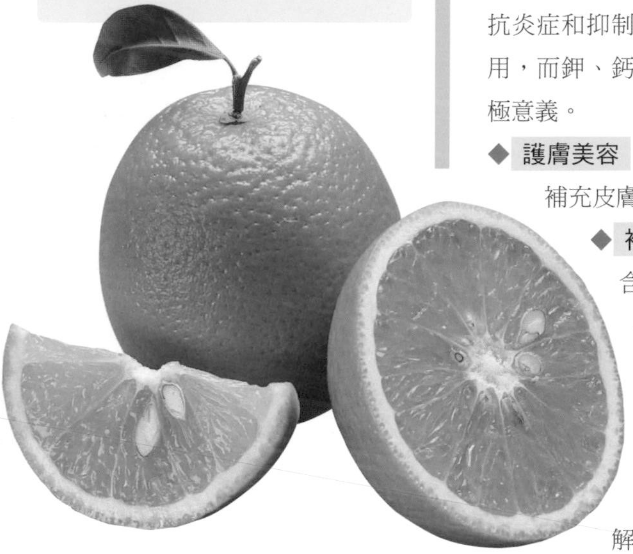

柳橙 又名黃橙、金球、香橙、蟹橙等，與橘子、柑子、柚子、檸檬等同屬芸香科柑橘類植物。原產於我國東南部，栽培歷史悠久，至今已近四千年，目前世界各熱帶果區均有分布。柳橙顏色鮮豔，酸甜可口，外觀整齊漂亮，是廣受人們歡迎的水果，因其營養豐富、抗氧化效果奇佳而被稱為「天然的抗氧化劑」。

【保健功效】

◆ **防癌抗癌** 柑橘類水果中所含的抗氧化物質種類很多，包括大量維生素、60餘種黃酮類物質和17種類胡蘿蔔素。黃酮類物質具有抗病毒作用，類胡蘿蔔素則具有很強的抗氧化功效。這些綜合的生理活性成分使得柑橘類水果對多種癌症的發生都有抑制作用，尤其對口腔癌、食道癌和胃癌的防治效果明顯。

◆ **軟化血管** 柳橙的果酸能軟化血管，黃酮類物質具有抗炎症和抑制凝血的效果，維生素C有降低膽固醇的作用，而鉀、鈣等微量元素對保護心腦血管的健康也有積極意義。

◆ **護膚美容** 柳橙富含維生素C和多種微量元素，可以補充皮膚所需營養、延緩皮膚衰老。

◆ **補充體力** 劇烈運動後飲用一杯柳橙汁，其含量豐富的果糖能迅速補充體力，而高達85%的水分更能解渴提神。

◆ **預防膽結石** 柳橙中的維生素C能夠抑制膽固醇在肝內轉化為膽汁酸，從而減少膽結石的發病率。

◆ **其他功效** 柳橙散發出的氣味還具有緩解人們心理壓力和開胃的作用。

【食法宜忌】

忌 ◆飯前或空腹時不宜食用。

◆食用柳橙要適量，每次最多不能超過3個，食用後應及時刷牙漱口。

◆吃柳橙前後1小時內不宜喝牛奶。

◆不應用橙皮泡水，因為橙皮上一般都會有保鮮劑，很難用水洗淨。

【人群宜忌】

宜 ◆膽結石患者宜適量食用。

◆腹脹、噁心、嘔吐者食用柳橙尤為適宜。

忌 ◆貧血患者、口乾咽燥、舌紅苔少者不宜食用。

【選購要訣】

以果形端正，大小適中，無畸形，果色鮮紅或橙紅，表皮光潔明亮，手指輕捏時彈性好，且果梗新鮮者為佳。

保存須知

柳橙的保存期比較長，放在室內陰涼處能保存1個月左右。冬季保存時最好用紙包裹，以減少水分流失，延長保存時間。

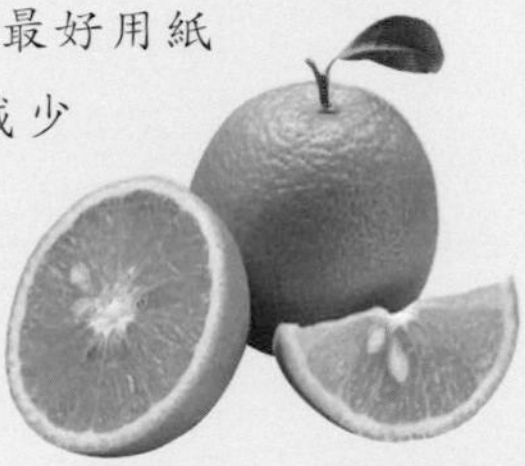

食療處方

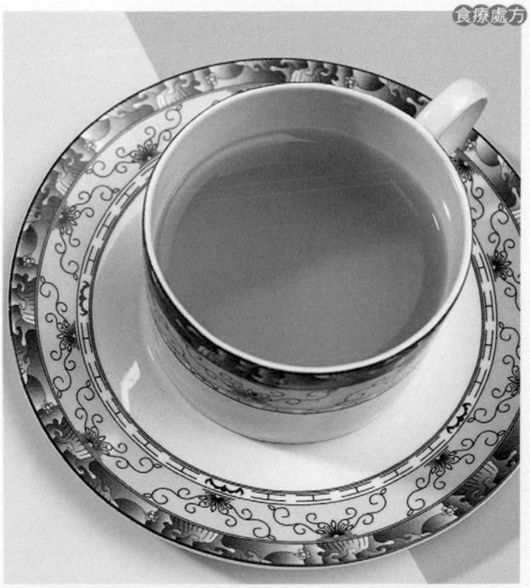

橙蜜飲

【材料】 柳橙200克，蜂蜜100克，冷水適量。

【做法】

將柳橙用清水泡去酸味，連皮切成4瓣，與蜂蜜一同放入鍋中，加適量水煮20分鐘，去渣取汁飲用。

【功效】

本方用於治療妊娠嘔吐。

營養素（每百克的含量）

熱量	三大營養素			膽固醇	膳食纖維	礦物質								
(千卡)	蛋白質(克)	脂肪(克)	碳水化合物(克)	(毫克)	(克)	鈣(毫克)	鐵(毫克)	磷(毫克)	鉀(毫克)	鈉(毫克)	銅(微克)	鎂(毫克)	鋅(毫克)	硒(微克)
47	0.8	0.2	10.5	0	0.6	20	0.4	22	159	1.2	30	14	0.14	0.31

維生素						
維生素A(微克)	維生素B_1(微克)	維生素B_2(微克)	維生素B_6(微克)	維生素B_{12}(微克)	維生素C(毫克)	維生素D(毫克)
27	50	40	60	0	33	0
維生素E(毫克)	生物素(微克)	維生素K(微克)	維生素P(微克)	胡蘿蔔素(毫克)	葉酸(微克)	泛酸(毫克)
0.56	61	0	500	0.16	34	0.28

薑

家庭保健醫生

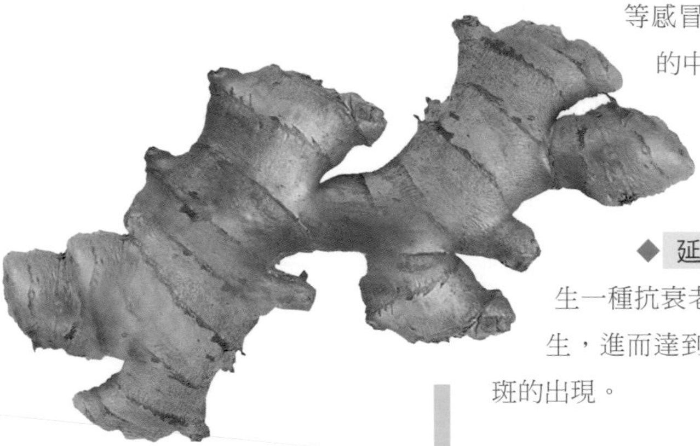

薑 為薑科多年生草本植物薑的塊莖，我國各地均有出產。薑具有獨特的辛辣芳香，既是一種常見的調味品，又有極高的藥用價值，尤其受到中醫學的推崇。薑中含有大量特殊保健成分，對治療風寒、濕痰等症特別有效，在治療嘔吐、眩暈、消化不良、食欲不振等諸多方面也獨具效力。俗話說：「冬吃蘿蔔夏吃薑，不用醫生開藥方」，這足以說明薑的藥用價值之大，範圍之廣，稱得上是貼心的「家庭保健醫生」。

【保健功效】

◆ **防癌抗癌** 研究證實，生薑所含的薑醇、薑烯等物質，有一定的抗癌作用，尤其可以減少口腔癌、直腸癌的發病率。

◆ **降膽固醇** 生薑含有一種特殊物質，其化學結構和水楊酸接近，能防止血液凝固，大大降低血液中膽固醇的含量。

◆ **驅寒防嘔** 薑中的薑醇、薑烯、水芹烯、薑辣素等成分具有消炎、散熱、發汗等作用，可以有效緩解流鼻涕等感冒症狀。生薑是傳統的治療噁心、嘔吐的中藥，有「嘔家聖藥」之譽。

◆ **增進食欲** 薑所具有的獨特香氣和味道能改善食欲，增加食量，所以俗話說：「飯不香，吃生薑。」

◆ **延緩衰老** 薑辣素被人體吸收後，能產生一種抗衰老活性物質，抑制體內脂質過氧化物產生，進而達到延緩衰老的效果，尤其可以抑制老人斑的出現。

【中醫理論】

生薑味辛、性溫，具發汗解表、溫中止嘔、溫肺止咳、解毒調味之功效，用於治療感冒風寒、惡寒發熱、嘔吐腹瀉、肺寒咳嗽、痰多白稀、食欲不振等症。

【食法宜忌】

宜 ◆感冒時，可將生薑加水煮成薑湯，或是在開水中滴入幾滴生薑汁服用來發汗。

◆薑和洋蔥搭配有助於維生素 B_1 的吸收。

忌 ◆健康人不宜直接食用生薑，平時可將其做為調味品在炒菜時適量添加。

◆爛薑、陳薑不要吃，因為薑變質後會產生致癌物。

【人群宜忌】

宜 ◆感冒、胃寒體虛、食欲不振者宜食用生薑。

忌 ◆患有嚴重的口腔、胃病、腸道疾病者應少食或不食生薑。

【選購要訣】

以莖塊粗壯肥厚、表皮新鮮光潔者為佳。

保存須知

鮮生薑不可放在冰箱內。保存時應注意防凍、防脫水、防腐爛，最好密封後置於室內避光、通風處。

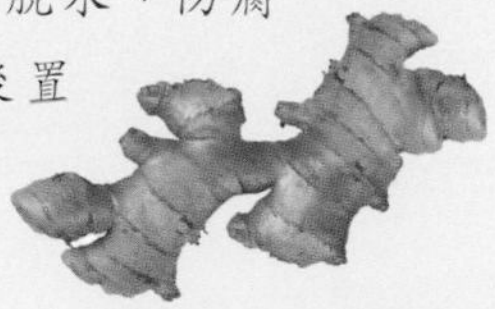

食療處方

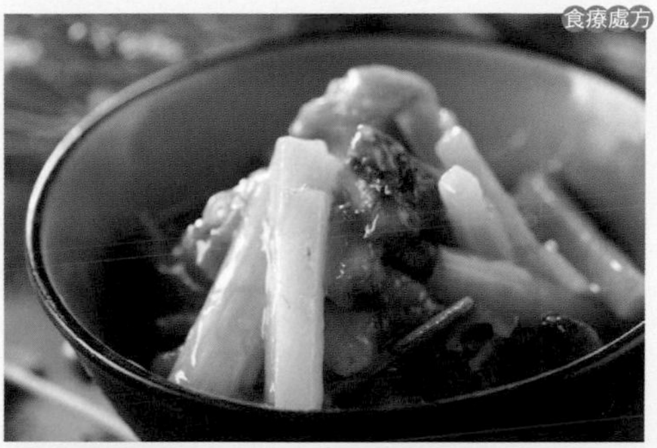

薑蔥鯉魚

【材料】 鯉魚1條，蔥段75克，粗薑粒75克，蒜米1克，清湯500克，胡椒粉0.5克，香油5克，濕陳皮1片，味精、鹽各5克，料酒10克，太白粉10克，花生油適量。

【做法】

1.將鯉魚收拾乾淨，陳皮切米粒大小。

2.鍋置火上倒少許花生油，燒至六成熱時下鯉魚，將魚身略煎一下，取出。

3.鍋中留底油燒熱，放入薑、蔥爆香，隨即放清湯、蒜米、胡椒粉、陳皮、鹽和鯉魚一起下鍋燉熟後盛魚入碟，將原汁撒味精，加入太白粉勾芡，香油、明油⑬淋在魚上即成。

【功效】 通陽、溫脾、利水。

營養素（每百克的含量）

熱量（千卡）	三大營養素 蛋白質（克）	三大營養素 脂肪（克）	三大營養素 碳水化合物（克）	膽固醇（毫克）	膳食纖維（克）	礦物質 鈣（毫克）	礦物質 鐵（毫克）	礦物質 磷（毫克）	礦物質 鉀（毫克）	礦物質 鈉（毫克）	礦物質 銅（毫克）	礦物質 鎂（毫克）	礦物質 鋅（毫克）	礦物質 硒（微克）
66	1.5	1.5	11.5	0	2.2	46	2.1	42	387	28.2	0.1	44	0.34	0.56

維生素A（微克）	維生素B_1（微克）	維生素B_2（微克）	維生素B_6（毫克）	維生素B_{12}（微克）	維生素C（毫克）	維生素D（毫克）
30	10	40	0.13	0	5	0

維生素E（毫克）	生物素（微克）	維生素K（微克）	維生素P（微克）	胡蘿蔔素（毫克）	葉酸（微克）	泛酸（毫克）
0.2	0	0	0	0.18	8	0.6

金針菇
抗癌益智

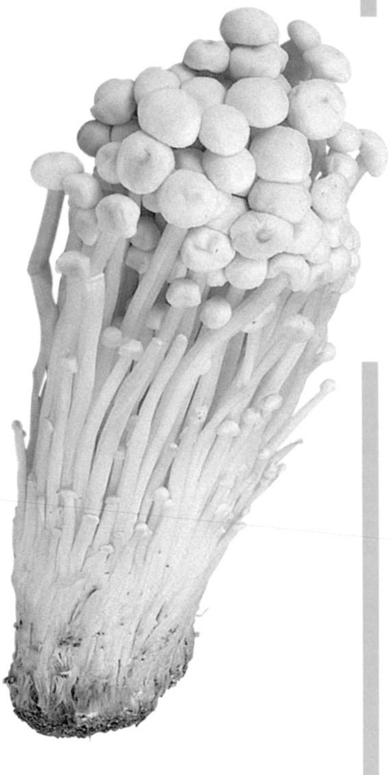

金針菇 又名金錢菇、朴菇、楊菇等，是小型傘菌目食用菌類，多產於秋末春初。金針菇肉質脆嫩、味道鮮美，不僅營養極其豐富，還有很高的藥用價值，特別是在促進智力發育和抗癌等方面，效果尤為顯著。因此，金針菇又有「抗癌益智菇」的美譽。

【保健功效】

◆ **防癌抗癌** 金針菇含有一種叫朴菇素的鹼性蛋白質，它對癌細胞有明顯的抑制作用。

◆ **防治心腦血管疾病** 金針菇鉀、鈣、不飽和脂肪酸和維生素 B_2 等成分有助於調節血液酸鹼度平衡，降低膽固醇濃度和血黏稠度，有防治動脈粥狀硬化、高血壓、冠心病等心腦血管疾病的作用。

◆ **保肝護胃** 金針菇的精胺酸有利於防治肝臟疾病和胃潰瘍。

◆ **抗過敏** 金針菇含有的某種蛋白可以預防哮喘、鼻炎、濕疹等過敏症，還能提高免疫力。

◆ **促進發育** 金針菇的胺基酸總量占乾重的20%左右，其中的賴胺酸特別有利於兒童骨骼成長和智力發育，長期食用金針菇的兒童，不但體重和身高會明顯增長，而且智力、記憶力都有增強。

◆ **抵抗衰老** 金針菇有人體必需的多種胺基酸、活性多糖、維生素和微量元素，它們具有增強記憶力和抗衰老的功效。

【中醫理論】

金針菇性寒、味鹹，利於肝臟，益腸胃。

【食法宜忌】

宜 ◆金針菇和富含鈣質的海魚一起烹調，能夠幫助鈣的吸收。

忌 ◆金針菇應避免過度烹煮，以免營養流失，涼拌或涮火鍋都是較好的吃法。

◆食用金針菇不宜太多，每次30～50克左右為宜，否則可能會導致腹瀉。

【人群宜忌】

宜 ◆兒童、中老年人宜食用金針菇。

忌 ◆紅斑性狼瘡、關節炎患者應忌食金針菇。

【選購要訣】

市場上金針菇以鮮品和罐頭為主，乾品較少。鮮品以未開傘，鮮嫩，菌柄15釐米左右，均勻整齊，無褐根，基部少黏連為佳品。

無論鮮品還是罐頭，顏色格外金黃發亮的金針菇最好不要選購。

保存須知

冷藏法：將金針菇裝入保鮮袋後放入冰箱內冷藏，可保鮮3～5天。

曬乾法：先將鮮菇放在開水中燙3分鐘後再置於烈日下曬乾，然後用塑膠袋包裝貯存。此種方法能使金針菇保存30天左右。

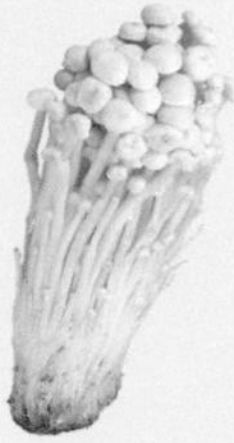

食療處方

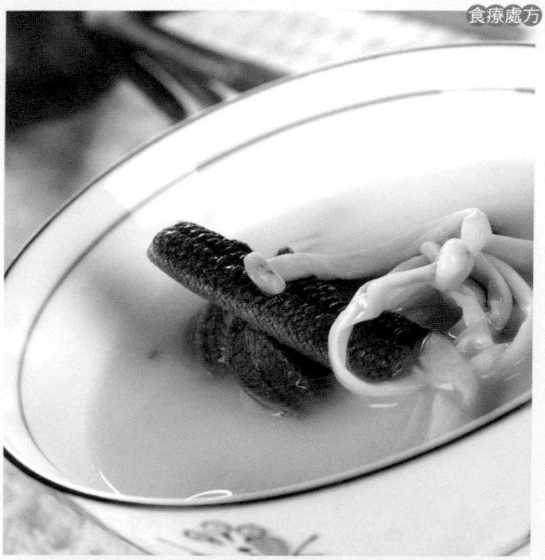

黃鱔金針菇湯

【材料】黃鱔250克，金針菇15克，植物油60克，鹽少許，冷水適量。

【做法】

1.將黃鱔去內臟，洗淨切段。

2.將黃鱔入熱油鍋內稍煸，投入已清理好的金針菇，加水以文火煮熟，以鹽調味即可。

【功效】具有補虛損、益氣血、強筋骨的作用。

營養素（每百克的含量）

熱量	三大營養素			膽固醇	膳食纖維	礦物質								
(千卡)	蛋白質 (克)	脂肪 (克)	碳水化合物 (克)	(毫克)	(克)	鈣 (毫克)	鐵 (毫克)	磷 (毫克)	鉀 (毫克)	鈉 (毫克)	銅 (毫克)	鎂 (毫克)	鋅 (毫克)	硒 (微克)
22	17.8	1.3	32.3	0	2.7	12	1.4	97	360	4.3	0.14	17	0.39	0.28

維生素						
維生素A (微克)	維生素B_1 (毫克)	維生素B_2 (毫克)	維生素B_6 (毫克)	維生素B_{12} (微克)	維生素C (毫克)	維生素D (毫克)
5	0.24	0.17	0.12	0	2	1
維生素E (毫克)	生物素 (微克)	維生素K (微克)	維生素P (微克)	胡蘿蔔素 (微克)	葉酸 (微克)	泛酸 (毫克)
1.14	0	0	0	30	75	1.4

南瓜
糖脂調控軟黃金

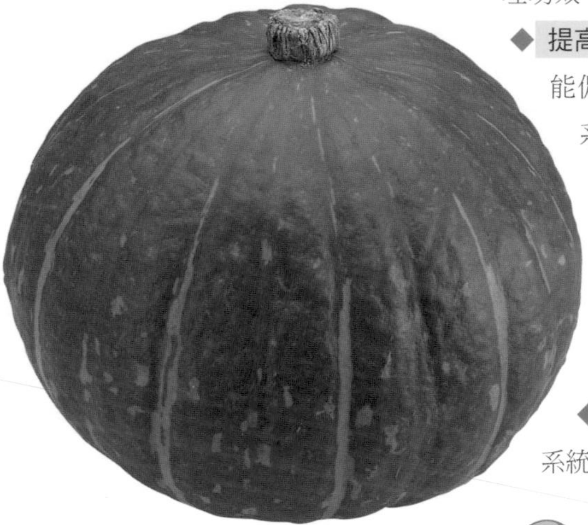

南瓜 又名麥瓜、番瓜、倭瓜、金冬瓜，是葫蘆科植物南瓜的果實，原產於亞洲南部，很早就傳入我國，目前在各地均有栽種，為夏秋季節的優良蔬菜之一。近年來，人們發現南瓜不僅有較高的食用價值，而且還有不可忽視的食療作用，長期食用具有治病保健功能，在國際上已被視為特效保健蔬菜。

【保健功效】

◆ **防治糖尿病** 南瓜中的鈷，是胰島細胞合成胰島素所必需的微量元素，長期吃少量南瓜對防治糖尿病有益。需要注意的是，由於南瓜也富含多糖，故糖尿病患者不宜一次大量食用。

◆ **壯骨降壓** 南瓜是高鈣、高鉀、低鈉食品，尤其有利於骨質疏鬆和高血壓等病的預防。

◆ **護目補血** 南瓜有豐富的β-胡蘿蔔素和微量元素鈷，前者對上皮組織的生長分化、維持正常視覺具有重要生理功效，後者則有補血作用。

◆ **提高免疫力** 南瓜多糖是一種非特異性免疫增強劑，能促進細胞因子生成，透過活化補體等途徑對免疫系統發揮多方面的調節功能，從而提高機體的免疫能力。

◆ **美容瘦身** 南瓜的維生素A含量十分豐富，可美白、活化肌膚。同時，南瓜還含有大量的果膠，能延緩腸道對糖和脂質吸收，達到瘦身的目的。

◆ **防治泌尿系統疾病** 南瓜種子的脂類物質對泌尿系統疾病及攝護腺增生具有良好的預防和治療作用。

【中醫理論】

南瓜味甘、性溫，具有補中益氣、消痰止咳的功能，可治氣虛乏力、肋間神經痛、瘧疾、痢疾等症，還可驅蛔蟲、治燙傷。

【食法宜忌】

宜

◆南瓜適合炸食或者和脂類物質一起烹調，這樣維生素A更容易被人體吸收。

◆南瓜和豆類、魚類、乳製品等搭配有很好的防癌作用。

◆糖尿病患者可把南瓜製成南瓜粉，以便長期少量食用。

忌 ◆不宜和羊肉一同食用，否則會引起胸悶和腹脹。

【人群宜忌】

宜 ◆肥胖者、男性、中老年人宜經常食用南瓜。

◆和鉛、汞等重金屬密切接觸的人宜經常食用南瓜。

忌 ◆腳氣病、黃疸、胃熱患者宜少食南瓜。

【選購要訣】

以顏色金黃、瓜身周正、個大肉厚、不傷不爛者為佳。

保存須知

南瓜可於常溫、避光、乾燥條件下的室內長期保存，保鮮期為2～3個月。

食療處方

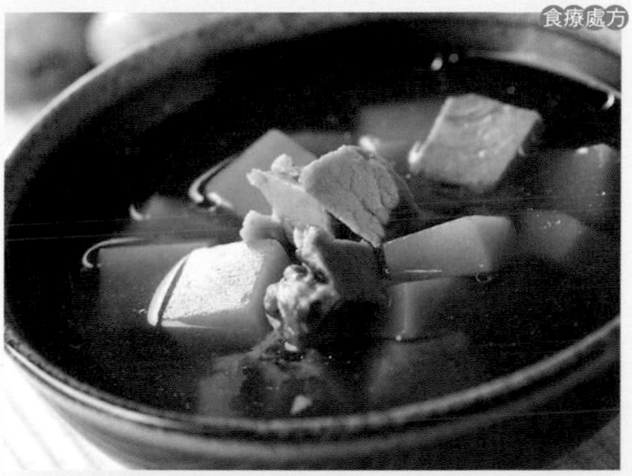

南瓜牛肉湯

【材料】南瓜250克，牛肉125克，鹽適量，冷水1000cc。

【做法】

1.將南瓜削皮，洗淨，切成約3釐米見方塊，放在鍋內。

2.將牛肉剔去筋膜，洗淨，切成2釐米見方塊，先在沸水鍋內焯一下，撈出，放入另一鍋內，加入清水約1000cc，置旺火上煮沸後，加入南瓜，以小火同煮約2小時，待牛肉爛熟後加少許鹽調味即成。

【功效】補充營養，清熱除煩，緩解緊張情緒。

【注意事項】南瓜不宜服食過量，否則易致腹脹。

營養素（每百克的含量）

熱量（千卡）	三大營養素 蛋白質（克）	脂肪（克）	碳水化合物（克）	膽固醇（毫克）	膳食纖維（克）	礦物質 鈣（毫克）	鐵（毫克）	磷（毫克）	鉀（毫克）	鈉（毫克）	銅（微克）	鎂（毫克）	鋅（毫克）	硒（微克）
22	0.7	0.1	4.5	0	0.8	16	0.4	24	287	0.8	30	8	0.14	0.46

維生素						
維生素A（微克）	維生素B_1（微克）	維生素B_2（微克）	維生素B_6（毫克）	維生素B_{12}（微克）	維生素C（毫克）	維生素D（毫克）
148	30	40	0.12	0	8	0
維生素E（毫克）	生物素（微克）	維生素K（微克）	維生素P（微克）	胡蘿蔔素（毫克）	葉酸（微克）	泛酸（毫克）
0.36	0	26	0	0.89	80	0.5

馬鈴薯
地下蘋果

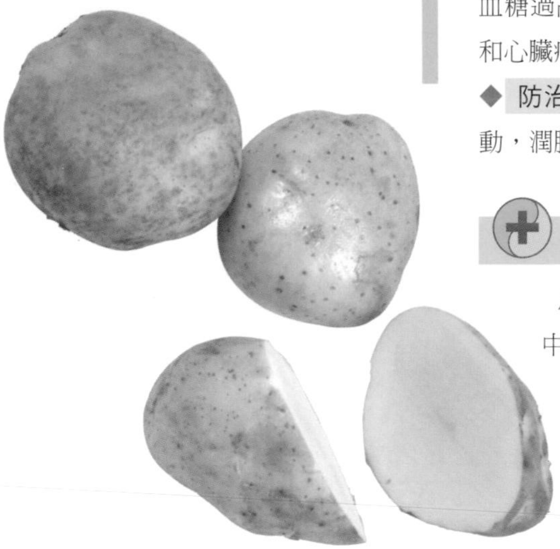

馬鈴薯 也稱洋芋、山藥蛋等，原產南美高山地帶，是歐美許多國家的傳統食品，現在已是世界性的蔬菜之一。馬鈴薯含有豐富的營養物質，而且易為人體消化吸收，在補充體內所需物質的同時，還能預防肝臟、腎臟、心血管系統疾病，並能避免過度肥胖。因此，國外有的營養學家認為它是「十全十美的食物」，法國人將其譽為「地下蘋果」。

【保健功效】

◆ **利尿防中風** 每100克馬鈴薯的鉀含量高達300毫克，能夠降低中風的發病率。另外，鉀還是很好的利尿劑，對於腎炎和膀胱炎有很好的療效。

◆ **降低膽固醇** 馬鈴薯所富含的膳食纖維，能夠加速膽固醇在腸道內代謝，具有降低膽固醇的功效。

◆ **穩定血糖** 馬鈴薯澱粉在體內被緩慢吸收，不會導致血糖過高，故可用做糖尿病患者的食療之品，也是胃病和心臟病患者的優質保健食品。

◆ **防治便祕** 馬鈴薯中的膳食纖維可以促進胃腸的蠕動，潤腸通便，防治習慣性便祕。

【中醫理論】

馬鈴薯性平、味甘，入脾、胃經，具有和胃調中、益氣健脾、強身益腎、消炎、活血消腫等功效，可輔助治療消化不良、神疲乏力、慢性胃痛、關節疼痛、皮膚濕疹等症。

【食法宜忌】

宜 ◆將馬鈴薯做成濃湯，其所含的維生素C和鉀大部分都會融入湯汁中，同時還可以避免攝入過多的熱量。

◆可以把切好的馬鈴薯片、馬鈴薯絲放入水中浸泡去掉過多的澱粉，以便烹調，但注意不應泡得太久，以免營養大量流失。

忌 ◆皮色發青、已經發芽或腐爛的馬鈴薯不能吃，以防中毒。

◆炸薯條在反覆高溫加熱時會產生不利於健康的聚合物，應儘量少吃。

【人群宜忌】

宜 ◆消化不良、胃病以及營養不良患者宜多食馬鈴薯。

◆糖尿病、心臟病患者宜經常食用馬鈴薯。

忌 ◆孕婦應慎食馬鈴薯。

【選購要訣】

以塊莖結實，沒有發芽，表皮呈黃色、新鮮、無傷痕、無皺紋或黴斑者為佳。

保存須知

將馬鈴薯放在舊紙箱中，並在紙箱裡同時放入幾個未成熟的蘋果。這些蘋果在成熟的過程中會散發出一些乙烯氣體，可使馬鈴薯長期保鮮。保存過程中，一定要避免陽光照射，另外要定期翻動、檢查。

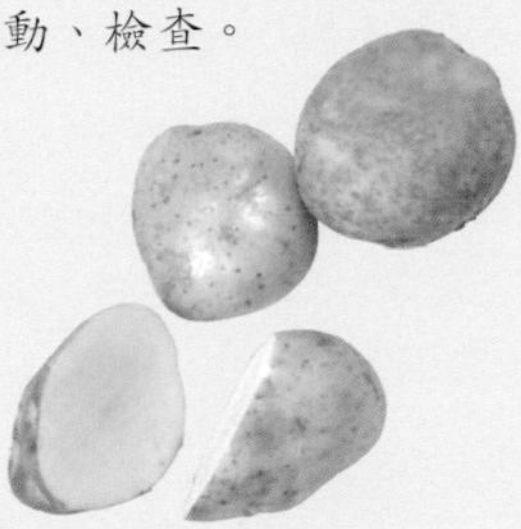

食療處方

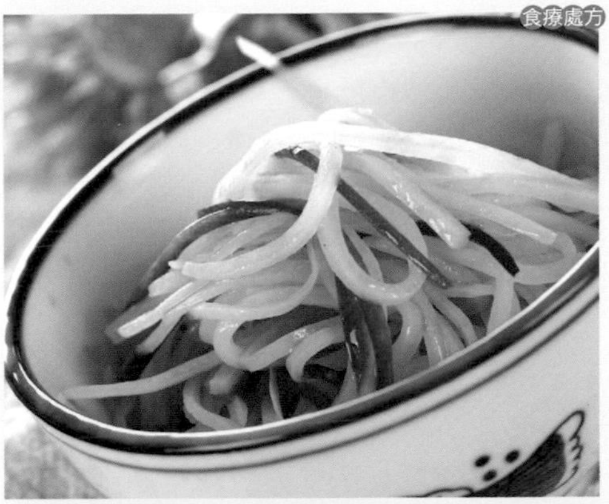

酸辣馬鈴薯絲

【材料】 馬鈴薯300克，鹽4克，白糖10克，花椒20粒，乾辣椒10個，醋30克，蔥段、薑絲、植物油各適量。

【做法】

1.馬鈴薯切成絲後用清水浸泡片刻，撈出，瀝乾水分；乾辣椒切絲；蔥切寸段。

2.炒鍋上火，燒熱後加適量植物油，油熱後，放入花椒粒、乾辣椒絲、薑絲熗鍋，再放入馬鈴薯絲，大火翻炒（根據自己喜好控制馬鈴薯軟硬），加入鹽、白糖、醋續炒，起鍋時加入蔥段即可。

營養素（每百克的含量）

熱量	三大營養素			膽固醇	膳食纖維	礦物質								
(千卡)	蛋白質(克)	脂肪(克)	碳水化合物(克)	(毫克)	(克)	鈣(毫克)	鐵(毫克)	磷(毫克)	鉀(毫克)	鈉(毫克)	銅(毫克)	鎂(毫克)	鋅(毫克)	硒(微克)
88	1.7	0.3	19.6	0	0.3	47	0.5	64	302	0.7	0.12	23	0.18	0.78

維生素						
維生素A(微克)	維生素B_1(毫克)	維生素B_2(微克)	維生素B_6(毫克)	維生素B_{12}(微克)	維生素C(毫克)	維生素D(毫克)
5	0.1	30	0.18	0	16	0
維生素E(毫克)	生物素(微克)	維生素K(微克)	維生素P(微克)	胡蘿蔔素(微克)	葉酸(微克)	泛酸(毫克)
0.34	0	0	0	10	21	1.3

香蕉
降壓消疲

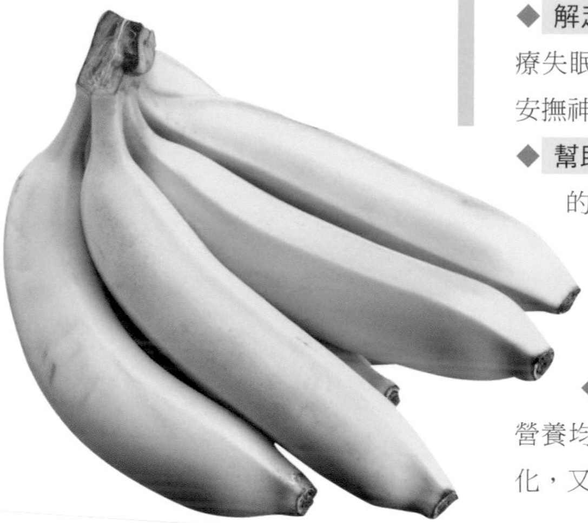

香蕉　又名牙蕉，是多年生大型常綠果品草本植物，盛產於熱帶、亞熱帶地區，早在戰國時期的《莊子》和屈原的《九歌》中就對香蕉作過記載。香蕉是人們十分喜愛的水果之一，其果肉不僅軟甜可口，具有濃郁而獨特的香味，而且營養高、熱量低，是備受女性朋友們歡迎的瘦身水果。此外，歐洲人因其具有解除憂鬱的獨特功效而稱香蕉為「快樂之果」。

【保健功效】

◆ **降壓防病**　香蕉富含鉀，能抑制人體內多餘的鈉，多吃香蕉，可預防高血壓和心血管疾病。美國科學家研究證實，連續一周每天吃兩根香蕉，可使血壓降低10%。

◆ **殺菌止痛**　香蕉中的鎂有相當明顯的緩解疼痛作用。香蕉皮含有某些殺菌成分，可敷在發炎的皮膚上，有一定療效；用香蕉皮擦塗手足皮膚皸裂處，有癒合功能。

◆ **解乏安神**　鎂還可以消除疲勞，睡前吃些香蕉，對治療失眠也有一定效果。同時因含有豐富的色胺酸，能夠安撫神經，消緩情緒緊張，令人心情愉快。

◆ **幫助消化**　香蕉內含豐富的果膠和少量可以刺激胃部的酸，可調整腸胃機能，幫助消化，對便祕患者十分有益。沒有完全成熟的香蕉，其澱粉會轉變成人體容易吸收的糖分，對治療胃病有不錯的效果。

◆ **美容瘦身**　香蕉是一種高纖維、低糖、低熱量、營養均衡的食品，既可全面補充人體所需養分，促進消化，又有美容瘦身的神奇功效。

【中醫理論】

香蕉味甘、性寒，有清熱通腸，潤肺解酒和治咳嗽等功效。

【食法宜忌】

忌

◆香蕉不宜過量食用，每次1～2根（約150克左右）為宜，否則過多的糖分會在人體內發酵，引起腹瀉。

◆不宜空腹吃香蕉，否則會使血液中的鎂含量驟升，造成鎂、鈣失調，對心血管產生抑制作用。

◆香蕉容易因碰撞擠壓或受凍而發黑，在室溫下很容易滋生細菌，所以發黑的香蕉最好丟棄。

【人群宜忌】

宜 ◆失眠、抑鬱、便祕者宜食用香蕉。

忌 ◆畏寒體弱者、糖尿病患者應少食香蕉。

◆腹瀉、胃酸過多、急慢性腎炎、腎功能不全患者不宜食用香蕉。

【選購要訣】

以果皮金黃，無明顯黑、褐色斑痕，氣味芳香者為佳。

保存須知

最好現買現吃，如果一次吃不完，則可置於通風陰涼處短期保存，但切不可放入冰箱中冷藏。另外還要防止擠壓和碰撞。

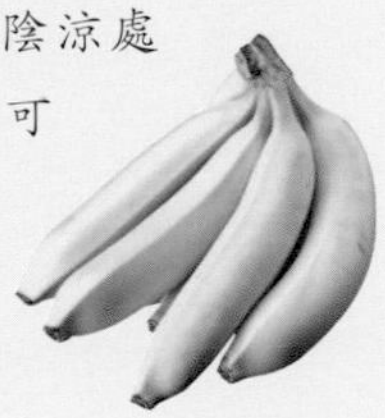

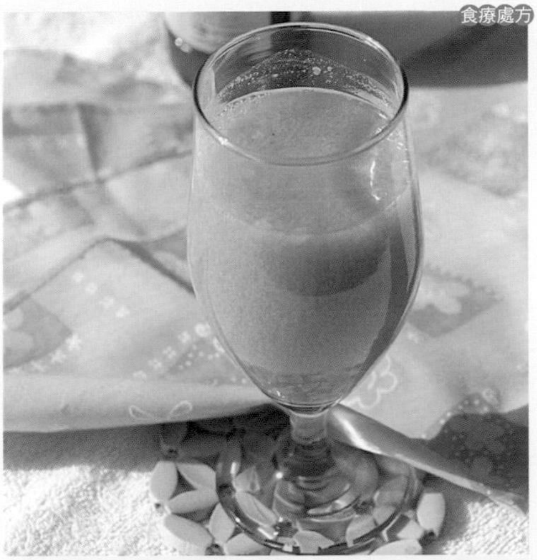

食療處方

香蕉麥芽汁

【材料】 香蕉1根，麥芽30克，果醋25克，冷水適量。

【做法】

1.香蕉去皮，切成小塊；麥芽沖洗乾淨。

2.把香蕉塊和麥芽放入榨汁機中，攪打成汁後倒入杯中，加入果醋拌勻，即可直接飲用。

【功效】補腦健身，提高記憶力。

營養素（每百克的含量）

熱量 (千卡)	三大營養素			膽固醇 (毫克)	膳食纖維 (克)	礦物質								
	蛋白質 (克)	脂肪 (克)	碳水化合物 (克)			鈣 (毫克)	鐵 (毫克)	磷 (毫克)	鉀 (毫克)	鈉 (毫克)	銅 (毫克)	鎂 (毫克)	鋅 (毫克)	硒 (微克)
89	1.5	0.2	20.3	0	1.1	32	0.4	31	472	0.4	0.14	43	0.17	0.87

維生素						
維生素A (微克)	維生素B_1 (微克)	維生素B_2 (微克)	維生素B_6 (毫克)	維生素B_{12} (微克)	維生素C (毫克)	維生素D (毫克)
56	20	40	0.38	0	3	0
維生素E (毫克)	生物素 (微克)	維生素K (微克)	維生素P (微克)	胡蘿蔔素 (毫克)	葉酸 (微克)	泛酸 (毫克)
0.5	76	0	0	60	26	0.7

檸檬
益母果

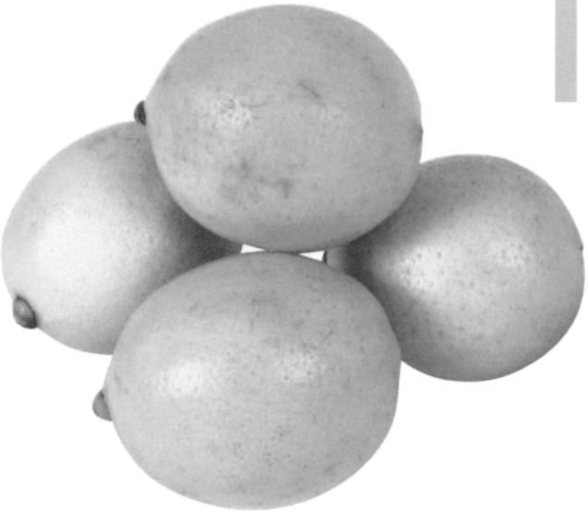

檸檬 別名檸果、洋檸檬、益母果等，屬芸香科柑橘類檸檬的果實，呈長圓形或卵圓形，淡黃色，前端呈乳突狀，表皮厚硬粗糙，肉質極酸，具有濃郁的芳香氣，營養價值極高，它不但含有豐富的維生素和多種人體必需的微量元素，還含有獨特的檸檬油和檸檬酸，孕婦胎動不安者宜食，因此有「宜母子」或「宜母果」的美譽。它的果皮、葉片和花可以提取美容化妝品的重要原料香精油；檸檬的果胚榨汁後，可製成蜜餞、果醬、糕點，還可以釀酒；檸檬汁則可以製成飲料、茶，清香可口，是西餐桌上常備果品，有「西餐之王」的稱號。

【保健功效】

◆ **防治敗血症** 檸檬富含的維生素C是防止敗血症的良藥，因此船員需要經常攝入一定量的檸檬汁。

◆ **防治腎結石** 檸檬中含有大量檸檬酸鹽，它能夠抑制鈣鹽的結晶，經常食用適量檸檬能預防、治療腎結石。

◆ **殺菌抑菌** 檸檬含有菸鹼酸和豐富的有機酸，可以殺滅口腔和消化道內的細菌。

◆ **幫助消化** 檸檬酸使果肉細嫩、易於消化。同時，檸檬酸還能促進胃中蛋白分解酶的分泌，增加胃腸蠕動，幫助消化。

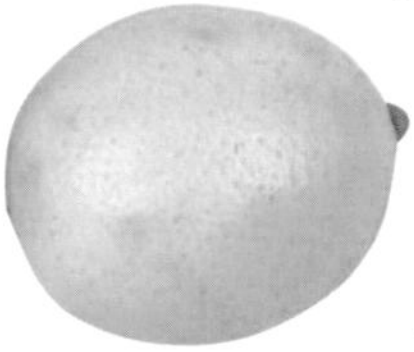

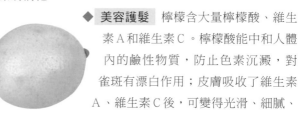

◆ **美容護髮** 檸檬含大量檸檬酸、維生素A和維生素C。檸檬酸能中和人體內的鹼性物質，防止色素沉澱，對雀斑有漂白作用；皮膚吸收了維生素A、維生素C後，可變得光滑、細膩、白嫩、豐滿。此外，檸檬酸能中和頭髮中的鹼性成分，用檸檬汁洗頭，可促進頭髮的生長發育。

【中醫理論】

檸檬性溫、味酸、無毒，具有止渴生津、清熱殺菌、祛暑安胎、健脾開胃、疏滯化痰、止咳止痛等功能，可用於化食、解酒、減肥。另外，高血壓、心肌梗塞患者常飲檸檬飲料，對改善症狀、緩解病情也非常有益處。

【食法宜忌】

宜 ◆維生素C屬於水溶性維生素，比較容易流失，更不耐熱，而且檸檬因口感酸不適合直接食用，所以最好用來榨汁、配菜或是沖泡檸檬茶等。

◆烹飪菜肴時用檸檬汁代替傳統的醋，風味獨特。

忌 ◆檸檬或檸檬汁的攝入量不宜過多，否則易導致酸血症，使人疲勞、困倦。

【人群宜忌】

宜 ◆女性、工作壓力大者宜適量食用檸檬。

◆腎結石患者宜適量食用檸檬。

忌 ◆胃酸過多、胃潰瘍、感冒咳嗽者不宜食用檸檬或飲用檸檬汁。

【選購要訣】

以果實質地比較硬，有分量感，果皮光滑無褐斑，顏色鮮綠帶有淡黃色，氣味清新，果形端正者為佳。

保存須知

檸檬在室溫下能保存10天左右，用保鮮袋裝好後放入冰箱內，可保存更長時間。

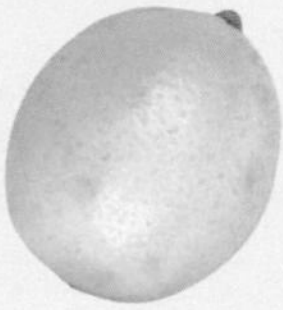

食療處方

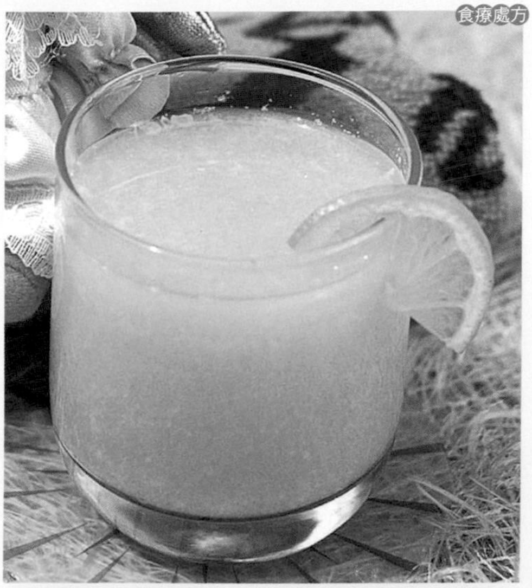

蜂蜜檸檬

【材料】 檸檬1個，蜂蜜40克，茶末適量。

【做法】

茶水煮濃汁約500cc；檸檬洗淨，榨汁，倒入溫濃茶汁中，攪勻冷卻後再加入蜂蜜調勻。

【功效】 有鎮定安神作用，能夠舒緩神經，放鬆心情。

營養素（每百克的含量）

熱量	三大營養素			膽固醇	膳食纖維	礦物質								
（千卡）	蛋白質（克）	脂肪（克）	碳水化合物（克）	（毫克）	（克）	鈣（毫克）	鐵（毫克）	磷（毫克）	鉀（毫克）	鈉（毫克）	銅（毫克）	鎂（毫克）	鋅（毫克）	硒（微克）
35	1.1	1.2	4.9	0	1.3	101	0.8	22	209	1.1	0.14	37	0.65	0.5

維生素						
維生素A（微克）	維生素B_1（微克）	維生素B_2（微克）	維生素B_6（微克）	維生素B_{12}（微克）	維生素C（毫克）	維生素D（毫克）
4	50	20	80	0	40	0
維生素E（毫克）	生物素（微克）	維生素K（微克）	維生素P（微克）	胡蘿蔔素（毫克）	葉酸（微克）	泛酸（毫克）
1.14	37	0	560	0.13	31	0.2

鳳梨

低熱量高營養

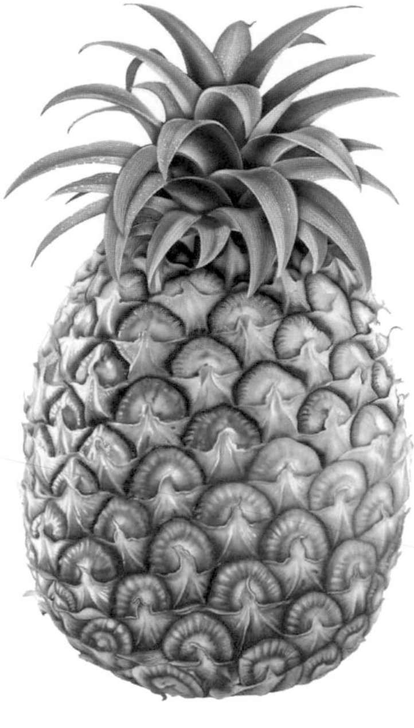

鳳梨 又叫菠蘿、露兜子、番鳳梨等，是著名的熱帶水果之一，原產於南美亞馬遜河流域。鳳梨果實外形很像松樹果，色澤金黃，氣味香醇，其果肉柔軟多汁，酸甜可口，風味獨特，營養豐富。不僅可以促進食欲，同時還具有很高的保健價值，深受一般大眾喜愛。

【保健功效】

◆ **防癌抗癌** 鳳梨中含有兩種特殊蛋白酶，它們能夠抑制人體各個部位癌細胞的生長，包括胸部、肺部、卵巢等等。

◆ **防治心腦血管疾病** 鳳梨所含的生物鹼及蛋白水解酶，能使血液凝塊消散並抑制血液凝塊形成，對冠狀動脈和腦動脈血管栓塞所引起的疾病有緩解作用。

◆ **治療喉疾** 鳳梨獨有的蛋白水解酶，能促進蛋白質分解成胺基酸，從而消除咽喉部不健康的組織及細胞。因此，鳳梨對化膿性扁桃腺炎有一定療效。

◆ **瘦身助消化** 鳳梨含有豐富的纖維，能夠促進腸胃的蠕動；其獨特的鳳梨酵素有利於分解蛋白質，能增進食欲、幫助消化；同時，鳳梨是低熱量高營養水果，100克鳳梨只有42卡（176焦耳）熱量，而有機酸、胺基酸等營養成分含量高，因此鳳梨也是瘦身佳果。

【中醫理論】

鳳梨味甘、微酸，性微寒，入胃、腎經。具有清熱解暑、補脾止瀉、生津消渴、利小便的功效，可用於傷暑、身熱煩渴、胸中痞悶、消化不良、小便不利、頭昏眼花等病，還可用於治療水腫、血栓和呼吸道炎症等。

【食法宜忌】

宜 ◆將去掉表皮的鳳梨切成片，放在淡鹽水裡浸泡20分鐘，再用涼開水浸洗，去掉鹹味後再食用。這樣不僅使鳳梨的味道更加甜美，還能夠預防鳳梨過敏症的發生。如果吃鳳梨後感到喉部不適，就是過敏症狀，應立即停止進食，並喝一杯淡鹽水稀釋致敏成分。

忌 ◆不宜空腹食用鳳梨。

【人群宜忌】

宜 ◆慢性支氣管炎、高血壓患者宜食用適量鳳梨。

忌 ◆發燒或患有濕疹、疥瘡的人不宜多食鳳梨。

◆患有潰瘍病、腎臟病、凝血功能障礙的人應禁食鳳梨。

【選購要訣】

以選擇外型圓胖，果實堅實且重，有濃郁果香者為佳。不應購買那些表皮呈黑褐色，有擦傷，果實乾癟或有腐敗氣味的鳳梨。

保存須知

直接置於室內陰涼處即可，但鳳梨在保存時應將有葉子的一端朝下，這樣不但可以延長保存時間，還能使甜味均勻。

食療處方

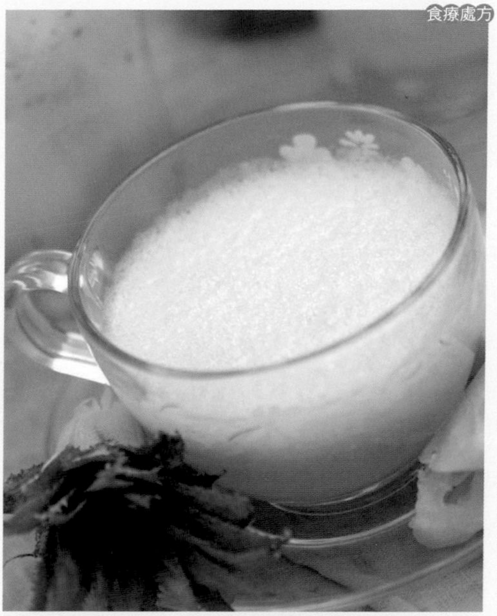

鳳梨蜜

【材料】 鳳梨肉120克，蜂蜜30克，冷水適量。

【做法】

鳳梨肉切小丁，加蜂蜜，入水煎服。

【功效】 提神醒腦、開胃健脾，可治食欲不振。

營養素（每百克的含量）

熱量	三大營養素			膽固醇	膳食纖維	礦物質								
(千卡)	蛋白質(克)	脂肪(克)	碳水化合物(克)	(毫克)	(克)	鈣(毫克)	鐵(毫克)	磷(毫克)	鉀(毫克)	鈉(毫克)	銅(微克)	鎂(毫克)	鋅(毫克)	硒(微克)
42	0.4	0.3	9	0	0.4	18	0.5	28	147	0.8	70	8	0.14	0.24

維生素						
維生素A(微克)	維生素B_1(微克)	維生素B_2(微克)	維生素B_6(微克)	維生素B_{12}(微克)	維生素C(毫克)	維生素D(毫克)
33	80	20	80	0	24	0
維生素E(毫克)	生物素(微克)	維生素K(微克)	維生素P(微克)	胡蘿蔔素(微克)	葉酸(微克)	泛酸(毫克)
0	51	0	0	80	11	0.28

芒果
熱帶果王

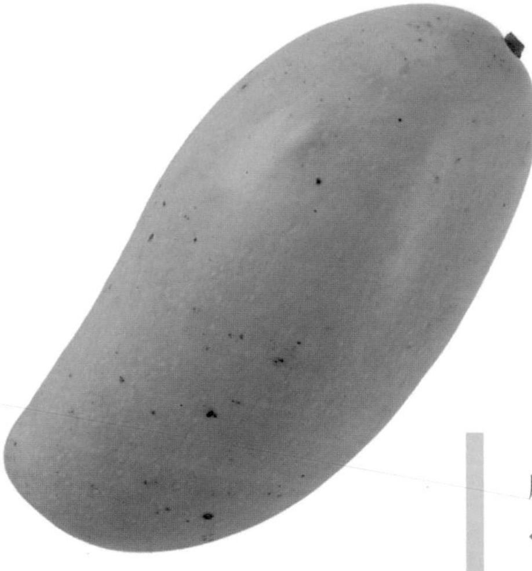

芒果 又名檬果、庵羅果、蜜望子等，原產於熱帶，目前在世界上一百多個國家都有種植。芒果有的為雞蛋形，也有為圓形、腎形、心形的，果皮呈淺綠、金黃或深紅色，果肉為黃色。芒果集熱帶水果精華於一身，兼有鳳梨、甜杏、柿子、水蜜桃等多種水果混合的滋味，清香適口，風味別致，具有極高的營養和藥用價值，被人們譽為「熱帶果王」。

【保健功效】

◆ **防治結腸癌** 芒果可以促進胃腸的蠕動，加速有毒物質、致癌物質排出，同時，芒果含有的芒果酮酸、異芒果醇酸和多酚類化合物也具有抗癌的作用，因此常食芒果對防治癌症，特別是結腸癌大有裨益。

◆ **防治心腦血管疾病** 芒果中維生素C含量大大高於一般水果，即使經加熱處理，其成分也不會消失。常食芒果可以補充體內維生素C的消耗，降低膽固醇和三酸甘油酯，有利防治心腦血管疾病。

◆ **祛痰止咳** 芒果含有的芒果甙、槲皮素等成分，具祛痰止咳作用，可防治慢性氣管炎。

◆ **抗暈嘔** 芒果中的維生素 B_1 具有顯著的止暈、止吐功效（抗暈船、抗暈車），也可以大大緩解梅尼爾氏症、孕婦嘔吐和高血壓暈眩。

◆ **抗抑鬱** 芒果獨特的芳香味道和其富含的維生素 B_6 有穩定情緒的作用，對治療抑鬱症有一定效果。

◆ **延緩衰老** 芒果甙可以明顯降低紅血球血紅蛋白、提高紅血球過氧化氫酶活力，並有抗脂質過氧化和保護腦神經元的作用，能延緩細胞衰老、健腦。

◆ **護目養顏** 芒果豐富的維生素A、維生素 B_2、維生素C和多種微量元素，是維護眼睛和皮膚健康所必需的。適量食用芒果可以明顯緩解眼部的乾澀和疲勞，改善視力，同時令皮膚白嫩光潔。

【食法宜忌】

忌 ◆食用過多芒果會使人皮膚變黃，並對腎臟造成損害，每次1個（約100克左右）為宜。如果食用後有芒果過敏症狀發生，則應立即用淡鹽水漱口化解。

◆芒果的葉子和種子有毒，不可食用。

◆避免與大蒜等辛辣食物一同食用，否則皮膚可能會發黃。

【人群宜忌】

忌 ◆過敏體質者應慎食芒果。

◆腎功能異常者禁食芒果。

◆皮膚過敏、糖尿病、風濕熱患者不宜食用芒果。

【選購要訣】

以果形端正，果實碩大，有分量感，果皮光滑沒有病斑，顏色金黃，能聞到濃郁香味者為佳。

保存須知

芒果的保存期比較長，只要不是熟透的芒果一般都能存放10天左右。但過於成熟的芒果則應用保鮮袋密封後放入冰箱冷藏。

食療處方

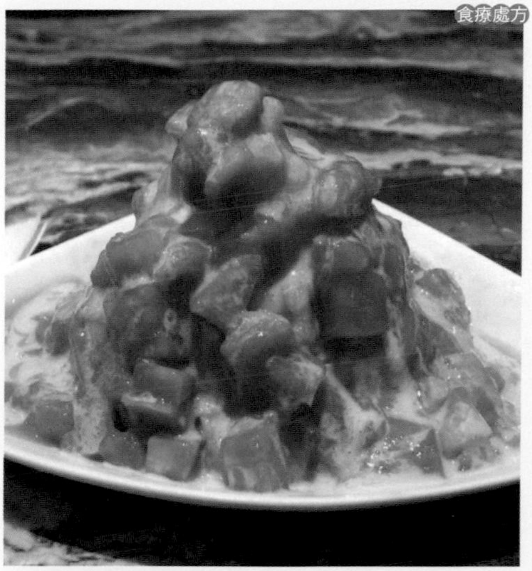

芒果刨冰

【材料】芒果2個，刨冰1碗，果糖半杯。

【做法】

1.芒果洗淨、去皮，將果肉切丁，先放在碗內，拌入果糖攪勻。

2.刨冰放盤內，淋上芒果即成。

【功效】清熱消暑，護目養顏。

營養素（每百克的含量）

熱量	三大營養素			膽固醇	膳食纖維	礦物質								
（千卡）	蛋白質（克）	脂肪（克）	碳水化合物（克）	（毫克）	（克）	鈣（毫克）	鐵（毫克）	磷（毫克）	鉀（毫克）	鈉（毫克）	銅（微克）	鎂（毫克）	鋅（微克）	硒（微克）
32	0.6	0.2	7	0	1.3	15	0.2	11	138	2.8	60	14	90	1.44

維生素						
維生素A（微克）	維生素 B_1（微克）	維生素 B_2（微克）	維生素 B_6（毫克）	維生素 B_{12}（微克）	維生素C（毫克）	維生素D（毫克）
1342	10	40	0.13	0	23	0
維生素E（毫克）	生物素（微克）	維生素K（微克）	維生素P（微克）	胡蘿蔔素（毫克）	葉酸（微克）	泛酸（毫克）
1.21	12	0	120	8.05	84	0.22

柚子

天然水果罐頭

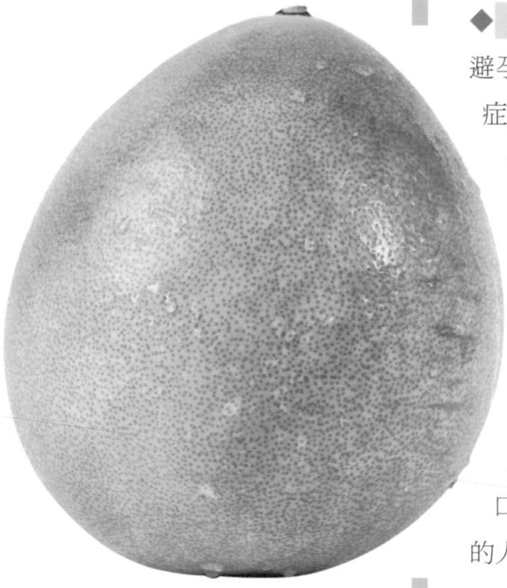

柚子 又名朱欒、雷柚、氣柑、文旦等，外形渾圓，是中秋節的應景佳果，深受人們喜愛。柚子營養價值很高，含有豐富的蛋白質、有機酸、維生素以及人體必需的多種微量元素，不僅是美食佳品，而且是天然的保健食物。柚子皮厚耐藏，一般可存放3個月而不失香味與營養，因此又有「天然水果罐頭」之美譽。

【保健功效】

◆ **防癌抗癌** 柚子含有大量維生素C和鈣元素，能夠防止腸癌和胃癌。

◆ **降低血糖** 新鮮的柚子肉中含有類似胰島素的成分，能夠有效降低血糖含量，對糖尿病的治療很有幫助。

◆ **保護血管** 柚子含鉀多，含鈉少，對治療高血壓有益。同時，柚子含有的天然果膠還能夠降低血液中的膽固醇含量及血液黏滯度，減少血栓的形成。因此，柚子是心腦血管病患者最佳的食療水果。

◆ **婦科良藥** 柚子富含天然葉酸，對於孕婦和經常服用避孕藥的婦女十分有益，具有促進胎兒發育和預防貧血症的功效。

◆ **養顏美容** 柚子大量天然的維生素P，可以強化皮膚毛細孔功能，加速復原受損的皮膚組織。經常食用柚子可收美容效果。

【中醫理論】

柚肉甘酸、性寒、無毒，具有理氣散瘀、化痰止渴、潤肺清腸、補腎健脾等功效，可以治療食少、口淡、消化不良等症，對經常感冒、咳嗽、氣管敏感的人也十分有益。

【食法宜忌】

忌 ◆服藥期間，特別是服用抗過敏藥時應忌食柚子，因為柚子中含有大量可以抑制腸道蠕動的酶，會使體內藥物大量殘留，嚴重者會導致藥物中毒。

【人群宜忌】

宜 ◆孕婦、中老年人宜食柚子。

◆糖尿病、呼吸系統疾病、心腦血管病以及腎臟病患者宜食柚子。

忌 ◆胃酸過多、腹瀉患者應少食柚子。

◆經痛者不宜食用柚子。

【選購要訣】

選購柚子的方法一般是「聞」和「叩」兩個步驟。聞，即聞香氣，熟透了的柚子，芳香濃郁；叩，即按壓叩打果實外皮，外皮是否有下陷，下陷沒彈性的品質較差。

保存須知

室內存放於陰涼、通風、乾燥處即可；如果已經切開，可用保鮮膜包裹後放入冰箱冷藏。

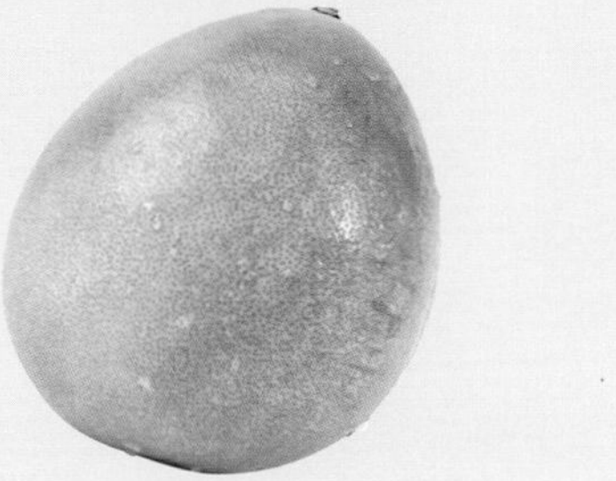

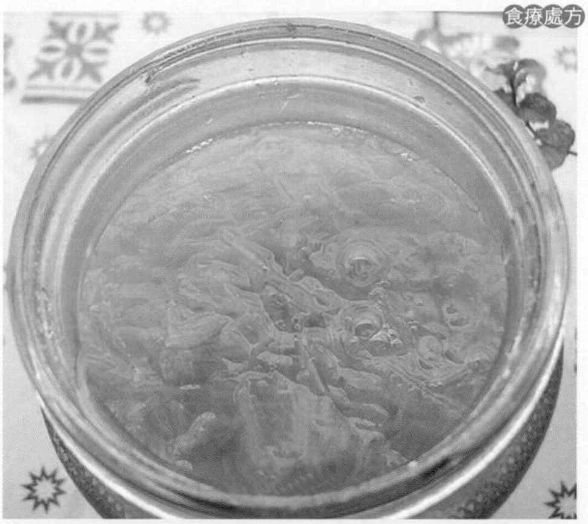

蜂蜜柚子茶

【材料】柚子1個，蜂蜜200克，冰糖250克。

【做法】

1.柚子洗淨，表皮放冷水中浸泡，換幾次水後切絲，果肉掰開弄散。

2.將柚子肉和皮全部倒入鍋中，加少許水和冰糖一邊煮一邊攪拌，熬到水分成黏稠狀即可熄火放冷。

3.在放冷後的柚子茶中加入蜂蜜，攪勻，裝入瓶中封好，放冰箱7天後可吃。

【功效】化痰止咳，美容健身。

營養素（每百克的含量）

熱量	三大營養素			膽固醇	膳食纖維	礦物質								
(千卡)	蛋白質(克)	脂肪(克)	碳水化合物(克)	(毫克)	(克)	鈣(毫克)	鐵(毫克)	磷(毫克)	鉀(毫克)	鈉(毫克)	銅(毫克)	鎂(毫克)	鋅(毫克)	硒(微克)
41	0.8	0.2	9.1	0	0.4	12	0.3	24	119	3	0.18	4	0.4	3.02

維生素						
維生素A(微克)	維生素B_1(微克)	維生素B_2(毫克)	維生素B_6(微克)	維生素B_{12}(微克)	維生素C(毫克)	維生素D(毫克)
2	70	0.1	90	0	110	0
維生素E(毫克)	生物素(微克)	維生素K(微克)	維生素P(微克)	胡蘿蔔素(毫克)	葉酸(微克)	泛酸(毫克)
3.4	33	0	480	0.1	21	0.5

金橘
長壽橘

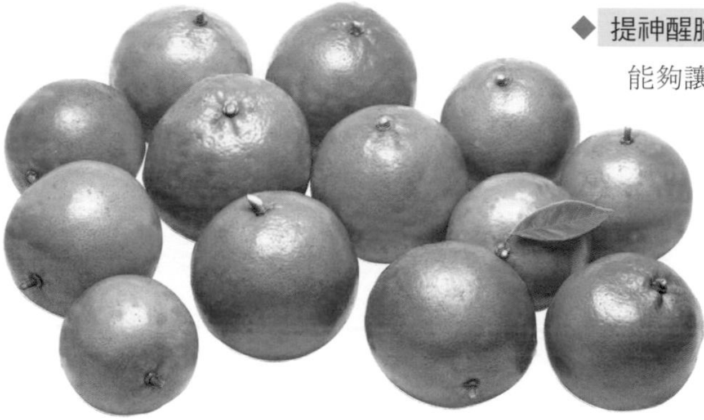

金橘 又稱金柑、金彈、金棗、羅浮，屬於芸香科柑橘類水果。金橘果實呈倒卵形，外皮金黃色，果肉淡黃色，皮薄肉嫩，汁多香甜，可鮮食，又可製成蜜餞或罐頭。金橘含有特殊的揮發油、金橘甙等物質，具有令人愉悅的香氣，是頗具特色的水果。金橘營養十分豐富，具有調節生理機能、延年益壽的作用，尤其適合中老年食用，因此又被稱為「長壽橘」。

【保健功效】

◆ **保護血管** 金橘的果酸及金橘甙、維生素P等有軟化血管，防止血管破裂，降低毛細血管脆性和通透性的作用，對減緩血管硬化，降低血壓有良好效果；維生素C有降低膽固醇的作用，鉀、鎂等微量元素對心腦血管的健康也有積極意義。

◆ **預防膽結石** 金橘富含的維生素C可使膽汁中膽固醇的濃度下降，從而減少膽結石的發病率。

◆ **提神醒腦** 金橘中的果膠所散發出的清新香味能夠讓人精神放鬆，消除焦慮和心理壓力，進而緩解疲勞、提神醒腦。

◆ **美容護髮** 金橘中的維生素C，可使皮膚變得光滑細膩、白嫩豐滿，同時還具有刺激頭皮新陳代謝的作用，使染髮後的髮色保持鮮亮。

【中醫理論】

金橘性溫，味辛甘酸，入肝、肺、脾、胃經，具有行氣止咳、生津消食、化痰利咽、醒酒的作用，為咳嗽痰多、腹脹、煩渴、咽喉腫痛者的食療佳品。

【食法宜忌】

宜 ◆金橘很多營養成分都集中在皮裡，故應連皮食用，用糖或蜜醃漬後食療效果更佳。

◆將金橘和冰糖同煮，可以防治流感。

【人群宜忌】

宜 ◆中老年人宜食用金橘。

◆高血壓、心腦血管病患者宜食用金橘。

忌 ◆口舌生瘡等病症患者不宜食用金橘。

◆糖尿病患者應忌食金橘。

【選購要訣】

果形：端正，無歪肩、歪蒂、歪臍、半邊大小不一、異狀突起或凹陷等畸形。

果色：底色基本呈黃、橙紅或鮮紅色。

果面：清潔、光亮，無明顯病害、蟲害、傷口和缺陷，無「浮皮」、「水腫」現象。

果梗：新鮮、清潔、不脫落，剪口平整。

保存須知

金橘果皮容易失水，所以應用保鮮袋密封後放在冰箱內冷藏保存，或置於室內陰涼處。

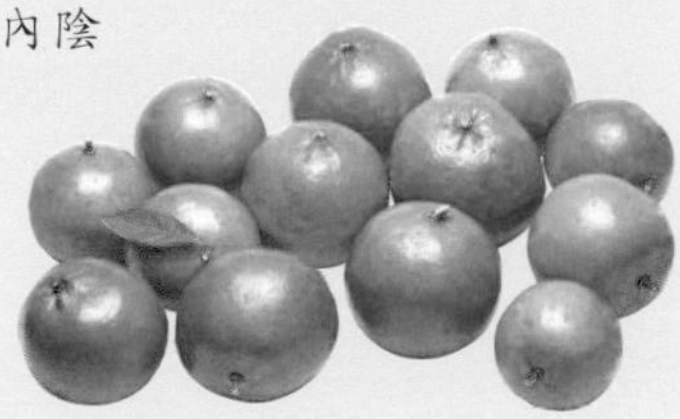

食療處方

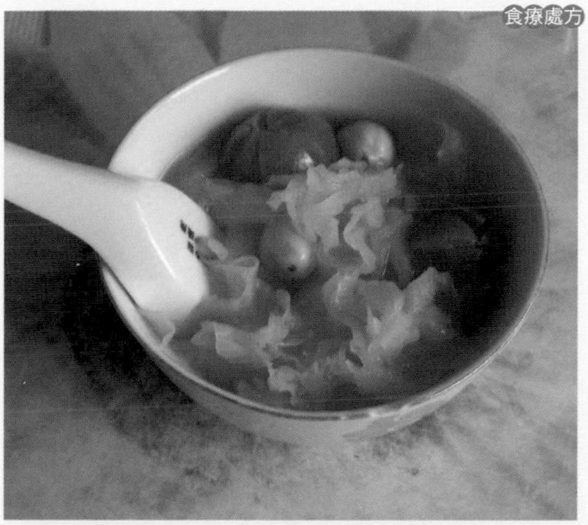

金橘銀耳羹

【材料】金橘6顆，銀耳2朵，蓮子、冰糖少許。

【做法】

1.銀耳水發後清洗乾淨，並撕成小朵；蓮子清洗乾淨，浸泡30分鐘；金橘洗淨後切成六瓣兒，使一端相連。

2.涼開水裡放冰糖、銀耳、蓮子，上大火煮，水開後小火煮10分鐘，放入金橘再煮15分鐘後關火，接著再燜10分鐘即可。

【功效】潤肺生津，提神醒腦。

營養素（每百克的含量）

熱量（千卡）	三大營養素			膽固醇（毫克）	膳食纖維（克）	礦物質								
	蛋白質（克）	脂肪（克）	碳水化合物（克）			鈣（毫克）	鐵（毫克）	磷（毫克）	鉀（毫克）	鈉（毫克）	銅（微克）	鎂（毫克）	鋅（毫克）	硒（微克）
55	1	0.2	12.3	0	1.4	56	1	2	144	3	70	20	0.21	0.62

維生素						
維生素A（微克）	維生素B_1（微克）	維生素B_2（微克）	維生素B_6（微克）	維生素B_{12}（微克）	維生素C（毫克）	維生素D（毫克）
62	40	30	30	0	35	0
維生素E（毫克）	生物素（微克）	維生素K（微克）	維生素P（微克）	胡蘿蔔素（毫克）	葉酸（微克）	泛酸（毫克）
1.58	37	0	280	0.37	20	0.29

金針
健腦菜

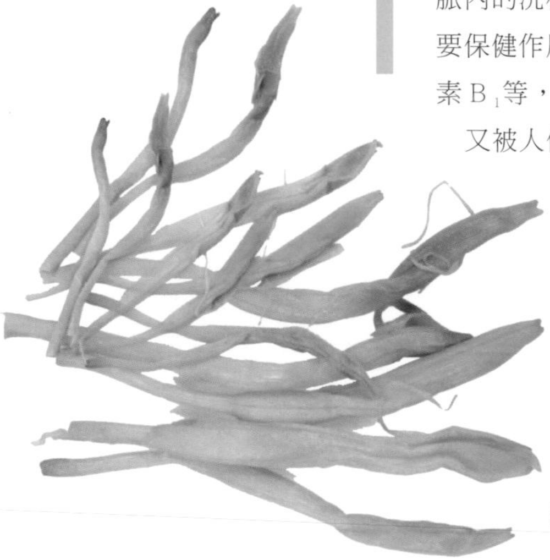

金針　又名黃花菜、忘憂草、療愁花、萱草等，在我國栽培歷史悠久，既可作為花卉觀賞，也可入饌或入藥。金針色澤金黃，香味濃郁，食之清香、爽滑、嫩糯、甘甜，可將其與任何葷素菜料搭配，採用炒、煮、溜、燒、煲、燙等方法，均可加工成味甜鮮美、營養豐富的菜肴，故有「席上珍品」之美譽。

【保健功效】

◆ **防癌抗癌**　金針豐富的膳食纖維能夠促進排便，另外其含有的某些成分能夠抑制癌細胞的生長，是防治癌症尤其是腸道癌的天然藥物。

◆ **降低膽固醇**　金針還能顯著降低血清膽固醇的含量，有利於高血壓患者的康復。

◆ **健腦抗衰**　金針含有豐富的卵磷酯，不僅可以清除動脈內的沉積物，而且對機體細胞，特別是大腦細胞有重要保健作用。同時還富含蛋白質、脂肪、鈣、鐵、維生素 B_1 等，這些均為大腦代謝所需要的物質，因此，它又被人們稱為「健腦菜」。常食金針可使注意力不集中、記憶力減退、腦動脈阻塞等症狀有明顯的改善。

◆ **安胎益母**　金針的蛋白質、脂肪、碳水化合物、無機鹽、胡蘿蔔素和多種維生素，對人體健康，特別是胎兒發育非常有益，因此可作為孕婦的保健食品。

◆ **其他功效**　金針所含的冬鹼等成分有止血消炎、利尿安神、健胃等功效。

【中醫理論】

金針性平味甘、微涼，無毒，具有養血平肝、利水消腫、通乳、清熱、利咽喉、利濕熱、寬胸膈的功效，可治眩暈、耳鳴、心悸、煩熱、小便赤澀、水腫、痔瘡便血等症。

【食法宜忌】

忌　◆鮮金針中含有秋水仙鹼，食用後會引起中毒。新鮮的金針一定要經過蒸煮曬乾後方能食用。

【人群宜忌】

宜　◆中老年人、勞累者、高血壓患者宜食用。
◆孕婦、產後體虛者、月經不調者宜食用。

【選購要訣】

直接曬乾的金針稱為「原菜」，用焦亞硫酸鈉等化學物質加工過的金針稱為「藥菜」；前者顏色老黃，後者呈非常鮮豔的黃色。散裝金針多為「藥菜」，食用後對人體有害。建議去大型超市購買正規廠家生產的商品。

保存須知

開封的乾金針要儘快食用，或置於室內陰涼、乾燥處短期保存。

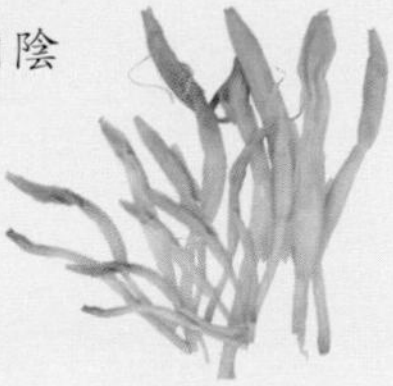

食療處方

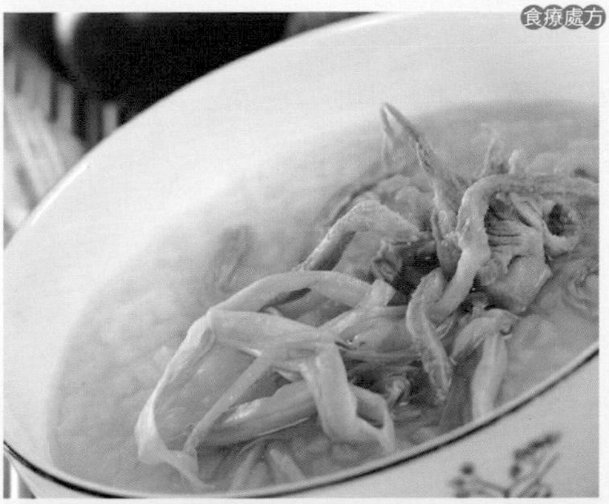

金針瘦肉粥

【材料】 白米、瘦肉各100克，金針50克，薑3克，鹽2克，冷水適量。

【做法】

1.白米洗淨，浸泡半小時。

2.瘦肉、金針分別洗淨，瘦肉切成絲；薑去皮切絲。

3.鍋內注入約1500cc冷水，放入白米煮滾沸片刻，放入肉絲、金針、薑絲，煮沸後改用小火熬煮，待粥稠後加鹽調味即可。

【功效】 清熱利濕，通乳。

營養素（每百克的含量）

熱量	三大營養素			膽固醇	膳食纖維	礦物質								
(千卡)	蛋白質(克)	脂肪(克)	碳水化合物(克)	(毫克)	(克)	鈣(毫克)	鐵(毫克)	磷(毫克)	鉀(毫克)	鈉(毫克)	銅(毫克)	鎂(毫克)	鋅(毫克)	硒(微克)
199	19.4	1.4	27.2	0	7.7	301	8.1	216	380	59.2	0.37	85	3.99	4.2

維生素						
維生素A(微克)	維生素 B_1(微克)	維生素 B_2(毫克)	維生素 B_6(微克)	維生素 B_{12}(微克)	維生素C(毫克)	維生素D(毫克)
307	50	0.21	90	0	10	0
維生素E(毫克)	生物素(微克)	維生素K(微克)	維生素P(微克)	胡蘿蔔素(毫克)	葉酸(微克)	泛酸(毫克)
4.92	0	35	0	1.84	36	0.4

菊花
清熱解毒飲料

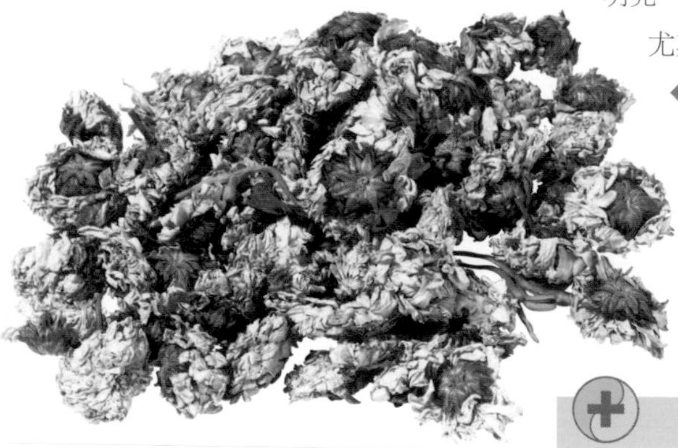

菊花　乾燥後的菊花花朵可以當茶泡飲，稱為菊花茶，其中最著名的是「杭白菊」，產於浙江桐鄉縣與湖州市。菊花茶營養豐富，冬天宜熱飲，夏天適合冰飲，具有清熱解毒的功效，是老少皆宜的保健飲料。菊花茶香氣芬芳濃郁、滋味適口、回味甘醇，令人神清氣爽。近年研究表明，經常飲用菊花茶可以有保護眼睛和抗癌的作用。

【保健功效】

◆ **防癌抗癌**　菊花中含有一種名為木犀草素的黃酮類抗氧化劑，這種物質與化療相結合可以集中殺死癌細胞，使化療取得更好的效果。

◆ **防治心腦血管疾病**　菊花有顯著擴張冠狀動脈、增加冠狀動脈流量的作用，而且可降低血清膽固醇，對防治心腦血管疾病有相當好的效果。

◆ **保護眼睛**　菊花裡含有豐富的維生素A，它是維護眼睛健康的重要物質。飲用菊花茶能讓人頭腦清醒、雙目明亮，對肝火旺盛導致的雙眼乾澀有不錯的療效，尤其電腦工作者，宜多喝菊花茶。

◆ **消暑美容**　菊花性溫微寒，多飲茶水能加快體液循環，促進新陳代謝，並及時清除皮膚排泄物，使皮膚清潔濕潤。

◆ **其他功效**　菊花茶還有生津、祛風、潤喉、養肝、解酒、解毒、消炎、鎮靜中樞神經等作用。

【中醫理論】

菊花味甘、苦，微寒，可用於外感風熱、發熱、惡寒、目赤腫痛、瘡瘍腫痛以及肝陽上亢引起的頭暈、目眩、頭脹、頭痛等症。

【食法宜忌】

宜　◆在菊花茶中加入枸杞後泡出的「菊杞茶」，尤其適宜熬夜後眼睛疲勞者飲用。

◆飲菊花茶時可在茶杯中放入幾顆冰糖，這樣喝起來口味更加甘甜。

【人群宜忌】

宜　◆上班族、視力不佳者、用眼過度者、電腦工作者宜多飲。

忌　◆體質虛寒，手腳易發涼的人不宜常飲。

【選購要訣】

花朵大且白皙的菊花並非上乘，又小又醜且顏色泛黃的乾品菊花反是佳選。

保存須知

常溫下裝入遮光瓶子中密封保存。

食療處方

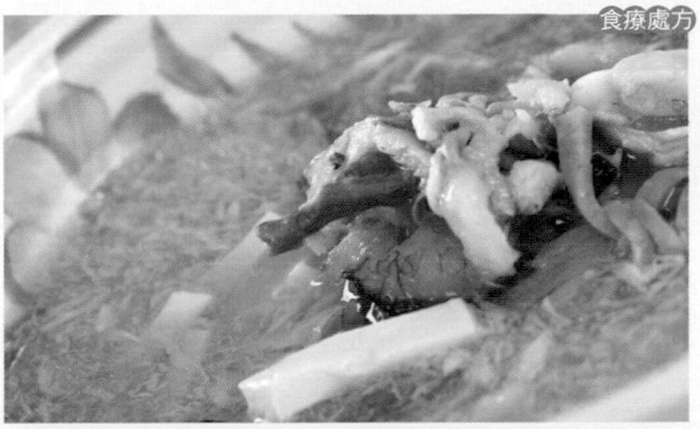

菊花鯽魚湯

【材料】鯽魚中段250克，菊花3克，冬菇、筍絲各50克，熟火腿20克，嫩豆腐160克，雞蛋2個，雞清湯1000cc，薑、蔥、太白粉、植物油、香菜、香油、鹽、胡椒粉、醬油、醋、料酒各適量。

【做法】1.用蔥段、薑塊、料酒、鹽醃漬鯽魚10分鐘後，魚上籠蒸6分鐘取出。

2.將熟火腿、冬菇切成細絲；雞蛋黃打散，待用；豆腐切條。

3.將炒鍋加油置旺火上，投入蔥段煸出香味，加入雞清湯煮沸，加入料酒、筍絲、冬菇絲，再煮沸後，將魚肉、豆腐入鍋，加醬油、鹽、醋燒開，淋入蛋黃液，太白粉勾芡攪勻起鍋裝湯碗，撒上菊花、熟火腿絲、薑絲和胡椒粉即可。

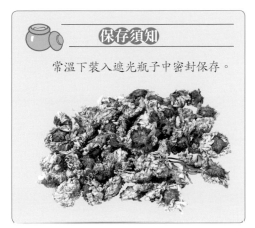

營養素（每百克的含量）

熱量	三大營養素			膽固醇	膳食纖維	礦物質								
（千卡）	蛋白質（克）	脂肪（克）	碳水化合物（克）	（毫克）	（克）	鈣（毫克）	鐵（毫克）	磷（毫克）	鉀（毫克）	鈉（毫克）	銅（毫克）	鎂（毫克）	鋅（毫克）	硒（微克）
284	27.1	1.2	40.4	0	17.7	454	17.8	338	1643	8	2.08	192	3.98	8.53

維生素						
維生素A（微克）	維生素B_1（微克）	維生素B_2（毫克）	維生素B_6（毫克）	維生素B_{12}（微克）	維生素C（毫克）	維生素D（毫克）
885	60	0.17	0	0	26	0
維生素E（毫克）	生物素（微克）	維生素K（微克）	維生素P（微克）	胡蘿蔔素（毫克）	葉酸（微克）	泛酸（毫克）
12.73	0	0	0	5.31	0	0

哈密瓜
除熱止渴

【保健功效】

◆ **預防高血壓** 哈密瓜的鉀元素含量相當高，它能夠保持體液的平衡、調節血壓，具有預防高血壓的作用。

◆ **治療貧血** 哈密瓜內富含的多種微量元素對人體造血機能有顯著的促進作用，可以作為貧血的食療之品。

◆ **消暑解燥** 哈密瓜中含有大量的水分和糖分，可以清涼消暑、除煩熱、生津止渴，是夏季解暑的佳品。

【中醫理論】

哈密瓜性偏寒，具有療饑、利便、益氣、清肺熱、止咳的功效，適宜胃病、咳嗽痰喘和便祕患者食用。

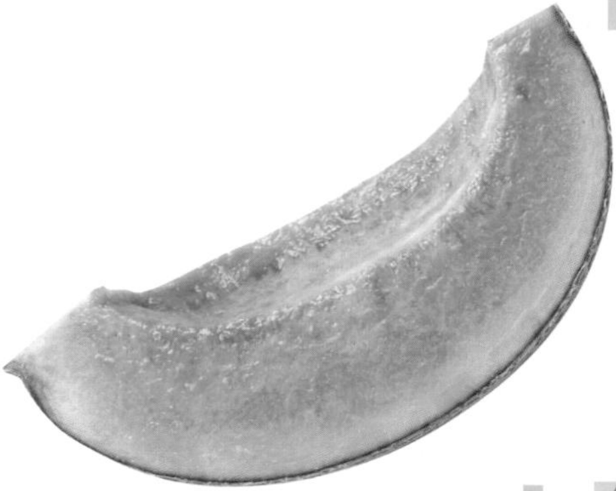

【食法宜忌】

忌 ◆哈密瓜性偏寒，不宜過量食用，每次100克左右為宜，否則會引起腹瀉。

【人群宜忌】

宜 ◆咳嗽痰喘、貧血和便祕患者宜食用。

忌 ◆糖尿病、腳氣病、黃疸、腹脹患者以及產婦不宜食用。

◆慢性腎衰患者忌食用。

◆脾胃虛寒、腸胃功能不好者應少食用。

哈密瓜 古稱甜瓜、甘瓜，以新疆哈密地區的品種最好，故名。哈密瓜的含糖量在15%左右，味甘如蜜，奇香襲人，不但口感極佳，而且營養十分豐富，有「瓜中之王」的美譽。此外，哈密瓜的醫療保健價值也很高，不僅是夏季解暑佳品，對一些疾病也有明顯的輔助治療作用。

【選購要訣】

以香氣較濃，瓜身堅實而表皮略軟，分量感足者為佳。

淺綠色瓜瓤口感較脆，金黃色發綿，白色則柔軟多汁。

保存須知

未切開的哈密瓜保存起來比較容易，室溫下置於避光、乾燥處即可。但搬動時應輕拿輕放，不要碰傷瓜皮，否則很容易腐爛。切開後未能吃完的哈密瓜，可用保鮮膜封好後放入冰箱冷藏，能保存5天左右。

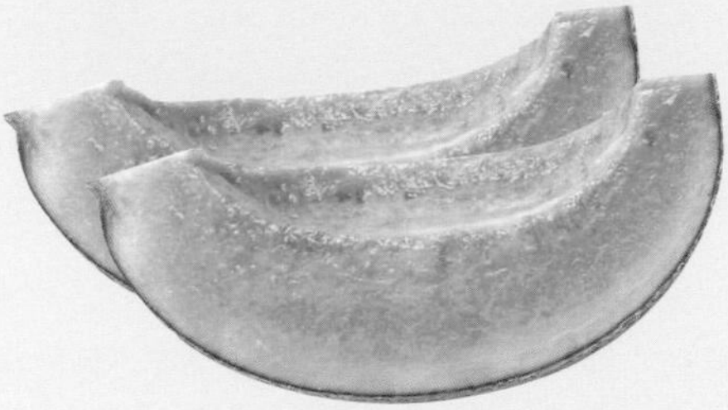

食療處方

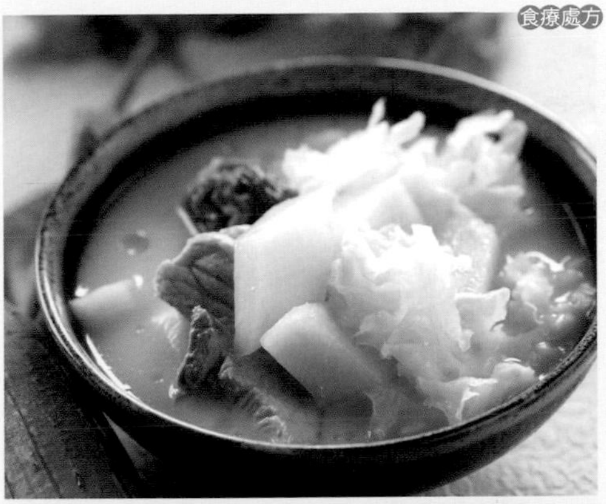

哈密瓜銀耳豬瘦肉湯

【材料】哈密瓜500克，銀耳20克，豬瘦肉500克，蜜棗3顆，鹽5克，冷水1500cc。

【做法】

1.將哈密瓜去皮、瓤，洗淨，切成塊狀；銀耳浸泡，去除根蒂部硬結，撕成小朵，洗淨；蜜棗洗淨；豬瘦肉洗淨，焯水。

2.將冷水1500cc放入瓦煲內，煮沸後加以上用料，旺火煲滾後改用小火煲2小時，加鹽調味即可。

【功效】潤肺清熱，軟堅化痰，消積潤腸，降血壓，防止頭痛，緩解精神壓力。

營養素（每百克的含量）

熱量	三大營養素			膽固醇	膳食纖維	礦物質								
(千卡)	蛋白質(克)	脂肪(克)	碳水化合物(克)	(毫克)	(克)	鈣(毫克)	鐵(毫克)	磷(毫克)	鉀(毫克)	鈉(毫克)	銅(微克)	鎂(毫克)	鋅(毫克)	硒(微克)
34	0.5	0.1	7.7	0	0.2	4	0.3	19	190	26.7	10	19	0.13	1.1

維生素						
維生素A(微克)	維生素B_1(微克)	維生素B_2(微克)	維生素B_6(毫克)	維生素B_{12}(微克)	維生素C(毫克)	維生素D(毫克)
153	50	10	0.11	0	35	0
維生素E(毫克)	生物素(微克)	維生素K(微克)	維生素P(微克)	胡蘿蔔素(毫克)	葉酸(微克)	泛酸(毫克)
0.2	34	0	0	0.92	24	0.16

花生
落地長生果

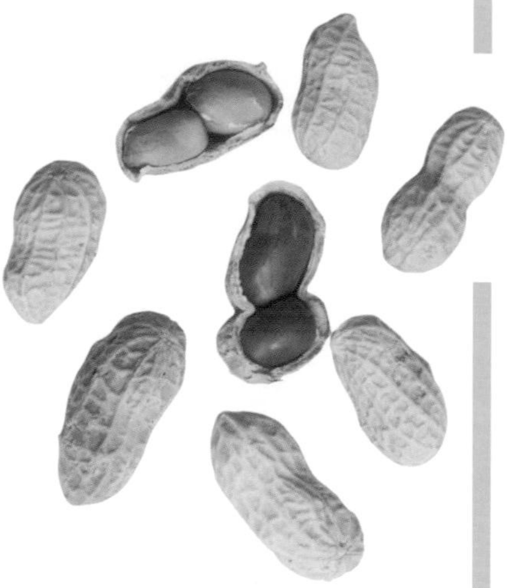

花生 又稱落花生、地果、唐人豆，為豆科植物落花生的種子。現代考古學研究認為花生原產於南美洲，到了16世紀30年代才在我國落地生根。花生含有豐富的營養物質，具有較高的保健價值，在我國被認為是「十大長壽食品之一」，歷來有「長生果」之稱。現代醫學對於花生的研究更加深入，美國膳食指導金字塔中，把堅果跟肉類、豆類歸為同一類別，做為健康膳食的一部分，可以每天適量食用。

【保健功效】

◆ **保護血管** 花生富含脂肪，其中75％以上為不飽和脂肪酸。不飽和脂肪酸有明顯降低膽固醇的作用，對於預防動脈粥狀硬化、高血壓和冠心病等疾病十分有益。

◆ **補氣止血** 花生和花生紅衣能抑制纖維蛋白的溶解，增加血小板的含量，改善血小板的品質及凝血因子的缺陷，加強毛細血管的收縮機能，促進骨髓造血機能，是補氣止血的良藥。

◆ **抵抗衰老** 花生中含有一種名為「白藜蘆」的物質，是有效的抗衰老物質之一。同時，還含有多種人體所需的胺基酸，經常食用能增強記憶力、降低血壓、延緩衰老。

◆ **改善營養不良** 花生富含維生素B_1、維生素E、葉酸、菸鹼酸及豐富的鎂、鈣、鐵、硒、鉀等微量元素，每日膳食中添加花生有助於改善營養不良的狀態，它的營養價值可與雞蛋、牛奶、肉類等一些動物性食品媲美。

◆ **其他功效** 花生還具有扶正補虛、悅脾和胃、潤肺化痰、利水消腫、止血生乳、清咽止瘧的作用。

【中醫理論】

花生味甘、性平，具有潤肺、和胃、補脾等功效。可用於煩咳、反胃、乳婦奶少等症。

【食法宜忌】

宜 ◆身體虛弱的貧血患者在食用花生進補時，最好將花生紅衣一起食用。

◆花生以燉食為佳，既避免破壞營養成分，還使其軟爛易嚼，容易消化。

忌 ◆花生炒熟或油炸後，性質熱燥，不宜多食。

◆生花生中可能含有寄生蟲的蟲卵，不宜直接食用。

◆黴變的花生含有不可逆的致癌物質——黃麴菌，不能食用。

◆花生和螃蟹不宜一同食用。

【人群宜忌】

宜 ◆病後體虛、手術病人恢復期以及產婦適合食用。

忌 ◆花生含油脂多，消化時需要多耗膽汁，故膽病患者不宜食用。

◆花生能增進血凝、促進血栓形成，故血黏度高或有血栓的人不宜食用。

【選購要訣】

以個體飽滿、果仁表面包衣顏色鮮豔者為佳。同時用手感覺一下花生的乾燥度，太潮的花生容易長芽，營養降低且影響口感。

保存須知

置乾燥、通風處保存即可。

食療處方

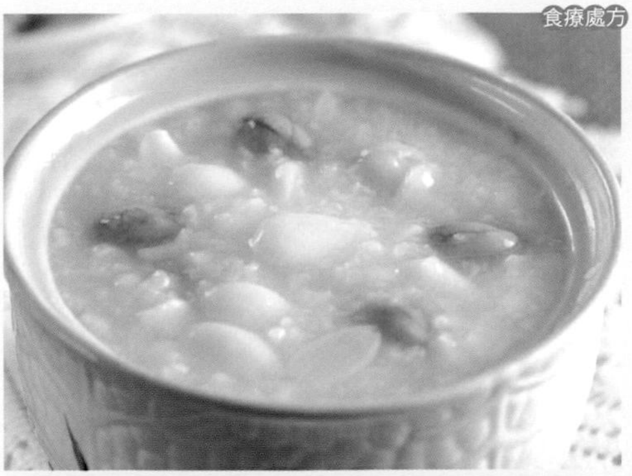

花生杏仁粥

【材料】 白米200克，花生仁50克，杏仁25克，白糖20克，冷水2500cc。

【做法】

1.花生仁洗淨，用冷水浸泡回軟；杏仁焯水燙透，備用。

2.白米洗淨，浸泡半小時，放入鍋中，加入2500cc冷水，用旺火煮沸。轉小火，下入花生仁，煮約45分鐘，再下入杏仁及白糖，攪拌均勻，煮15分鐘，出鍋即可。

【功效】 清熱解毒，消脹滿，化積滯，可治療食積不化、腹脹、腸炎。

營養素（每百克的含量）

熱量（千卡）	三大營養素			膽固醇	膳食纖維	礦物質								
	蛋白質（克）	脂肪（克）	碳水化合物（克）	（毫克）	（克）	鈣（毫克）	鐵（毫克）	磷（毫克）	鉀（毫克）	鈉（毫克）	銅（毫克）	鎂（毫克）	鋅（毫克）	硒（微克）
298	12.1	25.4	5.2	0	7.7	8	3.4	250	1004	3.7	0.68	110	1.79	4.5

維生素						
維生素A（微克）	維生素B_1（毫克）	維生素B_2（毫克）	維生素B_6（毫克）	維生素B_{12}（微克）	維生素C（毫克）	維生素D（毫克）
6	0.85	0.1	0.46	0	14	0
維生素E（毫克）	生物素（微克）	維生素K（微克）	維生素P（微克）	胡蘿蔔素（微克）	葉酸（微克）	泛酸（毫克）
2.93	0	100	0	10	76	17

第五章
白色食物
——人體營養基石

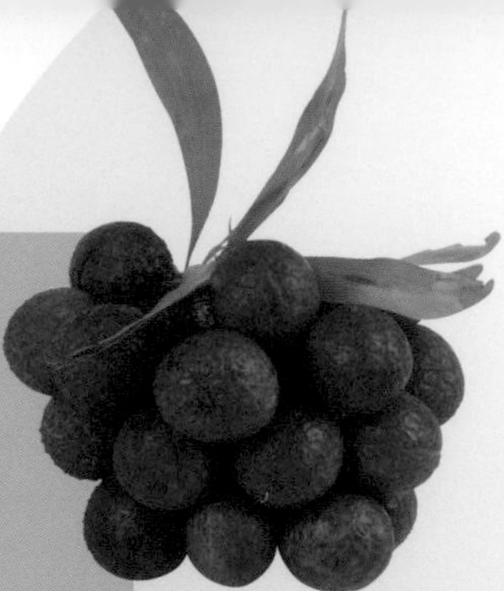

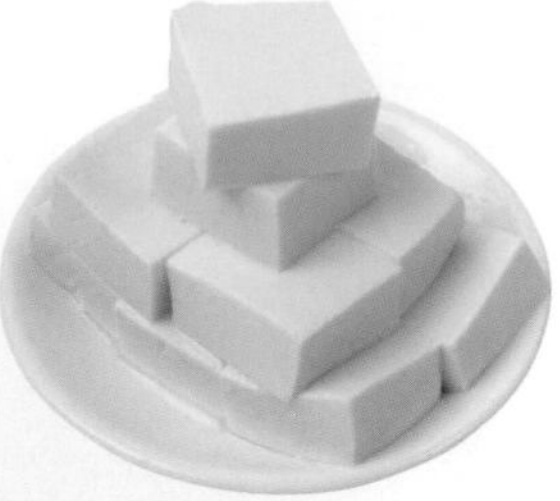

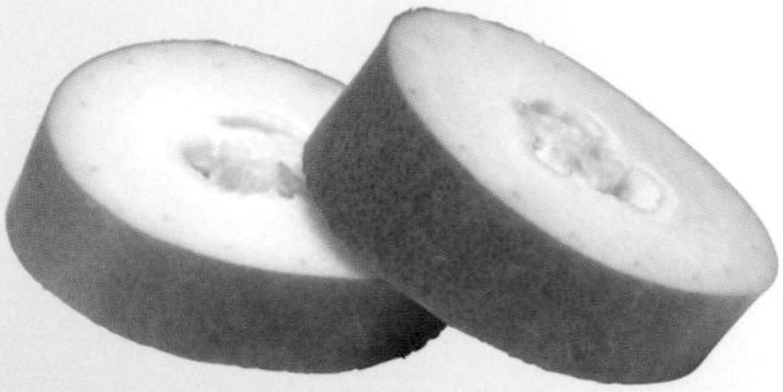

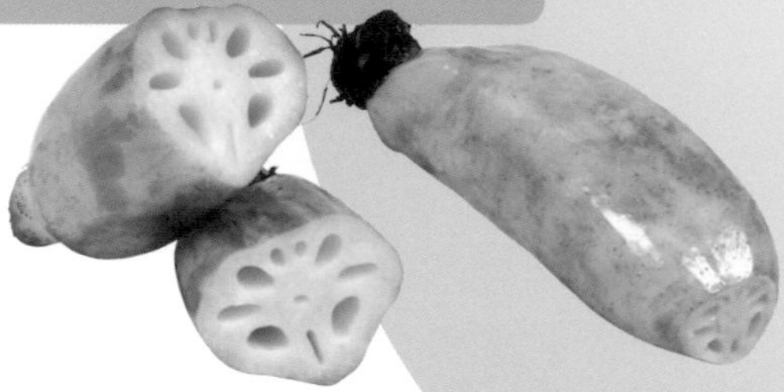

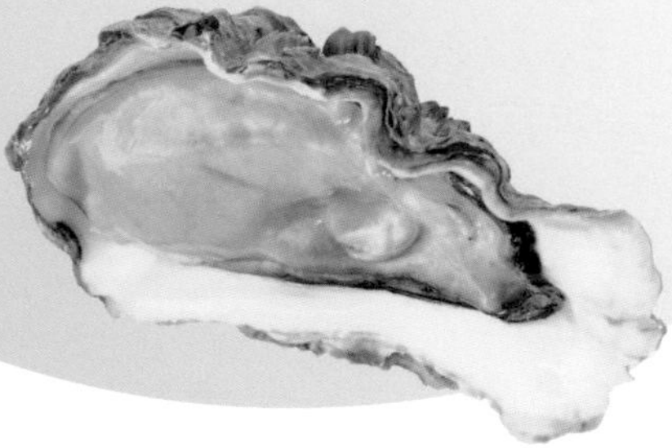

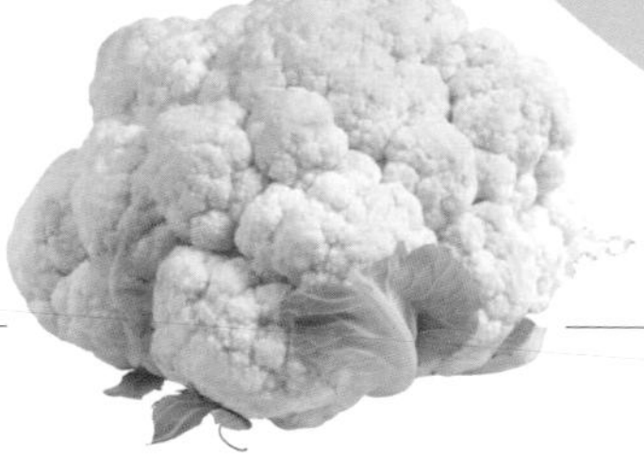

白色食物是指本身色澤潔白或顏色較淺的食物，包括多種精加工後的糧食、根莖類蔬菜和一些顏色淺淡的禽肉類和水產類食物。相對於其他幾種顏色的食物來說，白色食物往往缺少人體所必需的胺基酸，因此其營養價值要稍差一些，但卻是三大營養素——碳水化合物、優質脂肪和蛋白質的重要來源，能夠給人類提供最基本的營養物質。

白色食物五行屬金，對應人體的肺臟。人體的氣血津液在肺氣的推動下散布全身，可見肺是一個對人體各種生理功能都具有調節作用的重要器官。白色食物主要提供熱能給人體，補益肺氣，保持體溫，對維持生命具有重要意義。此外，白色的水果和蔬菜給人一種質潔味鮮的感覺，經常食用可調節視力、安定情緒，還可以輔助治療心腦血管疾病，屬較佳的天然保健食物。

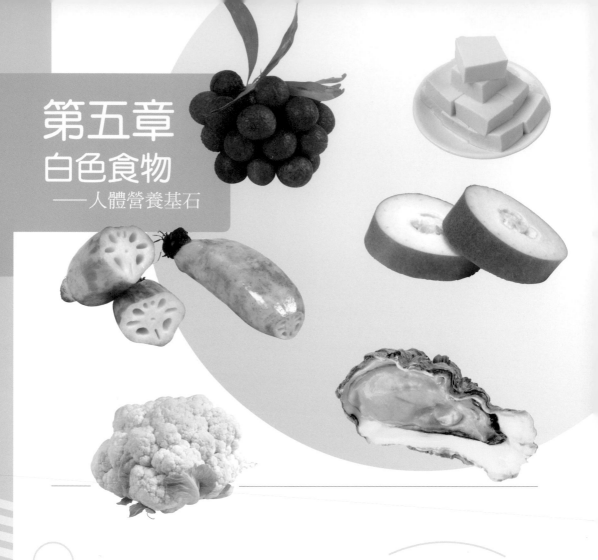

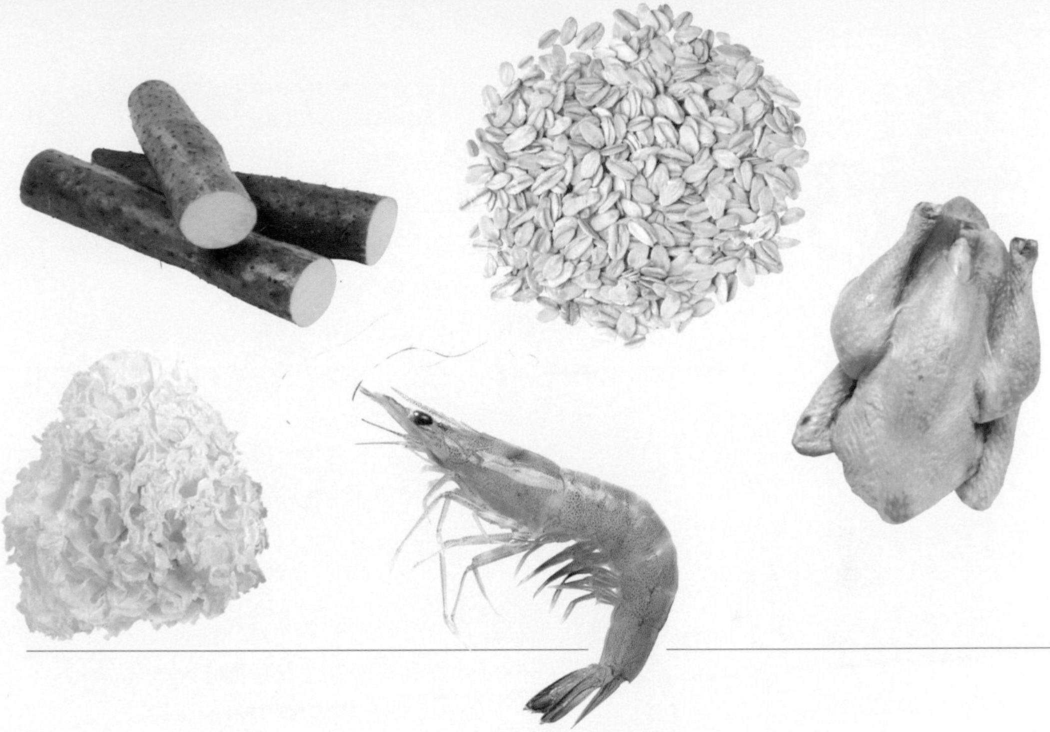

強力保健功效

◆**提供碳水化合物：**白米、麵粉等精加工的白色食物雖然營養成分有所流失，但是這些富含碳水化合物的食物卻是飲食金字塔的根基，它們是能量的重要來源，能夠保持體溫，維持生命，並在人體內轉化為脂肪，促進營養素利用及生長發育。

◆**提供優質脂肪：**相對於羊油、肥肉、奶油等不飽和脂肪酸含量較少的高脂肪食物來說，白色食物中的禽類和水產類食物飽和脂肪和膽固醇的含量明顯較低，容易被人體消化吸收，可降低肥胖症、高血壓、高脂血症、心腦血管疾病的發生機率。

◆**提供優質蛋白：**牛奶、豆腐、豆漿等白色食物能向人體提供高品質的植物性蛋白質，是保證身體強壯的重要食物，也是人體補充鈣質的重要途徑。所以，常吃白色食物，能使骨骼更加健康。白色食物中的水產類和禽肉類則是高質量動物性蛋白質的主要來源，它們還含有人體所必需的多種營養素，對健康十分有益。

基礎營養素

◆白色食物含有豐富的碳水化合物、蛋白質、脂肪、膳食纖維等多種營養元素。

牛奶
白色血液

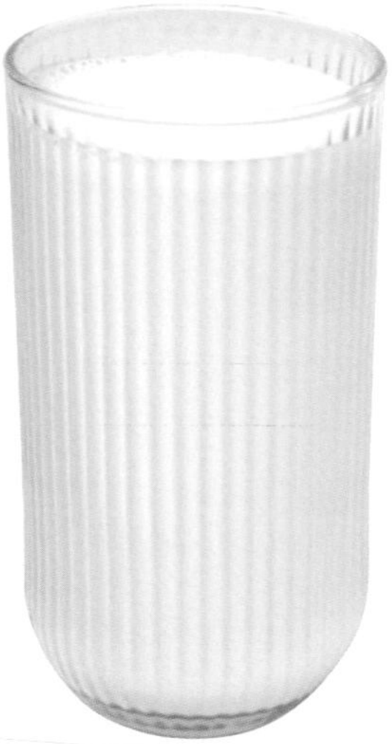

牛奶 是哺乳類動物母牛分娩以後，乳腺所分泌的一種白色稍帶淺黃色、不透明、微有甜味的液體。牛奶中含有培育初生機體生長發育及代謝所需要的所有營養成分和生物活性物質，包括細胞因子、活性基因、激素、免疫球蛋白等，而且極易消化，對人體有著很強的補益功效，被認為是最佳營養保健品，有「白色血液」的美譽。在世界許多地區，牛奶及其製品已經成為人們日常飲食的重要組成部分。

【保健功效】

◆ **防癌抗癌** 乳製品乾酪中含有一種CLA物質，它能有效破壞人體內有致癌危險的氧自由基，並迅速和細胞膜結合，使細胞處於防禦異物入侵的狀態。同時，牛奶中豐富的免疫蛋白也有防癌功效。

◆ **補充營養** 牛奶所含的二十多種胺基酸中有人體必需的8種胺基酸；牛奶蛋白質主要由酪蛋白、乳清蛋白組成，人體對其吸收率高達98%；牛奶脂肪是高品質的脂肪，吸收率在95%以上；而且奶中的乳糖是最容易消化吸收的糖類；牛奶中各種礦物質的含量比例均衡，很容易消化吸收，尤其鈣含量豐富，牛奶甚至有「鈣銀行」的稱號。

◆ **男性佳飲** 牛奶中的一些物質對中老年男性有較強保健作用，常喝牛奶的男子往往身材健壯、精力充沛，而且高血壓、心腦血管病的發生率較低。

◆ **護膚美容** 牛奶有較多維生素Ｂ群，它們能滋潤、保護肌膚，防裂、防皺，使皮膚光滑、柔軟、白嫩；還可使頭髮烏黑、減少脫落。另外，牛奶中的乳清有撫平面部皺紋的作用。

【中醫理論】

牛奶味甘，性微寒，具有潤肺補脾胃、解毒、通便等功效，是補虛益胃、益五臟的滋補佳品，也是生津潤膚的美容良方。

【食法宜忌】

宜 ◆喝牛奶的最佳時間是在晚上睡覺前，牛奶中含有能寧神催眠的色胺酸，還有微量鎮靜神經的嗎啡類物質，鎮靜催眠效果較好，並且無任何副作用。

忌 ◆牛奶不能久煮，否則會破壞大量營養素，降低保健效果。

◆煮牛奶時不要加糖，須待煮開離火後再加，否則加熱狀態下的糖易與牛奶中的賴胺酸結合，形成難以吸收的物質。

【人群宜忌】

宜 ◆牛奶是一種大眾飲品，各年齡層的人都適合飲用。

◆老年人、血壓偏高的人適合飲用低脂奶。

忌 ◆乳糖不耐者、牛奶過敏者和腎病、腸胃功能較弱、逆流性食道炎、膽囊炎和胰腺炎患者不宜飲用牛奶。

【選購要訣】

新鮮的牛奶應是淡青色、乳白色或淡黃色，以有淡淡的甜味和清香純淨的乳酸味者為佳。

保存須知

市售鮮奶要按說明保存，並在保質期內食用。

食療處方

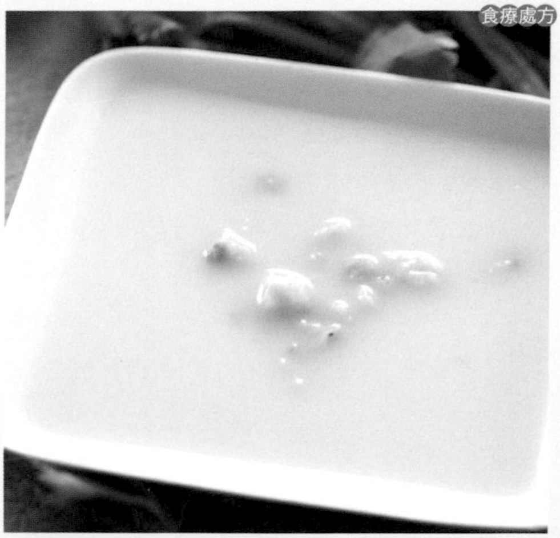

雪蛤牛奶湯

【材料】雪蛤5克，牛奶250克，冰糖15克。

【做法】

1.將雪蛤用溫水發透，去筋膜、黑仔；冰糖打碎成屑。

2.將雪蛤放入燉鍋，加入牛奶，用中火煮沸，再用文火燉煮25分鐘，加入冰糖屑即成。

【功效】

補鈣補鐵，促進骨骼發育。

營養素（每百克的含量）

熱量	三大營養素			膽固醇	膳食纖維	礦物質								
(千卡)	蛋白質 (克)	脂肪 (克)	碳水化合物 (克)	(毫克)	(克)	鈣 (毫克)	鐵 (毫克)	磷 (毫克)	鉀 (毫克)	鈉 (毫克)	銅 (微克)	鎂 (毫克)	鋅 (毫克)	硒 (微克)
54	3	2.9	4.1	151	0	135	0.3	73	157	36.5	20	11	3.36	1.94

維生素						
維生素A (微克)	維生素B_1 (微克)	維生素B_2 (微克)	維生素B_6 (微克)	維生素B_{12} (微克)	維生素C (毫克)	維生素D (毫克)
11	40	70	30	0.3	1	240
維生素E (毫克)	生物素 (微克)	維生素K (微克)	維生素P (微克)	胡蘿蔔素 (毫克)	葉酸 (微克)	泛酸 (毫克)
0.21	117	2	0	0	5	0.55

大蒜
天然青黴素

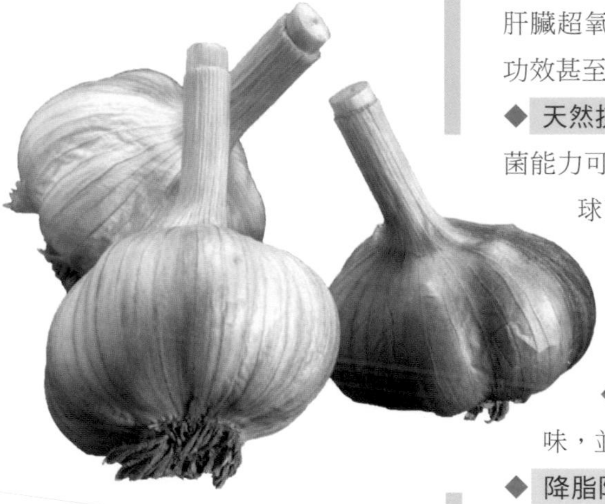

大蒜　又名胡蒜、獨蒜、蒜、大蒜頭、葷菜等，是百合科多年生草本植物大蒜的鱗莖，據載由西漢張騫出使西域時帶回種植。大蒜用來食用和治病的歷史非常悠久，因其具有營養價值高、易栽培等特點，自古就被許多人所喜愛。據現代研究分析，大蒜所含有的大量蒜素和一種抗菌廣、毒性小的殺菌素，能夠治療多種疾病，可謂「天然青黴素」。

【保健功效】

◆ **防癌抗癌**　大蒜素可誘導人體淋巴細胞轉化，增強巨噬細胞和淋巴細胞的活性，提高免疫力。同時，大蒜中的抗癌物質，能抑制正常細胞癌變。

◆ **緩解糖尿病**　大蒜中含硒較多，可促進人體內胰島素的合成，因此能緩解糖尿病症狀。

◆ **保肝護肝**　大蒜能誘導肝細胞脫毒酶的活性，可以阻斷致癌物質亞硝胺的合成，保護肝臟。大蒜還可以抑制肝臟超氧化物歧化酶的活性，有延緩衰老的作用，這種功效甚至超過了人參。

◆ **天然抗菌**　大蒜有一種叫「硫化丙烯」的辣素，其殺菌能力可達到青黴素的1/10，使得大蒜對鏈球菌、葡萄球菌、腦膜炎雙球菌、肺炎球菌、結核桿菌、痢疾桿菌、傷寒桿菌、大腸桿菌、霍亂弧菌、致病性皮膚真菌等均有殺滅或抑制作用，且沒有耐藥性。

◆ **增進食欲**　大蒜所含的揮發油使其具獨特辣味，並可刺激胃液分泌，增進食欲，幫助消化。

◆ **降脂降壓**　大蒜還能降低膽固醇和三酸甘油酯的含量，能有效預防心腦血管病的發生，並且有降血糖、降血壓的功效。

【中醫理論】

生大蒜性味辛熱，熟大蒜性味辛溫，二者都具有溫中消食、解毒除邪、除冷積、殺蟲的功效，適用於脘腹冷痛、宿食不消、水腫脹滿、泄瀉痢疾、百日咳、鉤蟲病、蛔蟲病等。

【食法宜忌】

宜　◆預防和治療感染性疾病時應該生食大蒜，因為大蒜加熱後蒜辣素會迅速分解。

◆大蒜和花椰菜、胡蘿蔔等富含維生素的蔬菜搭配，抗癌效果更明顯。

忌　◆醃製大蒜的時間不宜過長，以免破壞有效成分。

◆發了芽的大蒜食療效果甚微，最好不要再食用，但蒜苗營養豐富。

【人群宜忌】

宜 ◆糖尿病、癌症、感冒、百日咳等患者宜常食用。

◆和鉛有密切接觸的人宜經常食用。

忌 ◆胃腸疾病、肝病患者不宜食用。

◆眼疾患者不宜食用。

◆陰虛火旺者慎食。

【選購要訣】

以外觀完整，無爛皮、無疤痕者為佳。

保存須知

大蒜可以編成辮，掛在陰涼通風遮雨的屋簷下，風乾貯存，一般能保存兩個月左右。

食療處方

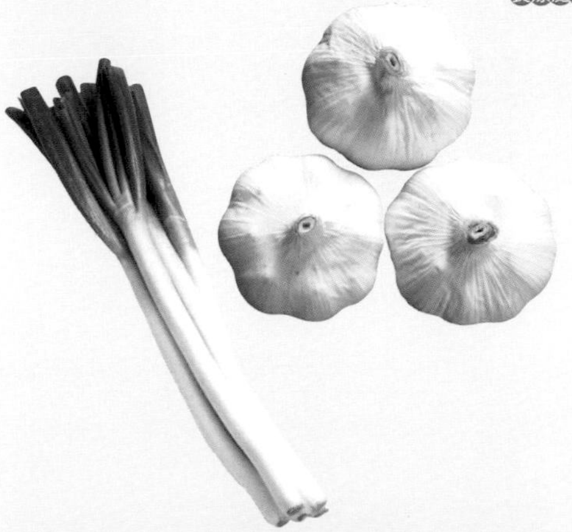

蔥白大蒜湯

【材料】大蒜250克，蔥白500克，冷水2000cc。

【做法】

1.蔥白洗淨，切段；大蒜去皮，砸碎。

2.將兩者置入鍋中，加水2000cc，煮沸15分鐘即可。

【功效】淨化排毒，補氣血，提高免疫力。

【注意事項】屬陰虛火旺者，如口咽乾燥、尿黃、舌紅無苔者，不宜服用。

營養素（每百克的含量）

熱量（千卡）	三大營養素			膽固醇（毫克）	膳食纖維（克）	礦物質								
	蛋白質（克）	脂肪（克）	碳水化合物（克）			鈣（毫克）	鐵（毫克）	磷（毫克）	鉀（毫克）	鈉（毫克）	銅（毫克）	鎂（毫克）	鋅（毫克）	硒（微克）
117	7	0.1	22.1	0	0.8	4	1	138	530	17.6	0.22	21	1.06	3.09

維生素						
維生素A（微克）	維生素B_1（毫克）	維生素B_2（微克）	維生素B_6（毫克）	維生素B_{12}（微克）	維生素C（毫克）	維生素D（毫克）
5	0.19	30	1.5	0	10	0
維生素E（毫克）	生物素（微克）	維生素K（微克）	維生素P（微克）	胡蘿蔔素（微克）	葉酸（微克）	泛酸（毫克）
0.5	0	0	0	30	92	0.7

豆腐
植物肉

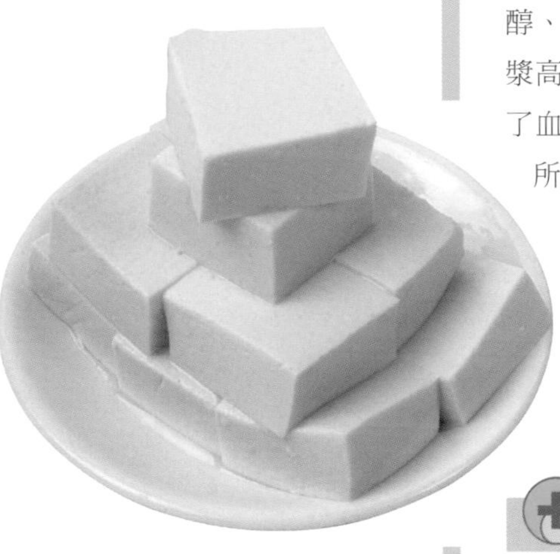

豆腐　我國是大豆的故鄉，也是最早利用大豆製成豆腐的國家。豆腐的起源可以追溯到漢代，如今已是最大眾化的烹飪原料之一。豆腐因加工方法不同衍生出多種產品，各有風味，有的適合燉煮，有的宜拌、炒、燴、做羹湯等。豆腐口感鮮美，其原料大豆的蛋白質含量也可媲美動物蛋白，因此有「植物肉」的美稱。

【保健功效】

◆ **防癌抗癌**　豆腐中的植物性雌激素，對乳腺癌有很好的預防作用，是女性更年期的保護神。

◆ **健腦益智**　豆腐豐富的大豆卵磷脂有益神經、血管、大腦細胞的生長發育，又由於豆腐所含的豆固醇抑制了膽固醇的攝入，因此比其他健腦食物效果更佳。

◆ **保護血管**　豆腐的大豆蛋白可以顯著降低血漿膽固醇、三酸甘油酯和低密度脂蛋白的濃度，同時不影響血漿高密度脂蛋白的濃度，恰到好處地降低了血脂，保護了血管細胞，有助於預防心腦血管疾病。此外，豆腐中所含的植物性雌激素能保護血管內皮細胞，使其不被氧化破壞。

◆ **減肥瘦身**　豆腐屬於高營養、低脂肪的減肥食品，豐富的蛋白質能增強體質並增加飽腹感。此外，豆腐渣雖然口感差，但是它也含有豐富的蛋白質，脂肪含量不高，也是不錯的減肥選擇。

【中醫理論】

豆腐味甘、性涼，具有益氣和中、生津潤燥、清熱解毒的功效。可用以治療赤眼、消渴、休息痢，解硫黃、燒酒之毒。

【食法宜忌】

宜 ◆豆腐和魚、雞蛋、海帶、排骨等搭配食用，可提高豆腐中蛋白質的利用率。

忌 ◆豆腐與菠菜、蔥一起烹調會生成不易被人體吸收的草酸鈣，容易形成結石，所以，要避免一同食用。

【人群宜忌】

宜 ◆肥胖者、孕婦、兒童宜常食用。
◆經常熬夜、強腦力工作者宜常食用。

忌 ◆老人、缺鐵性貧血患者、痛風患者以及胃寒、腹瀉、腹脹、皮膚病患者宜少食用。

◆嚴重腎病、痛風、消化性潰瘍、動脈硬化、低碘患者忌食用。

【選購要訣】

以顏色乳白色或淡黃色，稍有光澤，塊形完整、軟硬適度、富有彈性、無雜質，有特有的豆腐香味者為佳。

保存須知

將豆腐浸泡於清水中，放在陰涼通風處，可保存1～2天；也可將其密封放入冰箱冷藏室內保存。

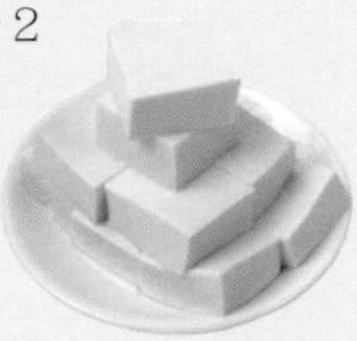

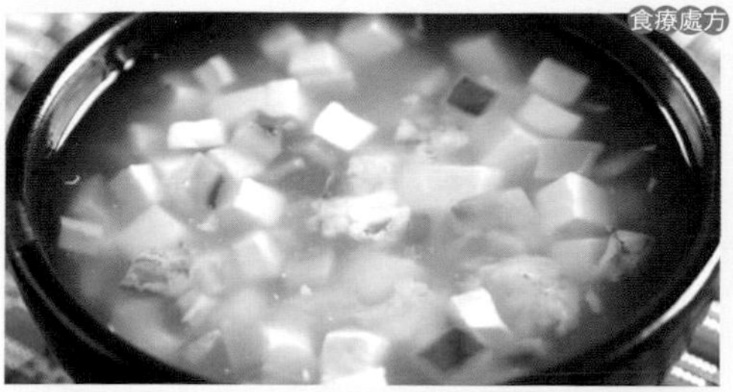

魷魚豆腐羹

【材料】魷魚、豆腐各100克，蝦仁50克，草菇20克，鹽2克，味精1克，醬油5克，沙拉油10克，太白粉25克，高湯500克，冷水適量。

【做法】

1.魷魚洗淨，切成小丁，加入醬油和適量沙拉油拌勻；蝦仁洗淨，去除泥腸備用。

2.豆腐放入開水中氽燙一下，切丁；草菇洗淨，切丁。

3.鍋中倒進沙拉油燒熱，加入高湯，再加入魷魚丁、草菇丁和蝦仁煮開，然後放入豆腐丁，待各材料熟透後，下鹽、味精調味，以太白粉勾稀芡，出鍋即可。

【功效】健脾養胃、補鈣補血，可促進食欲、提高記憶力。

營養素（每百克的含量）

熱量	三大營養素			膽固醇	膳食纖維	礦物質								
（千卡）	蛋白質（克）	脂肪（克）	碳水化合物（克）	（毫克）	（克）	鈣（毫克）	鐵（毫克）	磷（毫克）	鉀（毫克）	鈉（毫克）	銅（毫克）	鎂（毫克）	鋅（毫克）	硒（微克）
98	12.2	4.8	1.5	0	0.5	138	1.5	158	106	7.3	0.22	63	0.63	1.55

維生素						
維生素A（微克）	維生素B_1（微克）	維生素B_2（微克）	維生素B_6（微克）	維生素B_{12}（微克）	維生素C（微克）	維生素D（毫克）
5	50	20	30	0.06	30	0
維生素E（毫克）	生物素（微克）	維生素K（微克）	維生素P（微克）	胡蘿蔔素（微克）	葉酸（微克）	泛酸（毫克）
6.7	0	0	0	30	0	0.4

銀耳
菌中明珠

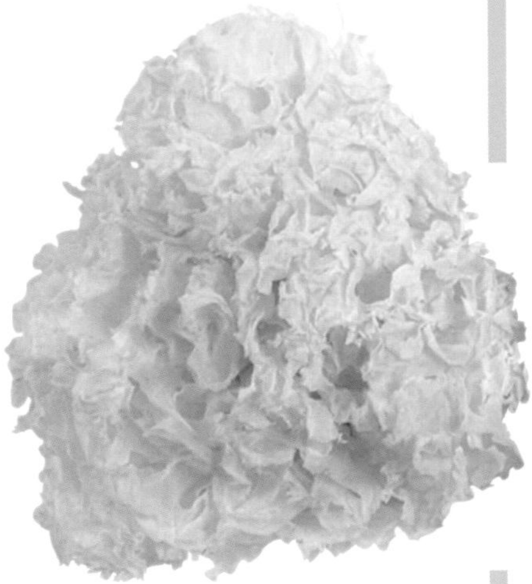

銀耳 又名白木耳、白耳、桑鵝、五鼎芝等，早在三千多年前，人們就開始食用銀耳，西元6世紀初，陶弘景在《名醫別錄》一書中論述了銀耳的藥用功效。銀耳是一種珍貴的野生菌類，生長在深山峽谷、森林茂密的地方。這種野生天然銀耳產量極少，但營養價值極高，具有防病健身、延年益壽的保健功效，被推崇為「長生不老藥」。銀耳目前多用人工栽培，現已成為大眾滋補食品。

【保健功效】

◆ **抗腫瘤** 銀耳中富含的硒元素，可以提高人體對腫瘤的抵抗力，還能增強腫瘤患者對放療、化療的耐受力。

◆ **保護肝臟** 銀耳的酸性異多糖，能提高肝臟的解毒功能，對肝臟有保護作用，還能提高機體對輻射的防護能力及抗缺氧的能力。

◆ **提高免疫力** 銀耳的酸性多糖類化合物，能有效地增強機體對外來致病菌的抑制和殺傷能力，提高免疫力。

◆ **減肥消脂** 銀耳含有大量的膳食纖維，可助胃腸蠕動，減少脂肪吸收，是減肥佳選。

◆ **祛斑美容** 銀耳中富含天然植物性膠質，結合其本身所具有的滋陰作用，長期食用可達潤膚之效，還能祛除臉部黃褐斑、雀斑，是女性食補美容的佳品。

【中醫理論】

銀耳甘平無毒，能強精、補腎、滋陰、潤肺、養胃、生津、止咳、清熱、潤腸、益氣、和血、強心、補腦，可治療氣管炎、心腦血管病、糖尿病等多種疾病。

【食法宜忌】

宜 ◆銀耳泡發後應去掉未發開的部分，特別是那些呈淡黃色的硬塊。

◆銀耳和雞肉或豬肉燉煮，對多種慢性疾病有很好的輔助治療作用。

◆燒煮時，應將銀耳煮至濃稠狀，可以大大減少、甚至完全消除銀耳中殘留的二氧化硫。

忌 ◆變質的銀耳不可食用，以免發生食物中毒。

【人群宜忌】

宜 ◆氣管炎、心血管病、糖尿病和癌症患者宜經常食用銀耳。

◆陰虛火旺不能受參茸等溫熱滋補的病人宜經常食用。

忌 ◆外感風寒者忌用。

【選購要訣】

以根小、顏色淡黃、無雜質、無異味者為佳。

保存須知

銀耳最好用保鮮袋密封，放入冰箱冷藏室或置於乾爽陰涼處保存，一般可保存3個月以上。

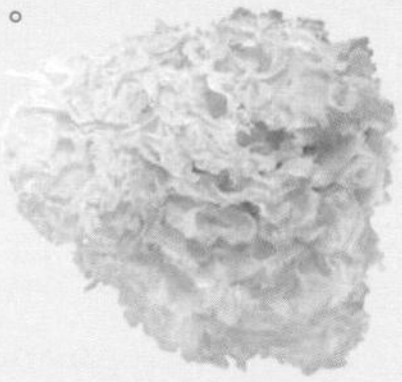

食療處方

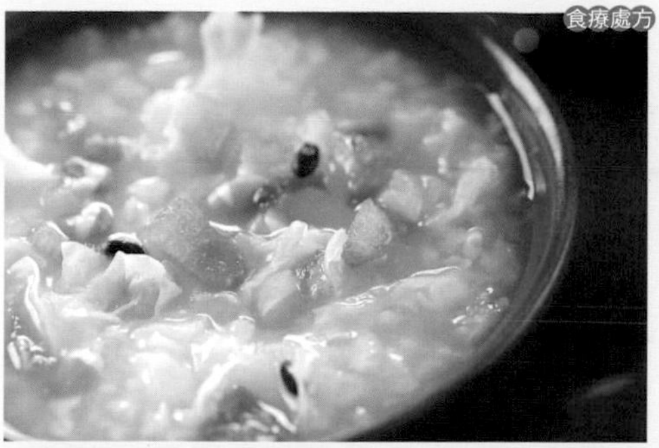

銀耳綠豆粥

【材料】銀耳15克，綠豆100克，西瓜半個，水蜜桃1個，冰糖30克，冷水適量。

【做法】

1.綠豆洗淨，用冷水浸泡3小時；銀耳用冷水浸泡回軟，挑洗淨。

2.西瓜去皮、子，切塊；水蜜桃去核，切瓣。

3.取鍋加入適量冷水和泡好的綠豆，上旺火燒沸，轉小火慢煮40分鐘，再下入銀耳及冰糖，攪勻煮約20分鐘，下入西瓜塊和水蜜桃瓣，煮3分鐘離火。

4.粥自然冷卻後，裝入碗中，用保鮮膜密封，放入冰箱，冷凍20分鐘即可食用。

【功效】促進胃腸蠕動，減少脂肪吸收，防止肥胖。

營養素（每百克的含量）

熱量	三大營養素			膽固醇	膳食纖維	礦物質								
（千卡）	蛋白質（克）	脂肪（克）	碳水化合物（克）	（毫克）	（克）	鈣（毫克）	鐵（毫克）	磷（毫克）	鉀（毫克）	鈉（毫克）	銅（微克）	鎂（毫克）	鋅（毫克）	硒（微克）
200	10	1.7	36.2	0	33.7	62	2.6	369	987	78.6	80	54	4.11	2.95

維生素						
維生素A（微克）	維生素B_1（微克）	維生素B_2（毫克）	維生素B_6（毫克）	維生素B_{12}（微克）	維生素C（毫克）	維生素D（毫克）
18	50	0.25	0.1	2.6	2	970
維生素E（毫克）	生物素（微克）	維生素K（微克）	維生素P（微克）	胡蘿蔔素（毫克）	葉酸（微克）	泛酸（毫克）
1.26	0	0	0	0.11	76	1.37

蓮藕

消瘀清熱

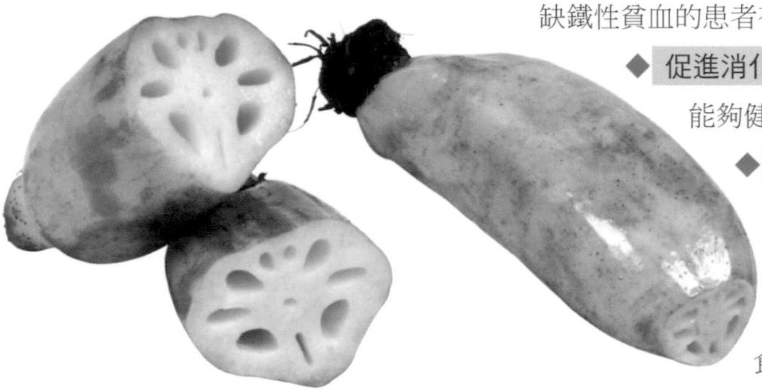

【保健功效】

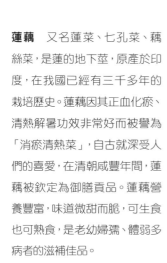

◆ **調經止血** 蓮藕含有豐富的單寧酸，具有收縮血管和止血的作用。婦女月經不調、經期提前而且量多者，常吃蓮藕可逐漸恢復正常；口鼻容易出血的人，多吃蓮藕有收斂止血的功效。此外，瘀血、吐血、尿血、便血者以及產婦、白血病患者也適合食用。

◆ **防治貧血** 在根莖類食物中，蓮藕含鐵量較高，故對缺鐵性貧血的患者有益。

◆ **促進消化** 蓮藕中的鞣質有健脾止瀉的作用，能夠健脾開胃，幫助食欲不振者恢復胃口。

◆ **降糖消脂** 蓮藕的含糖量不算高，又含有大量的維生素C和膳食纖維，對於肝病、便祕、糖尿病等有虛弱之症的人都十分有益。蓮藕中的黏液蛋白和膳食纖維能與人體內的膽酸鹽、食物中的膽固醇和三酸甘油酯結合，減少人體對脂類物質的吸收。

【中醫理論】

蓮藕入心、脾、肺經，生藕性味甘、寒，有消瘀清熱、除煩解渴、止血健胃之功效；熟藕性味甘、溫，有補心生血、健脾開胃、滋養強壯之功效；煮湯飲用能通利小便、清熱潤肺。

【食法宜忌】

宜 ◆蓮藕和貝類、魚蝦等水產品搭配食用，可以幫助改善肝臟功能。

◆當煩渴難忍、偶然出血、酩酊大醉時，飲用鮮藕汁2杯，有明顯的止渴、止血和醒酒作用。

【人群宜忌】

宜 ◆營養不良、食欲不振、缺鐵性貧血患者宜食用。

◆高血壓、糖尿病、肝病及便祕患者宜食用。

蓮藕 又名蓮菜、七孔菜、藕絲菜，是蓮的地下莖，原產於印度，在我國已經有三千多年的栽培歷史。蓮藕因其正血化瘀、清熱解暑功效非常好而被譽為「消瘀清熱菜」，自古就深受人們的喜愛，在清朝咸豐年間，蓮藕被欽定為御膳貢品。蓮藕營養豐富，味道微甜而脆，可生食也可熟食，是老幼婦孺、體弱多病者的滋補佳品。

忌 ◆脾胃虛寒者儘量少食。

◆經痛者及女性經期忌食。

◆產婦不宜過早食用，一般產後1～2周後再吃蓮藕可以逐瘀。

【選購要訣】

以皮白粗壯帶清香者為佳。注意外表要無傷、無爛、無鏽斑、不斷節、不乾縮、不變色，頂端的「鸚哥頭」越小越好。看起來太白的蓮藕很有可能是用化學藥品處理過的，不要購買。

保存須知

存放在陰涼的地方，避免陽光直射，最佳貯藏溫度為5℃左右。不要放入冰箱長期冷藏，否則會使蓮藕組織發生軟化，無法食用。

食療處方

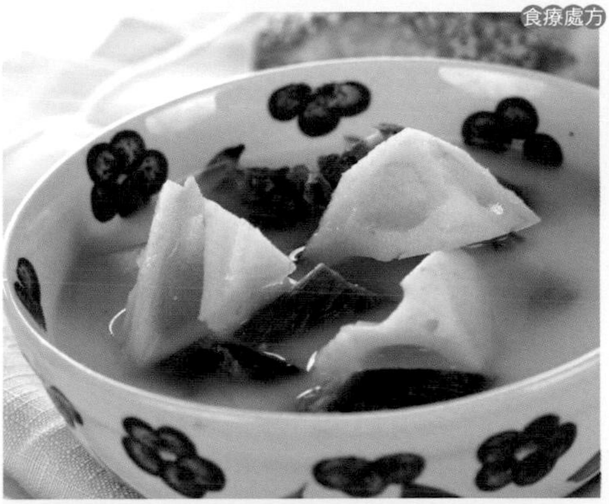

蓮藕牛腩湯

【材料】 蓮藕250克，牛腩250克，紅豆25克，生薑2片，蜜棗4顆，鹽少許，冷水適量。

【做法】

1.選鮮牛腩，洗淨，切大塊，割去肥脂，用開水焯後過冷水，漂洗乾淨；蓮藕洗淨，刮皮去節，拍成大塊；紅豆、生薑、蜜棗洗淨。

2.將以上用料放入冷水煲內，旺火煲開後，改小火煲3小時，加鹽調味即可。

【功效】 補五臟、療虛損、除風濕、強筋骨，可治氣血兩虧、腎虛腰痛、體虛疲勞等症。

營養素（每百克的含量）

熱量	三大營養素			膽固醇	膳食纖維	礦物質								
(千卡)	蛋白質(克)	脂肪(克)	碳水化合物(克)	(毫克)	(克)	鈣(毫克)	鐵(毫克)	磷(毫克)	鉀(毫克)	鈉(毫克)	銅(毫克)	鎂(毫克)	鋅(毫克)	硒(微克)
84	1.9	0.1	15.2	0	1.2	19	1.4	51	497	44.2	0.11	19	0.23	0.39

維生素						
維生素A(微克)	維生素B1(毫克)	維生素B2(微克)	維生素B6(毫克)	維生素B12(微克)	維生素C(毫克)	維生素D(毫克)
3	0.11	40	0	0	25	0
維生素E(微克)	生物素(微克)	維生素K(微克)	維生素P(微克)	胡蘿蔔素(微克)	葉酸(微克)	泛酸(毫克)
73	0	200	0	20	0	0

蘿蔔
十月小人參

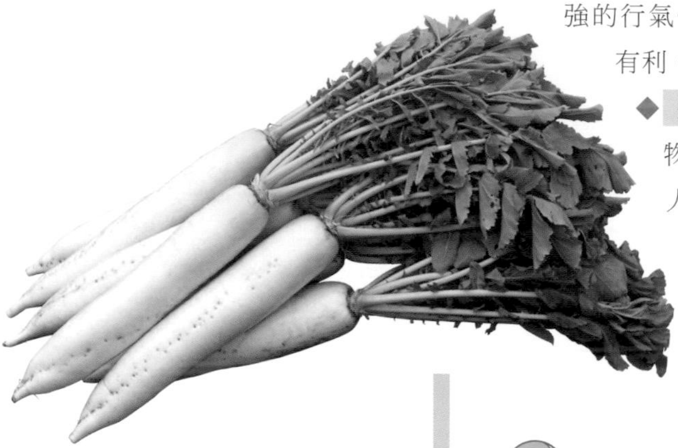

蘿蔔 又名白蘿蔔、蘿白、萊菔、蘆菔、土酥，是我國本土蔬菜，目前在各地均有栽種，且有「十月蘿蔔小人參」的諺語。現代科學研究表明，蘿蔔營養豐富，含有大量碳水化合物、維生素C、膳食纖維和礦物質等，對於多種疾病有著很好的輔助治療效果。

【保健功效】

◆ **防癌抗癌** 蘿蔔的維生素C含量尤為豐富，並且含多種酶，能消除致癌物質亞硝胺，防止細胞發生突變；所含的木質素，能提高巨噬細胞的活力，加速吞噬癌細胞。

◆ **減肥降壓** 蘿蔔中含有膽鹼物質，能降低血脂、血壓，非常利於減肥。

◆ **利大小便** 蘿蔔具有清熱生津的功效，而且還有很強的行氣作用，這些對於大小便的通暢都十分有利。

◆ **殺蟲除菌** 蘿蔔還含有一種特殊化合物——異硫氰酸苯脂，它能殺蟲，且對人體無損害。用蘿蔔汁來治滴蟲性陰道炎，治癒率高達90%以上。

◆ **促進食欲** 蘿蔔含有豐富的芥子油和消化酶，能促進胃腸蠕動，增加食欲，幫助消化。

【中醫理論】

蘿蔔性味甘辛、平、無毒，入肺、脾經，有下氣消食、除痰潤肺之功效，煮食可治肺熱吐血、氣脹食滯、食穀不化、痰多、口乾、小便不暢、酒毒；生搗汁服食可治吐血、衄血、聲嘶咽乾、胸膈悶氣、大小便不暢。

【食法宜忌】

忌 ◆蘿蔔不宜和胡蘿蔔一起食用，否則會破壞維生素C。

◆服用人參期間不宜食用蘿蔔，否則會失去滋補作用。

◆忌同橘子一起食用，否則會引發甲狀腺腫大。

【人群宜忌】

宜 ◆肥胖者、中老年人宜經常食用。
◆大便祕結、小便不暢者宜經常食用。
◆呼吸道疾病患者宜經常食用。

忌 ◆脾胃虛弱、消化不良、大便溏稀者不宜生食、多食。

【選購要訣】

以葉子顏色嫩綠、個體豐滿、表皮白淨、無黑點者為佳。

保存須知

蘿蔔易失水萎縮，買回後最好先齊根切掉葉子，再將整個蘿蔔噴勻清水，以報紙包裹好，放入塑膠袋中置冰箱冷藏，保鮮期達兩周左右。

食療處方

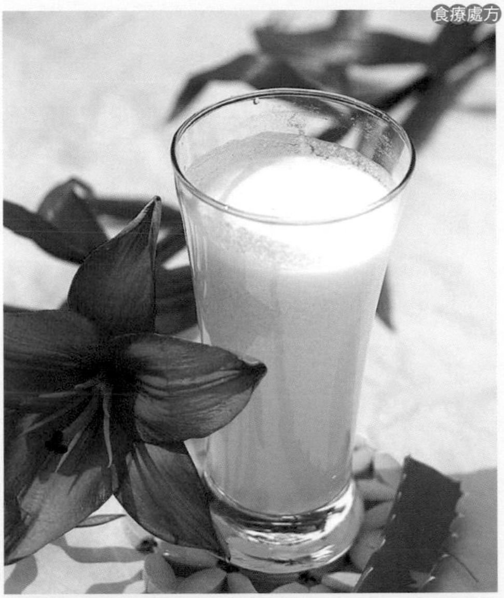

蘿蔔蜜汁

【材料】新鮮蘿蔔100克，蜂蜜少許。

【做法】

新鮮蘿蔔洗淨，切碎搗爛，置消毒紗布取汁，加蜂蜜調味即可。

【功效】具有通氣、助消化的作用。

營養素（每百克的含量）

熱量	三大營養素			膽固醇	膳食纖維	礦物質								
（千卡）	蛋白質（克）	脂肪（克）	碳水化合物（克）	（毫克）	（克）	鈣（毫克）	鐵（毫克）	磷（毫克）	鉀（毫克）	鈉（毫克）	銅（微克）	鎂（毫克）	鋅（毫克）	硒（微克）
20	0.9	0.1	4	0	1	36	0.5	26	173	61.8	40	16	0.3	0.61

維生素						
維生素A（微克）	維生素B_1（微克）	維生素B_2（微克）	維生素B_6（毫克）	維生素B_{12}（微克）	維生素C（毫克）	維生素D（毫克）
0	20	30	0	0	21	0
維生素E（毫克）	生物素（微克）	維生素K（微克）	維生素P（微克）	胡蘿蔔素（毫克）	葉酸（微克）	泛酸（毫克）
0.92	0	0	0	0	0	0

燕麥

保健食品新貴族

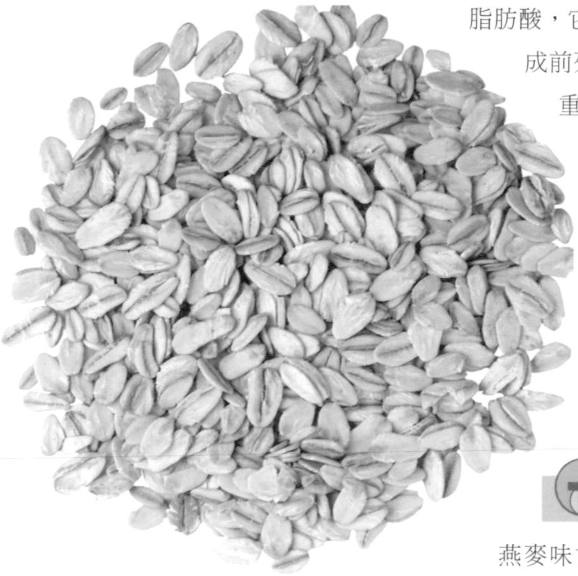

燕麥　又名莜麥、油麥、玉麥，是一種非常古老的農作物，在貧瘠的土地和寒冷的地區亦可生長。燕麥曾被視為粗糧，用來餵馬，但隨著對其營養價值的發現，如今已成為世界十大健康食品之一，被譽為「保健食品新貴族」。

【保健功效】

◆ **防治糖尿病**　燕麥所含的鎂和鉻有利於防治糖尿病，特別是鉻能增強胰島素的活性，加速糖代謝，促進脂肪和蛋白質的合成。

◆ **保護血管**　燕麥中的抗氧化劑可以抵禦血球沉積，減輕導致動脈硬化的脈管收縮。此外，不飽和脂肪酸、可溶性纖維和皂甙等還可以有效減少血液中的膽固醇，改善血液循環。

◆ **維護性機能**　燕麥所含亞麻油酸是人體最重要的必需脂肪酸，它能維持正常的新陳代謝活動，同時又是合成前列腺素的必要成分，對維護人體的性機能有重要作用。

◆ **補充礦物質**　燕麥中富含鈣、磷、鐵、鋅等礦物質，有預防骨質疏鬆、促進傷口癒合、防止貧血的功效。

◆ **防治便祕**　燕麥粥有通便的作用，防止中老年人因便祕導致腦血管意外。

◆ **其他功效**　燕麥可以緩解生活或工作帶來的壓力，是很不錯的減肥食品。

【中醫理論】

燕麥味甘、性平、無毒，具有健脾益氣、補虛止汗、養胃潤腸之功效。

【食法宜忌】

宜 ◆燕麥是一種高脂肪、高蛋白的穀類食物，所以最好搭配蔬菜類一起食用。

忌 ◆吃燕麥一次不宜太多，每次30～50克左右為宜，否則會造成胃痙攣或是脹氣。

【人群宜忌】

宜 ◆老年人、孕婦、產婦、幼兒宜經常食用。

◆高血壓、高脂血症、脂肪肝、冠心病、糖尿病、肥胖症患者宜食燕麥。

◆自汗、盜汗、貧血、攝護腺疾病患者宜經常食用燕麥。

【選購要訣】

以燕麥為原料製成的麥片、餅乾、糕點等食用方便，但購買時注意選擇品質有保證的廠商，最好是袋裝食品。

保存須知

燕麥最好置於通風乾燥處保存，保存時間一般為1個月以上，也可密封後放入冰箱冷藏室內。

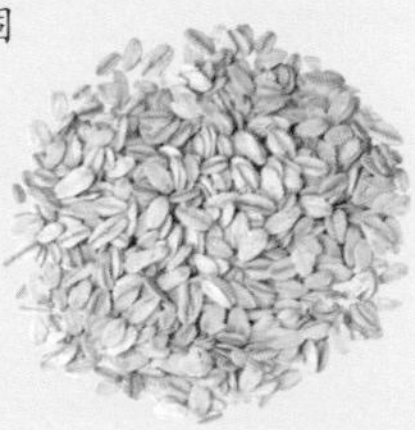

食療處方

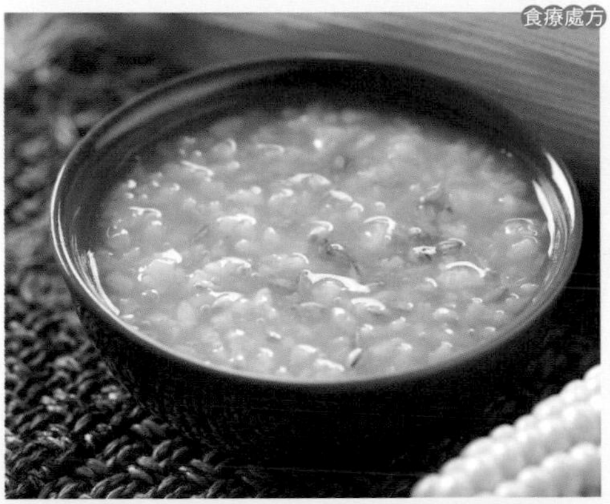

燕麥白米粥

【材料】 白米100克，燕麥粉30克，白糖10克，冷水1000cc、冷開水適量。

【做法】

1.白米洗淨，用冷水浸泡半小時。

2.將白米放入鍋內，加入1000cc冷水，先用旺火燒沸，然後改用小火熬煮。

3.粥熬至半熟時將燕麥粉用冷開水調勻，放入鍋內，攪拌均勻，待白米爛熟以後加白糖調味，即可盛起食用。

【功效】 清理腸胃，通便，益智健腦，強筋壯骨。

營養素（每百克的含量）

熱量	三大營養素			膽固醇	膳食纖維	礦物質								
（千卡）	蛋白質（克）	脂肪（克）	碳水化合物（克）	（毫克）	（克）	鈣（毫克）	鐵（毫克）	磷（毫克）	鉀（毫克）	鈉（毫克）	銅（毫克）	鎂（毫克）	鋅（毫克）	硒（微克）
367	15	6.7	61.6	0	5.3	186	7	291	214	3.7	0.45	177	2.59	4.31

維生素						
維生素A（微克）	維生素 B_1（毫克）	維生素 B_2（毫克）	維生素 B_6（毫克）	維生素 B_{12}（微克）	維生素C（毫克）	維生素D（毫克）
420	0.3	0.13	0.16	54.4	0	0
維生素E（毫克）	生物素（微克）	維生素K（微克）	維生素P（微克）	胡蘿蔔素（毫克）	葉酸（微克）	泛酸（毫克）
3.07	73	0	0	0	25	1.1

百合
藍色憂鬱的解藥

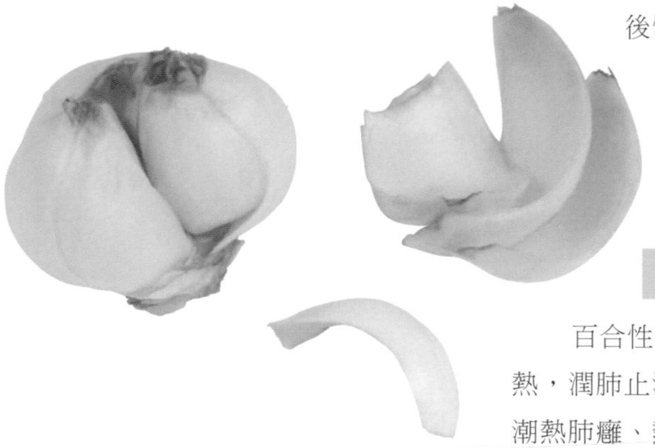

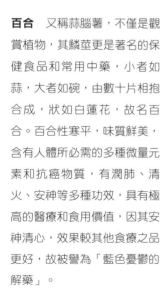

百合 又稱蒜腦薯，不僅是觀賞植物，其鱗莖更是著名的保健食品和常用中藥，小者如蒜，大者如碗，由數十片相抱合成，狀如白蓮花，故名百合。百合性寒平，味質鮮美，含有人體所必需的多種微量元素和抗癌物質，有潤肺、清火、安神等多種功效，具有極高的醫療和食用價值，因其安神清心，效果較其他食療之品更好，故被譽為「藍色憂鬱的解藥」。

【保健功效】

◆ **防癌抗癌** 百合富含秋水仙鹼等多種生物鹼，能夠促進血球生長，對白血球減少具有預防效果；百合可顯著抑制黃麴毒素的致突變作用，臨床上常用於白血病、肺癌、鼻咽癌等疾病的輔助治療；百合還可以促進巨噬細胞的吞噬功能，從而提高機體的免疫能力。

◆ **清肺去燥** 鮮百合富含黏液和水分，有清痰止咳、潤肺降火等多種功效。

◆ **安神清心** 百合多種生物鹼和營養物質，有良好的營養滋補功效。並具有清心安神的作用，特別是對病後體弱、神經衰弱、失眠多夢、心情抑鬱等症大有裨益。

◆ **養胃** 臨床觀察還發現，百合有治療鬱熱型胃痛的功效，此類患者常食可養胃。

【中醫理論】

百合性平味甘微苦，無毒，入心、肺經，能養陰清熱，潤肺止渴，寧心安神，治肺結核久咳、陰虛咳血、潮熱肺癰、熱病後餘熱未清、虛煩驚悸、神智恍惚、失眠多夢等症。

【食法宜忌】

宜 ◆百合為藥食兼優的滋補佳品，四季皆可食用，但更宜在秋季利用百合製作抗燥藥膳，並應選用新鮮的百合。

【人群宜忌】

宜 ◆慢性支氣管炎、肺氣腫、肺結核患者宜食用。
◆罹患急性熱病者，可在病程後期食用。
◆神經衰弱、失眠、心悸患者宜食用。

忌 ◆百合性偏涼，凡風寒咳嗽、虛寒出血、脾虛便溏者不宜選用。

【選購要訣】

新鮮百合以個大、瓣勻、肉質厚、色白或呈淡黃色者為佳，選購時注意剔除有雜質、爛心和黴變者；乾百合則以乾燥、無雜質、肉厚且晶瑩透明者為上品。

保存須知

鮮百合最好用紙包裹好，放入塑膠袋中，封口存放在冰箱冷藏室內；乾百合放置在陰涼通風處即可，注意防潮。

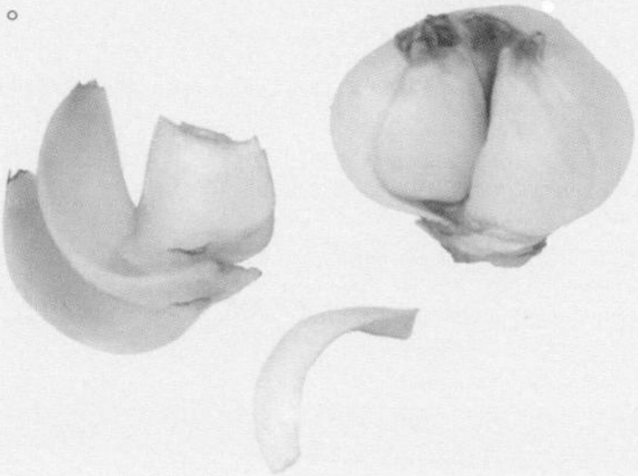

食療處方

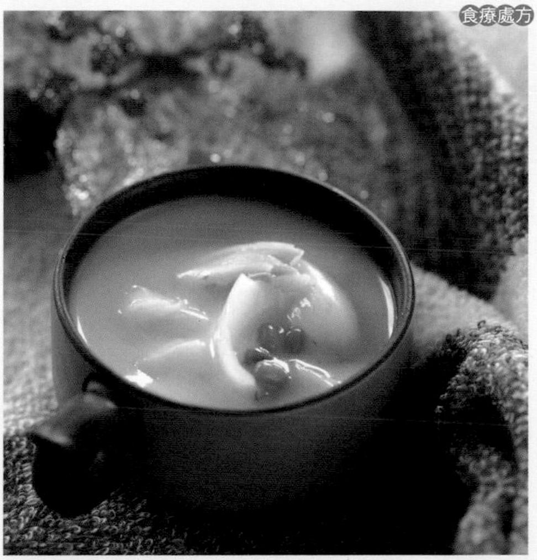

冰糖百合湯

【材料】 百合30克，冰糖30克，綠豆50克，冷水適量。

【做法】

1.百合、綠豆洗淨；冰糖打碎成屑。

2.百合、綠豆放入燉鍋內，加水適量，置旺火上燒沸，再用小火燉煮30分鐘，加入冰糖屑即成。

【功效】 對痤瘡有顯著療效。

營養素（每百克的含量）

熱量	三大營養素			膽固醇	膳食纖維	礦物質								
(千卡)	蛋白質(克)	脂肪(克)	碳水化合物(克)	(毫克)	(克)	鈣(毫克)	鐵(毫克)	磷(毫克)	鉀(毫克)	鈉(毫克)	銅(毫克)	鎂(毫克)	鋅(毫克)	硒(微克)
125	4	0.1	28.3	0	5.4	9	1	71	740	1	0.32	34	2.38	2

維生素						
維生素A(微克)	維生素B_1(微克)	維生素B_2(微克)	維生素B_6(毫克)	維生素B_{12}(微克)	維生素C(毫克)	維生素D(毫克)
0	80	70	0.12	0	9	0
維生素E(毫克)	生物素(微克)	維生素K(微克)	維生素P(微克)	胡蘿蔔素(毫克)	葉酸(微克)	泛酸(毫克)
0.5	212	0	0	0	77	0.7

杏仁
心肺良藥

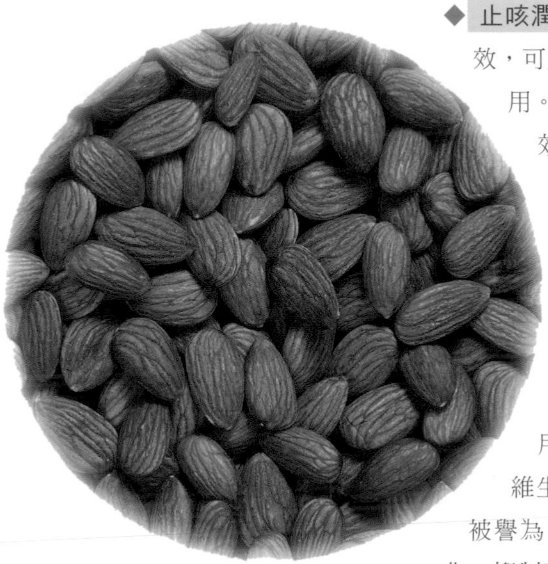

杏仁 乃常見水果杏的種仁，是藥食兼用的保健佳品，分為甜杏仁和苦杏仁兩種。甜杏仁芳香可口，被製成多種食品，如杏仁豆腐、杏仁糖、杏仁粥等；而苦杏仁則多用於入藥。杏仁藥用的歷史最早記載於《神農本草經》；李時珍在《本草綱目》中列舉了杏仁的三大功效——潤肺脾，消食積，散滯氣；孫思邈還認為杏仁是「心之果」，是治療心臟及內科疾病的良藥。

【保健功效】

◆ **保護心臟** 杏仁含有豐富的黃酮類和多酚類成分，能降低人體內膽固醇的含量，顯著減少心臟病和其他慢性病的發病危險，保護心臟健康。

◆ **保護血管** 杏仁內含植物蛋白及大量亞油酸和亞麻酸，但膽固醇含量卻很少，常食有助於溶解沉積在血管壁上的膽固醇，保護血管健康。

◆ **止咳潤肺** 中醫認為，杏仁有潤五臟、去痰嗽的功效，可用於治療心肺疾病，對咽喉、聲帶也有保健作用。研究表明，杏仁可作用於呼吸中樞，發揮鎮咳效果。

◆ **增強抵抗力** 杏仁豐富而且均衡的營養具有調節非特異性免疫功能的作用，能夠增強人體的抵抗力。

◆ **排毒美容** 杏仁的營養價值十分均衡，不僅含有類似動物蛋白的營養成分，如蛋白質、脂肪等，還含有膳食纖維等，是沒有副作用的滑腸通便、排毒養顏食品。另含有豐富的維生素A和維生素E，以及其他多種微量元素，被譽為「可以吃的化妝品」。它能幫助肌膚抵抗氧化，抑制黃褐斑生成，使肌膚更加光滑細致，並能提供毛髮所需營養，讓秀髮更加烏黑光亮。

【中醫理論】

杏仁性溫、味苦，有小毒。具有止咳平喘、潤腸通便的功效。可用於咳嗽氣喘、胸悶痰多、血虛津枯、腸燥便祕等症。

【食法宜忌】

忌 ◆苦杏仁含有苦杏仁甙，其代謝產物會造成組織細胞窒息，嚴重者會抑制呼吸中樞，導致呼吸麻痺，甚至死亡，所以以苦杏仁入藥時，一定要遵照醫囑。

◆杏仁性溫，多食容易誘發腹瀉和癤腫，還會對牙齒造成傷害，所以不宜多吃。

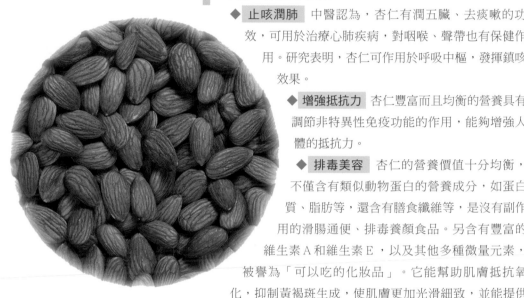

【人群宜忌】

宜 ◆心臟病、高脂血症患者適合食用。

◆呼吸道疾病患者適合食用。

◆便祕患者適合食用。

忌 ◆產婦、幼兒、糖尿病患者不宜食用。

【選購要訣】

以果實飽滿，果形均勻，果仁表面無蟲蛀痕跡，無異味者為佳。

保存須知

杏仁所含的營養物質容易被氧化，保存時要格外注意。帶殼的杏仁放在乾燥通風處，能減緩氧化速度；無殼杏仁最好用密封的罐子保存。

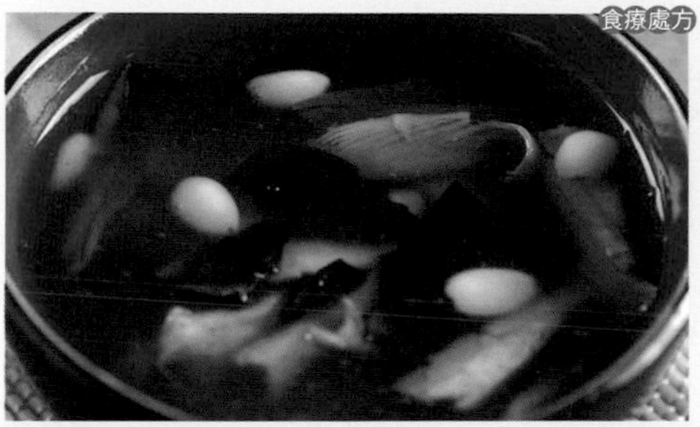

甜杏仁羹

【材料】甜杏仁200克，平菇10個，黑木耳10個，洋菜粉20克，香油3克，白糖2克，味精1克，鹽1.5克，冷水適量。

【做法】

1.平菇、黑木耳洗淨，分別撕成瓣。

2.甜杏仁用冷水浸泡，剝皮、搗碎磨細，將杏仁漿盛入紗布袋，擠壓出濃汁。

3.杏仁汁加水燒沸，熄火，放入洋菜粉拌勻，盛入深盤中，待冷卻凝固後，切成數方塊。

4.鍋中加入適量冷水，煮沸後倒入平菇、黑木耳，再沸時下入杏仁塊，加鹽調味煮透，再放白糖、味精拌勻，淋上香油即可。

【功效】清熱解毒，祛痘淨蟎。

營養素（每百克的含量）

熱量（千卡）	三大營養素			膽固醇（毫克）	膳食纖維（克）	礦物質								
	蛋白質（克）	脂肪（克）	碳水化合物（克）			鈣（毫克）	鐵（毫克）	磷（毫克）	鉀（毫克）	鈉（毫克）	銅（毫克）	鎂（毫克）	鋅（毫克）	硒（微克）
500	23	33	9.2	0	23	92	26.5	26	106	7.1	0.8	795	3.5	15.08

維生素						
維生素A（微克）	維生素B_1（毫克）	維生素B_2（毫克）	維生素B_6（毫克）	維生素B_{12}（微克）	維生素C（毫克）	維生素D（毫克）
0.1	0.35	1.4	0	0	2.61	0
維生素E（毫克）	生物素（微克）	維生素K（微克）	維生素P（微克）	胡蘿蔔素（毫克）	葉酸（微克）	泛酸（毫克）
18.53	0	0	0	0	0	0

冬瓜
減肥瓜

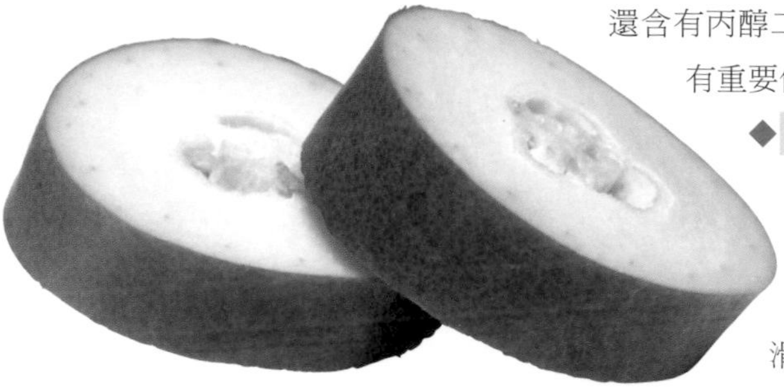

【保健功效】

◆ **消除水腫** 冬瓜含鈉較少，是慢性腎炎水腫、營養不良性水腫、孕婦水腫患者的消腫佳品。

◆ **祛熱止咳** 冬瓜內含有豐富的維生素B群和維生素C，還含脲酶、葫蘆巴鹼、蛋白質、糖和少量鈉鹽，對於祛除肺熱有著不錯的效果，可減緩咳嗽症狀。

◆ **減肥瘦身** 冬瓜能養胃生津、清降胃火，使人食量減少，並促使體內澱粉、糖轉化為熱能而非脂肪。冬瓜中還含有丙醇二酸，對防止人體發胖、增進形體健美也有重要作用，是肥胖者的理想蔬菜。

◆ **健膚美容** 冬瓜含豐富的維生素C，對肌膚的膠原蛋白和彈力纖維都能有良好的滋潤效果。經常食用，可以有效抵抗初期皺紋的生成，令肌膚柔嫩光滑。如果用新鮮冬瓜瓤擦拭皮膚，也有美白功效。

◆ **其他功效** 冬瓜含有多種維生素和人體必需的微量元素，可調節人體的代謝平衡，並對冠心病、高血壓、闌尾炎等疾病也有一定的輔助治療效果。

冬瓜 又名枕瓜、白瓜，是葫蘆科植物冬瓜的果實，原產於中國和印度，在我國的栽培歷史已有兩千多年。冬瓜雖然盛產於夏季，但由於其表皮上附著一層白粉，似冬天的白霜，故名。冬瓜含大量的水分和其他營養素，肉質細嫩，滋味鮮美，是廣受歡迎的蔬菜之一。除了食用價值外，中醫很早就對冬瓜的藥用效果進行了研究，一直將其視為食療聖品，更因其能輔助瘦身而被稱為「減肥瓜」。

【中醫理論】

冬瓜性寒、味甘淡，入肺、大小腸、膀胱經，有潤肺生津、利尿消腫、清熱祛暑、解毒排膿之功效，用於暑熱口渴、痰熱咳喘、水腫、痤瘡、癰瘡、面斑、脫肛、痔瘡、魚毒、酒毒等症。冬瓜皮以利尿見長；冬瓜子以健脾養顏、止咳化痰見長。

【食法宜忌】

宜 ◆冬瓜連皮一起煮湯，解熱利尿效果更明顯。

忌 ◆冬瓜與鯽魚不能同食。

【人群宜忌】

宜 ◆腎臟病、糖尿病、高血壓、冠心病者宜常食。

忌 ◆久病者與陰虛火旺者應少食。

◆軀體虛寒、胃弱易泄者不宜食用。

【選購要訣】

青皮冬瓜肉厚、肉質致密，食用品質好；黑皮冬瓜以體形飽滿、瓜蒂翠綠、表面無創傷者為佳。

保存須知

放在乾燥陰涼通風處，可保存1～2周。冬瓜切開後如吃不完，可在切口處貼一塊大於切口的保鮮膜，按實後放入冰箱冷藏室，可保存3～4天。

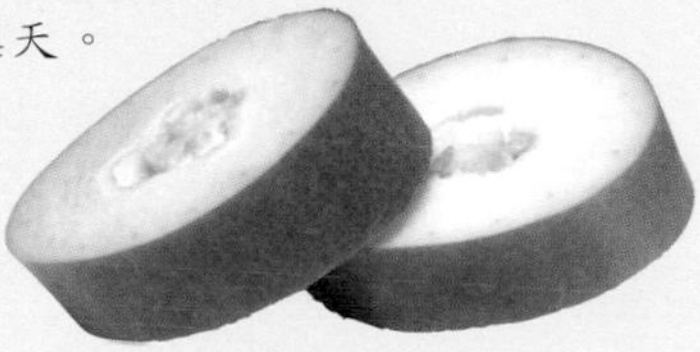

食療處方

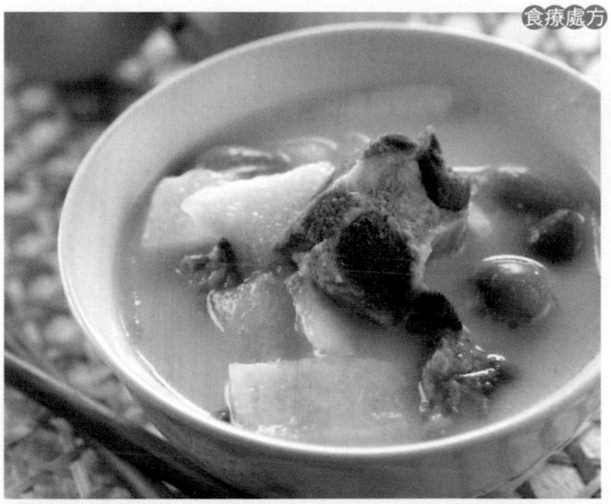

白果冬瓜湯

【材料】白果50克，冬瓜500克，豬大腿骨500克，料酒10克，薑5克，蔥10克，鹽3克，味精2克，胡椒粉2克，冷水2500cc。

【做法】

1.將白果去殼、去心，洗淨；豬大腿骨洗淨，敲破；冬瓜洗淨，連皮切塊；薑切片，蔥切段。

2.將白果仁、豬大腿骨、冬瓜、料酒、薑、蔥同放燉鍋內，加水2500cc，旺火燒沸，再用文火煮35分鐘，加入鹽、味精、胡椒粉即成。

【功效】補血養心、補中養神，益腦。

營養素（每百克的含量）

熱量	三大營養素			膽固醇	膳食纖維	礦物質								
(千卡)	蛋白質(克)	脂肪(克)	碳水化合物(克)	(毫克)	(克)	鈣(毫克)	鐵(毫克)	磷(毫克)	鉀(毫克)	鈉(毫克)	銅(微克)	鎂(毫克)	鋅(毫克)	硒(微克)
7	0.2	0	1.5	0	0.5	23	0.1	7	136	3.6	70	8	0.2	0.22

維生素						
維生素A(微克)	維生素B_1(微克)	維生素B_2(微克)	維生素B_6(微克)	維生素B_{12}(微克)	維生素C(毫克)	維生素D(毫克)
13	10	20	30	0	16	0
維生素E(微克)	生物素(微克)	維生素K(微克)	維生素P(微克)	胡蘿蔔素(微克)	葉酸(微克)	泛酸(毫克)
80	0	1	0	10	26	0.21

優酪乳
長壽飲品

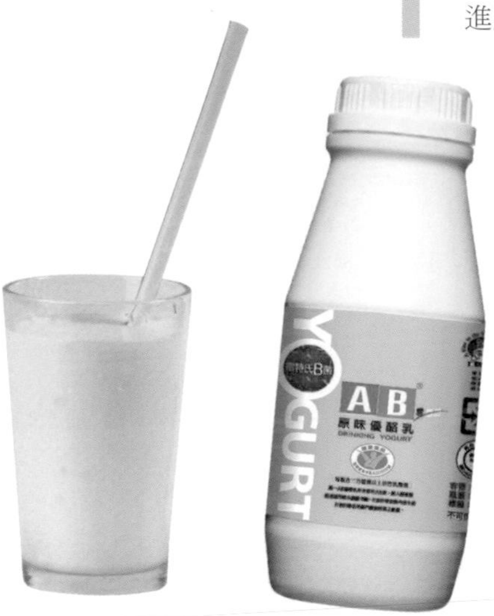

優酪乳 是以新鮮牛乳為原料，經過乳酸菌發酵而成的乳製品，成品含有大量活性微生物。優酪乳因其風味獨特、營養豐富、保健作用突出而備受青睞。它不但具備新鮮牛奶的全部養分，而且更易吸收，還能調節機體內微生物的平衡，提高免疫力，從而具有延年益壽的功效，所以被視為十大「長壽食品」之一。

【保健功效】

◆ **防癌抗癌** 優酪乳的乳酸桿菌具有抗癌作用，它能夠刺激人體產生免疫反應，增加巨噬細胞和淋巴細胞，從而破壞或吞噬癌細胞，增強人體的抗癌功能。

◆ **預防動脈硬化** 經常食用優酪乳，能夠促進機體新陳代謝，激發血管細胞活力，防止動脈粥狀硬化。

◆ **促進消化吸收** 優酪乳中的乳酸、醋酸等物質，能促進腸蠕動，增強消化機能，提高食欲。

◆ **抵抗衰老** 人的腸道存在著許多有害菌叢，它們會在腸內產生毒素，這些毒素被機體吸收後易造成多種疾病，加速衰老。而優酪乳中的乳酸菌正好可以抑制有害菌的生長繁殖，減少毒素的產生，因而有抵抗衰老、延年益壽的功效。

◆ **美容護膚** 優酪乳中豐富的維生素能阻止人體細胞內不飽和脂肪酸的氧化和分解，防止皮膚角化和乾燥，使皮膚滋潤細膩、富有彈性、充滿光澤，還能減少色素斑的形成。

◆ **其他功效** 優酪乳還有降低膽固醇、防治老年人便祕、預防骨質疏鬆等功效。

【食法宜忌】

宜 ◆優酪乳和黃色、綠色果蔬搭配食用，能夠消除疲勞，使人精神振奮。

◆食用優酪乳後一定要漱口，以免損傷牙齒。

忌 ◆優酪乳雖好，但也不能過多食用，每次150～250克左右為宜，否則會引起胃酸過多。

◆飲用優酪乳不能加熱。

【人群宜忌】

宜 ◆幼兒、中老年人宜常食用。

◆骨質疏鬆患者、動脈粥狀硬化和高血壓病患者、腫瘤患者以及年老體弱者宜常食用。

忌 ◆牛奶過敏、胃腸道手術後的病人，腹瀉或其他腸道疾病的患者不宜喝。

【選購要訣】

優酪乳製品要留意包裝上的活菌標示，按照國家標準規定，必須每CC含有一千萬個以上活性發酵菌，而稀釋發酵乳則只需要一百萬個以上活菌，至於滅菌或保久的產品則不需要有活菌。

保存須知

優酪乳中由於含有活性菌，發酵活動一直在進行，所以優酪乳一定要放入冰箱的冷藏室內，可以保質1～2周左右，但最多一般不超過18天。

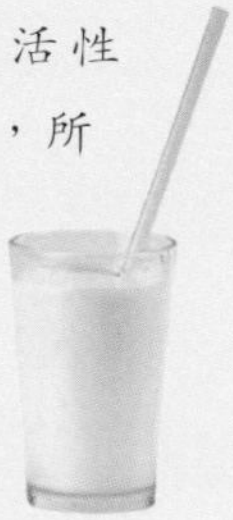

食療處方

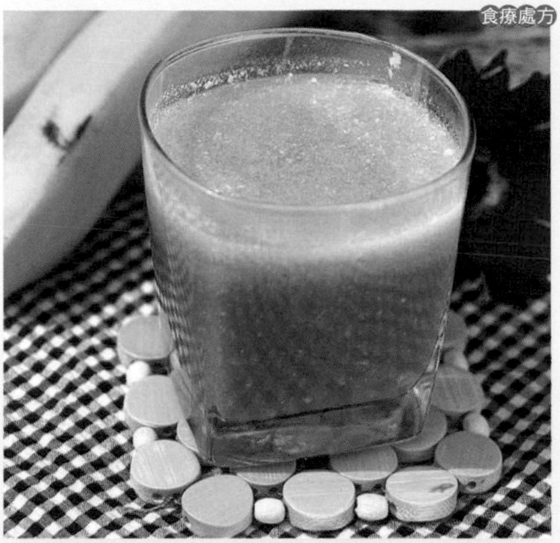

香蕉豆沙優酪乳汁

【材料】 優酪乳120克，香蕉2根，豆沙50克。

【做法】

1.將香蕉去皮，切成塊狀，放入榨汁機中攪打成汁。

2.將香蕉汁倒入杯中，加入豆沙和優酪乳，攪拌均勻，即可直接飲用。

【功效】

疏通腦部血液，鬆弛肌肉，緩解壓力。

營養素（每百克的含量）

熱量（千卡）	三大營養素			膽固醇（毫克）	膳食纖維（克）	礦物質								
	蛋白質（克）	脂肪（克）	碳水化合物（克）			鈣（毫克）	鐵（毫克）	磷（毫克）	鉀（毫克）	鈉（毫克）	銅（微克）	鎂（毫克）	鋅（毫克）	硒（微克）
101	3.1	4.6	11.7	151	0	118	0.3	85	150	30.2	30	12	1.74	1.71

維生素						
維生素A（微克）	維生素B_1（微克）	維生素B_2（微克）	維生素B_6（微克）	維生素B_{12}（微克）	維生素C（毫克）	維生素D（毫克）
17	40	60	40	0.1	1	232
維生素E（毫克）	生物素（微克）	維生素K（微克）	維生素P（微克）	胡蘿蔔素（毫克）	葉酸（微克）	泛酸（毫克）
0.12	120	1	0	0	11	0

花菜
窮人的醫生

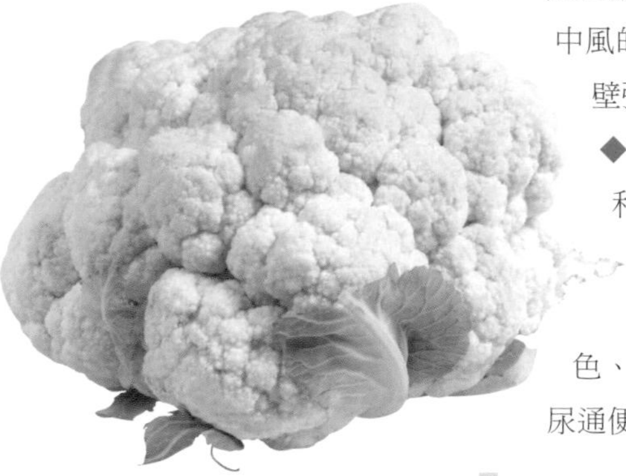

花菜　也叫花椰菜，是甘藍的一個變種，原產於歐洲，現在全國各地均有栽培。花菜質地細嫩，味甘鮮美，食後極易消化吸收，其嫩莖纖維，烹炒後柔嫩可口，成為廣大群眾愛吃的蔬菜。常吃花菜有爽喉、開音、潤肺、止咳的功效，因此人們把花菜叫作「天賜的良藥」和「窮人的醫生」。花菜不但營養豐富，長期食用還可以減少乳腺癌、直腸癌及胃癌等癌症的發病機率，因此美國《時代》雜誌將花菜評選為十大抗癌食物之一。

【保健功效】

◆ **防癌抗癌**　花菜的抗癌效果十分顯著，其所含的「Sulforaphane」能刺激細胞產生對機體有益的保護酶，這種抗癌活性酶可使細胞形成對抗外來致癌物侵蝕的膜，對防治多種癌症發揮積極的作用。

◆ **保護血管**　花菜也是含有類黃酮最多的食物之一，類黃酮除了可以防止感染，還是最好的血管清理劑，能夠阻止膽固醇氧化，防止血小板凝結，因而減少心臟病與中風的危險。而且花菜中豐富的維生素K可以加強血管壁彈性，使其不容易破裂。

◆ **增強免疫功能**　花菜的維生素C含量極高，不但有利於人體的生長發育，更重要的是能提高人體免疫功能，促進肝臟解毒，尤其可預防感冒和壞血病。

◆ **其他功效**　在暑熱之際，口乾渴、小便呈金黃色、大便硬實或不暢通時，食用花菜有清熱解渴、利尿通便之功效。

【中醫理論】

花菜味甘、性平，有潤肺止咳、清熱利尿的功效，可治療肥胖、視力衰弱、水腫、動脈血管粥狀硬化等症。

【食法宜忌】

宜　◆烹飪前可將花菜放在鹽水裡浸泡5分鐘左右，去除殘留農藥。

◆花菜與富含維生素E的食物搭配食用，抗癌相輔相成。

◆食用時多咀嚼，有利於營養的吸收。

◆花菜最好用手掰成小塊，不要用刀切。

忌　◆花菜不宜炒得過爛，以免破壞抗癌物質。

【人群宜忌】

宜　◆中老年人宜經常食用。

◆免疫功能差者宜經常食用。

◆脾胃虛弱、消化功能差者宜經常食用。

◆大小便不暢者宜經常食用。

【選購要訣】

以葉片青綠、個大肉厚、不傷不爛、果肉上無黑斑點者為佳。

保存須知

花菜不好保存，溫度高易散花，溫度低易凍傷。最好保留花菜原有的葉片，用保鮮袋密封放入冰箱冷藏室，溫度控制在0℃為佳，一般可保存1周左右。

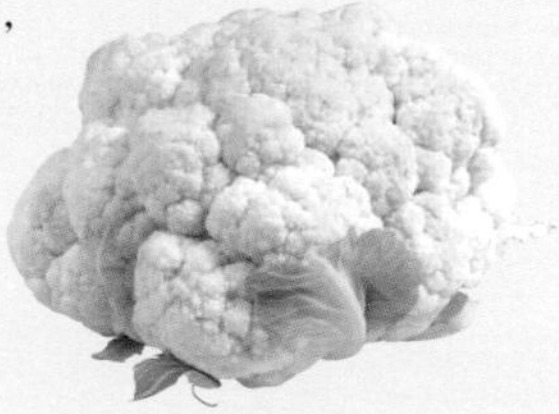

食療處方

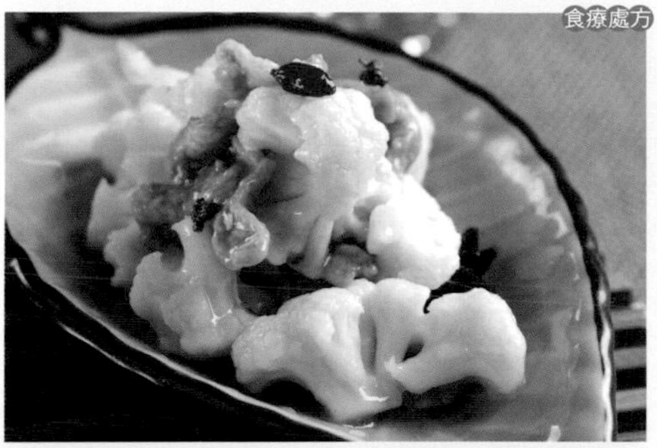

五香花菜

【材料】花菜300克，豬肉100克，枸杞15克，鹽5克，雞精2克，料酒20克，太白粉30克，薑3片，茴香、花椒粒、高湯、植物油各適量。

【做法】1.將花菜洗淨去掉蒂部老皮，掰成塊待用；將豬肉洗淨切成肉片，加入鹽、料酒、太白粉上漿待用；枸杞水發待用。

2.坐鍋點火，放入清水，將花椒、茴香、薑片、鹽加入煮出香味後，下花菜煮至回軟，約七成熟時撈出。

3.另置炒鍋，倒入植物油，至四成熱時放入切好的肉片，煸炒至變色，放入料酒，將焯好的花菜炒勻，放入高湯、鹽、雞精、枸杞，炒至花菜變熟，勾薄芡起鍋即成。

營養素（每百克的含量）

熱量	三大營養素			膽固醇	膳食纖維	礦物質								
(千卡)	蛋白質(克)	脂肪(克)	碳水化合物(克)	(毫克)	(克)	鈣(毫克)	鐵(毫克)	磷(毫克)	鉀(毫克)	鈉(毫克)	銅(微克)	鎂(毫克)	鋅(毫克)	硒(微克)
27	2.1	0.4	3.8	0	1.1	41	0.8	57	316	30.3	50	18	0.2	0.73

維生素						
維生素A(微克)	維生素B_1(微克)	維生素B_2(微克)	維生素B_6(毫克)	維生素B_{12}(微克)	維生素C(毫克)	維生素D(毫克)
5	60	80	0.23	0	88	0
維生素E(毫克)	生物素(微克)	維生素K(微克)	維生素P(微克)	胡蘿蔔素(微克)	葉酸(微克)	泛酸(毫克)
0.2	0	17	0	80	94	1.3

竹筍
寒土山珍

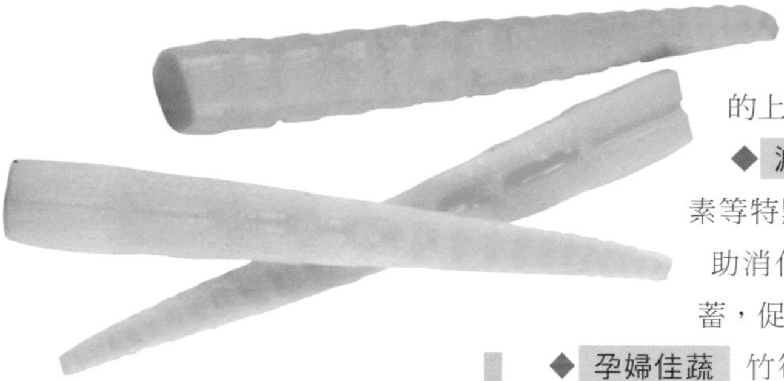

竹筍 又名竹肉、竹胎、毛竹筍等，是禾本科多年生植物竹子的嫩莖，當做蔬菜食用至今已有三千多年的歷史。竹筍擁有相當豐富的營養，因特有的粗纖維、豐富的微量元素以及多種維生素和胺基酸，無污染的生長環境等，被認為是最佳的白色食品之一，享有「寒土山珍」之譽。如今，在日本、韓國等地區，竹筍更是廣受歡迎的蔬菜，有「無筍不成席」之說。

【保健功效】

◆ **預防消化道腫瘤** 由於竹筍富含膳食纖維，能促進腸道蠕動、幫助消化、消除積食、防止便祕，故有預防消化道腫瘤的功效。

◆ **降脂降壓** 竹筍不但是一種低脂肪、高營養的蔬菜，而且還有吸附食物中油脂的作用，是高脂血症和高血壓患者首選食物之一。

◆ **補充胺基酸** 竹筍中含有人體所需的賴胺酸、色胺酸、蘇胺酸、苯丙胺酸、穀胺酸、胱胺酸等多種營養，是補充胺基酸的上佳選擇。

◆ **減肥** 竹筍具有低脂肪、低糖、高纖維素等特點，食用竹筍，能促進腸道蠕動，幫助消化，降低胃腸黏膜對脂肪的吸收和積蓄，促進排便，是減肥良品之一。

◆ **孕婦佳蔬** 竹筍對於孕婦來說不但是營養豐富的食物，而且對於懷孕引起的水腫，產後虛熱、心煩、手足心熱都有一定的治療效果。

【中醫理論】

竹筍性味甘、寒，入肺、胃經，有清熱化痰、解毒透疹、和中潤腸之功，適用於熱毒口乾、痰火內盛、胃熱便祕、咳嗽痰多、食積不化、發疹不暢、脘腹脹滿等症。

【食法宜忌】

宜 ◆食用時一般將竹筍在開水中煮5～10分鐘，用高溫來分解去掉大部分草酸鹽和澀味。

忌 ◆不宜與高鈣食物一同食用，否則會在人體內形成難溶的草酸鈣結石。

【人群宜忌】

宜 ◆肥胖者宜經常食用。

◆高血壓、高脂血症患者宜經常食用。

忌 ◆胃潰瘍、胃出血、腎炎、尿結石、肝硬變或慢性腸炎患者宜少食用。

◆兒童應該少食。

【選購要訣】

竹筍根部越紅越好；筍體粗壯，筍節短；外殼色澤鮮黃或淡黃略帶粉紅，筍殼完整，緊裹筍肉，飽滿光潔；用手捏竹筍周身，手感飽滿，無癟洞、無凹陷、無斷裂痕跡；內部肉色潔白如玉者為佳。

保存須知

筍不去殼比較容易貯存，可放置在通風乾燥陰冷處，一周之內不會變質。

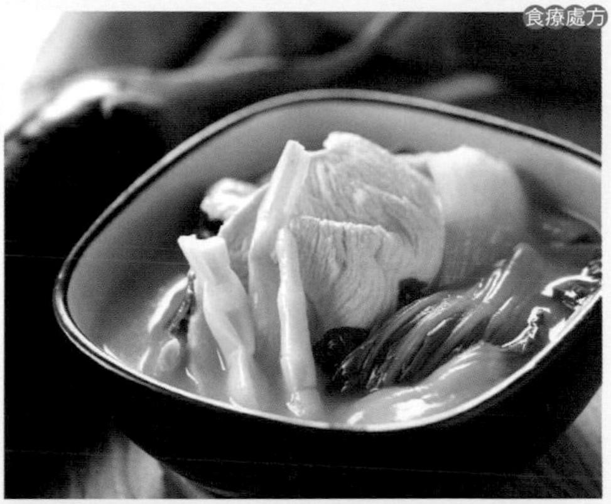

菜心竹筍雞片湯

【材料】 雞肉300克，菜心100克，鮮竹筍80克，雞蛋1個（打勻），高湯150克，鹽、料酒、胡椒粉、太白粉適量。

【做法】 1.竹筍去老根，切成段，焯水。

2.雞肉洗淨抹乾，切片，加蛋液、鹽、胡椒粉、料酒醃片刻，待用。

3.菜心洗淨，切長段。

4.煮滾高湯放入上列材料煮至熟，撈起上碟，將鍋內高湯用太白粉勾芡，淋在盤中即成。

【功效】 補中益氣。

營養素（每百克的含量）

熱量	三大營養素			膽固醇	膳食纖維	礦物質								
(千卡)	蛋白質(克)	脂肪(克)	碳水化合物(克)	(毫克)	(克)	鈣(毫克)	鐵(毫克)	磷(毫克)	鉀(毫克)	鈉(毫克)	銅(毫克)	鎂(毫克)	鋅(毫克)	硒(微克)
40	4.1	0.1	4.4	0	2.8	22	2.4	36	587	6	0.15	8	0.43	0.66

維生素						
維生素A(微克)	維生素B_1(微克)	維生素B_2(毫克)	維生素B_6(毫克)	維生素B_{12}(微克)	維生素C(毫克)	維生素D(毫克)
5	50	0.11	0.13	0	5	0
維生素E(毫克)	生物素(微克)	維生素K(微克)	維生素P(微克)	胡蘿蔔素(微克)	葉酸(微克)	泛酸(毫克)
0.7	0	2	0	80	63	0.63

雞肉
食補之王

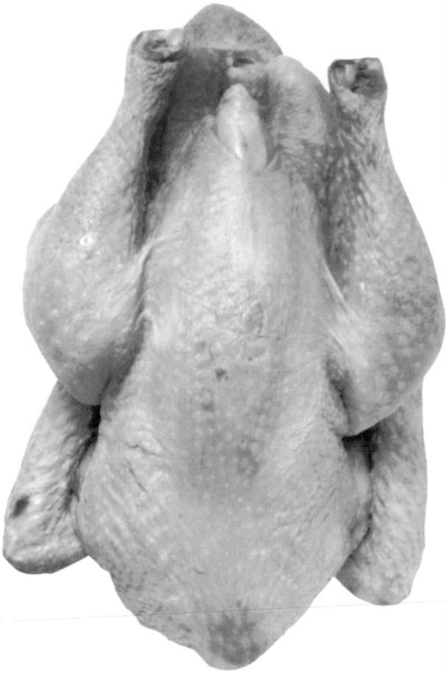

雞肉 為雉科動物家雞的肉，現代多雜交飼養，因此種類繁多。雞肉肉質細嫩，滋味鮮美，適合多種烹調方法，不但適於熱炒、燉湯，而且也是冷食涼拌的常用肉類。此外，雞肉營養十分豐富，保健價值非常高，有防治疾病、強壯身體的作用，歷來作為滋補佳品，號稱「食補之王」。

【保健功效】

◆ **強身健體** 雞肉蛋白質的含量高，種類多，而且很容易被人體吸收利用，是強身健體之上選。雞肉還含有對人體生長發育有重要作用的磷脂類，是膳食結構中磷脂和脂肪的重要來源之一。

◆ **防治感冒** 在感冒流行季節，健康人多喝些雞湯，可以提高免疫力，將流感病毒拒之門外；已經被流感病毒「俘虜」的人多喝雞湯，則能夠緩解鼻塞、咳嗽等症狀，並有助於將病毒排出體外。

◆ **減肥美膚** 雞肉比起豬肉、牛肉等肉類，具有低脂、低熱的特點，對正在減肥的人來說，吃雞肉既補充了營養，又不影響減肥效果。另外，雞肉豐富的蛋白質及雞皮的油脂，能為乾燥缺水的肌膚建立一道防線，並使其柔嫩潤滑。

【中醫理論】

雞肉具有溫中益氣、補精填髓、益五臟、補虛損的功效，可用於脾胃氣虛、陽虛引起的乏力、胃脘隱痛、浮腫、產後乳少、虛弱頭暈的調補，對於腎精不足所致的小便頻數、耳聾、精少、精冷等症也有很好的輔助療效。

【食法宜忌】

宜 ◆雞肉燉湯能將肉中部分的營養釋放到湯裏，更利於人體吸收，但雞肉的營養還是高於雞湯。

忌 ◆雞屁股是淋巴最為集中的地方，也是儲存病菌、病毒和致癌物的倉庫，應棄之。

◆雞肉忌煮不透，否則不利於腸胃吸收。

【人群宜忌】

宜 ◆肥胖者、中老年人、病人、孕婦宜經常食用雞肉。

忌 ◆尿毒症患者、高燒患者應禁食雞肉。

◆痛風症患者不宜喝雞湯。

【選購要訣】

從營養學的角度來說，土雞和家雞的營養價值無太大差別。上佳的活雞外形健壯，眼睛有神；羽毛緊密而油潤，冠與肉髯顏色鮮紅，冠挺直，肉髯柔軟；兩翅緊貼身體，毛有光澤；爪壯有力，行動自如。而在超市中購買雞肉，一定要注意標籤上的保存期限。

保存須知

雞肉最好用保鮮袋密封放入冰箱冷凍室內，可保存1～2月。

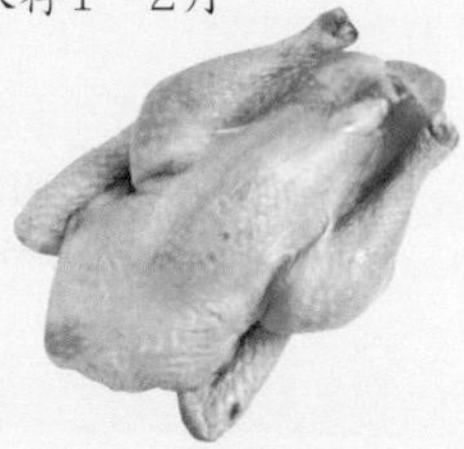

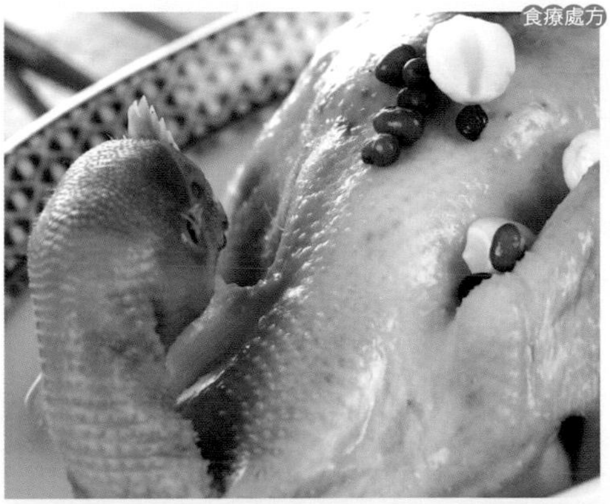

紅豆蓮子清雞湯

【材料】嫩雞1隻，紅豆100克，蓮子50克，陳皮1塊，鹽少許，冷水適量。

【做法】

1.雞去內臟、去肥膏，洗淨，放沸水煮5分鐘；紅豆、蓮子和陳皮洗乾淨，蓮子保留蓮子衣、去蓮子心。

2.瓦煲加冷水，用旺火煲至水滾，放入以上食材後，改用小火繼續煲3小時，加少許鹽調味即可。

【功效】養心安神，有助睡眠。

【注意事項】傷風感冒、咳嗽未癒者不宜飲用。

營養素（每百克的含量）

熱量	三大營養素			膽固醇	膳食纖維	礦物質								
(千卡)	蛋白質(克)	脂肪(克)	碳水化合物(克)	(毫克)	(克)	鈣(毫克)	鐵(毫克)	磷(毫克)	鉀(毫克)	鈉(毫克)	銅(微克)	鎂(毫克)	鋅(毫克)	硒(微克)
166	18.5	9.6	1.4	187	0	17	0.9	160	340	72.4	80	7	1.29	5.4

維生素						
維生素A(微克)	維生素B_1(微克)	維生素B_2(微克)	維生素B_6(毫克)	維生素B_{12}(微克)	維生素C(毫克)	維生素D(毫克)
42	70	80	0.18	0.4	3	221
維生素E(毫克)	生物素(微克)	維生素K(微克)	維生素P(微克)	胡蘿蔔素(毫克)	葉酸(微克)	泛酸(毫克)
0.2	2	53	0	0	11	1.68

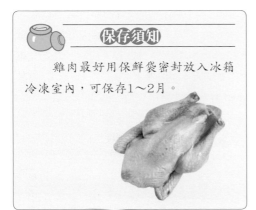

梨
天然礦泉水

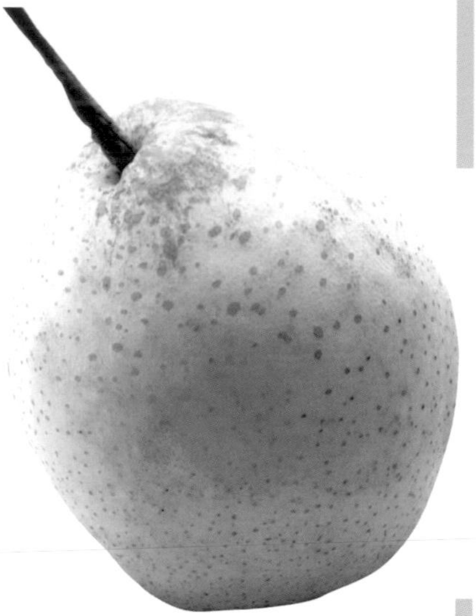

梨 古稱為玉露、玉乳、甘棠、杜梨等，在我國的栽培歷史大約有兩千年之久，且品種繁多，產量很高，堪稱「望族」。梨有著青、白、黃、紅、棕色等多種顏色，十分美觀，並且香氣怡人，望之生津，食之可口，涼脆沁腑。梨不但營養豐富、甜酸解渴，而且治病保健功效亦佳，古時即被推崇為「百果之宗」，現代人則譽其為「天然礦泉水」。

【保健功效】

◆ **防癌抗癌** 梨具有排出致癌物質、抗細胞變異的功能。吸菸者經常吃梨，可以降低血液中有害物質的含量，並使其隨著尿液排出體外。梨還能夠促使脾臟細胞生長，防止細胞癌變。

◆ **保肝護肝** 梨富含維生素C以及其他多種有效成分，對於保肝、護肝有很好的效果。

◆ **緩解頭暈心悸** 梨中含有較多的配糖體、鞣酸及多種維生素，對於高血壓和肺心病引起的頭昏目眩、心悸、耳鳴等症狀能有很好的緩解作用。

◆ **生津利喉** 梨水分充足，酸甜可口，能滋陰生津，對咽喉疾病有著較好的治療效果。播音、演唱人員經常食用煮好的熟梨，能適度保養嗓子。

◆ **利尿通便** 梨含有大量的水分和有機酸等物質，有降火解暑的功效，十分有利於保持二便暢通，可作為天熱時補充水分和營養的佳品。

【中醫理論】

梨味甘、性寒，入肺、胃經，能生津止渴、潤燥化痰、潤腸通便等，主要用於熱病傷津、心煩口渴、肺燥乾咳、咽乾舌燥，或噎膈反胃、大便乾結、飲酒過多等症，對於食道癌、賁門癌和胃癌有一定的食療作用。

【食法宜忌】

宜 ◆進食動物性食品後吃點梨，可以降低膽固醇對身體的負面影響。

◆煮熟的梨，保護嗓子的功效更加突出。

忌 ◆梨性寒涼，一次不要吃得過多。

【人群宜忌】

宜 ◆長年吸菸、從事廣播播音工作者及教師宜經常食用。

◆肝炎患者、肝硬化患者、腎功能不佳者應經常食用。

忌 ◆脾胃虛寒的人不宜食用。

◆長期腹瀉者不宜食用。

【選購要訣】

以個大適中、果皮薄細、光澤鮮豔、果肉脆嫩、汁多味香甜、無蟲眼及損傷者為佳。

保存須知

梨水分較多，可用報紙將梨包住，以減少水分的流失，然後放在陰涼通風、有一定濕度的地方，一般可以保存3～4周左右。梨也可放入冰箱冷藏室保存，但最好用塑膠袋密封一下，冷藏室的溫度也不宜過低，保持在0℃以上為好。

食療處方

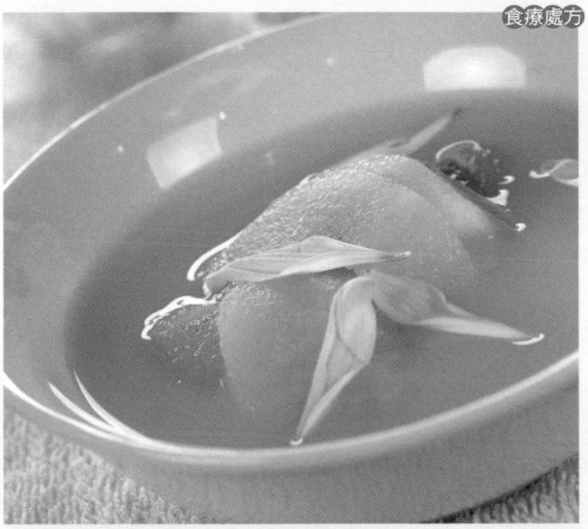

菊花雪梨淡奶湯

【材料】雪梨4個，淡牛奶500克，白菊花4朵，白果20克，蜜糖適量，冷水適量。

【做法】

1.將白菊花洗淨，摘花瓣備用；雪梨削皮，取梨肉，切塊；白果去殼，熱水燙去衣、去心。

2.把白果、雪梨放入鍋內，加冷水適量，旺火煮沸後小火煲至白果熟，加菊花瓣、牛奶煮沸，熄火稍降溫，再加蜜糖調勻即可。

【功效】排毒養顏，祛斑，調節內分泌。

營養素（每百克的含量）

熱量（千卡）	三大營養素			膽固醇（毫克）	膳食纖維（克）	礦物質								
	蛋白質（克）	脂肪（克）	碳水化合物（克）			鈣（毫克）	鐵（毫克）	磷（毫克）	鉀（毫克）	鈉（毫克）	銅（微克）	鎂（毫克）	鋅（毫克）	硒（微克）
45	0.7	0.4	9.6	0	2.1	3	0.7	11	115	0.7	80	10	0.1	0.98

維生素						
維生素A（微克）	維生素B_1（微克）	維生素B_2（微克）	維生素B_6（微克）	維生素B_{12}（微克）	維生素C（毫克）	維生素D（毫克）
100	30	30	30	0	4	0
維生素E（毫克）	生物素（微克）	維生素K（微克）	維生素P（微克）	胡蘿蔔素（毫克）	葉酸（微克）	泛酸（微克）
1.46	57	0	0	0.6	5	90

山藥
高效補品

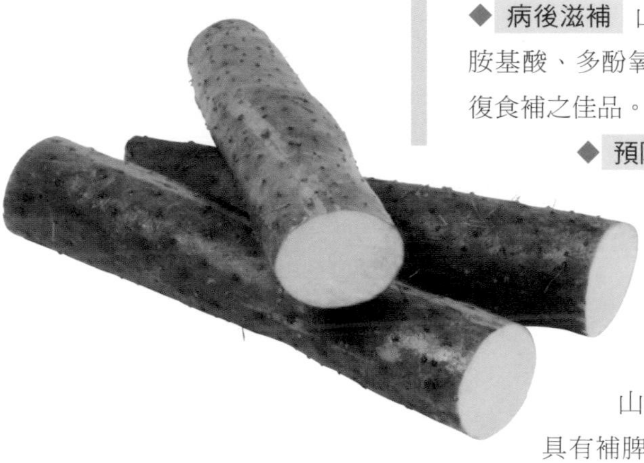

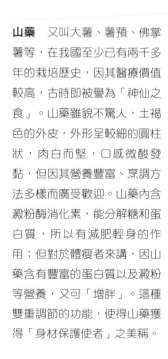

山藥 又叫大薯、薯蕷、佛掌薯等，在我國至少已有兩千多年的栽培歷史，因其醫療價值較高，古時即被譽為「神仙之食」。山藥雖貌不驚人，土褐色的外皮，外形呈較細的圓柱狀，肉白而堅，口感微酸發黏，但因其營養豐富、烹調方法多樣而廣受歡迎。山藥內含澱粉酶消化素，能分解糖和蛋白質，所以有減肥輕身的作用；但對於體瘦者來講，因山藥含有豐富的蛋白質以及澱粉等營養，又可「增胖」。這種雙重調節的功能，使得山藥獲得「身材保護使者」之美稱。

【保健功效】

◆ **預防動脈粥狀硬化** 山藥脂肪含量幾乎為零，但有大量的黏蛋白。黏蛋白是一種多糖蛋白質，能防止脂肪沉積在心血管壁上，對於保持血管彈性、預防動脈粥狀硬化有很好的功效。

◆ **補腎益精** 山藥中的多種成分有強健機體、滋腎益精的作用，對男子腎虧遺精、婦女帶下、小便頻多等有很好的療效。

◆ **病後滋補** 山藥中富含黏蛋白、澱粉酶、皂甙、游離胺基酸、多酚氧化酶等物質，具有滋補作用，為病後康復食補之佳品。

◆ **預防類風濕性關節炎** 山藥中的黏蛋白可減少皮下脂肪堆積，防止結締組織萎縮，預防類風濕性關節炎的發生。

【中醫理論】

山藥性溫味甘、無毒，入脾、肺、腎經，具有補脾暖胃、補肺益腎的功效，可用於治療肺虛咳喘、脾虛久瀉、腎虧遺精、婦女帶下以及慢性腸胃炎等病症。

【食法宜忌】

宜 ◆新鮮的山藥容易氧化，與鐵或金屬接觸也會出現褐化現象，所以切山藥時最好用竹刀或陶瓷刀。

忌 ◆山藥不能生吃，因其屬於高澱粉食物，只有煮熟澱粉粒破裂後才能被人體消化。

【人群宜忌】

宜 ◆減肥和體重超過者宜常食用山藥。

◆體弱、脾胃虛弱者也宜常食用山藥。

【選購要訣】

以質地堅硬、粉性足、色潔白者為佳。

保存須知

新鮮山藥用報紙包裹幾層，放在陰涼乾燥的牆角處，可保存1個月以上。

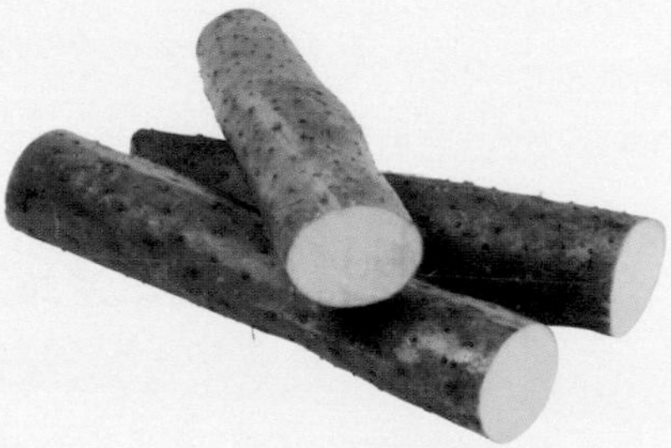

食療處方

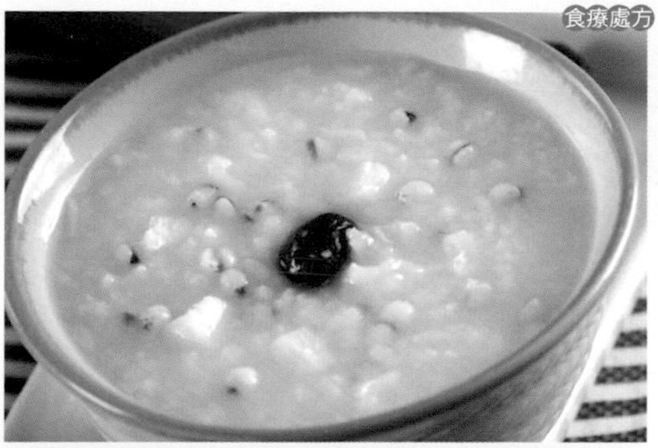

山藥紅棗粥

【材料】山藥50克，糯米100克，薏仁75克，荸薺粉25克，紅棗5顆，冰糖20克，冷水適量。

【做法】

1.糯米、薏仁分別洗淨，用冷水浸泡3小時。

2.山藥去皮，洗淨，搗成粉末；紅棗去核，洗淨備用。

3.薏仁、糯米下入鍋內，加入適量冷水，置旺火上煮至米粒開花時，將紅棗下入鍋內，轉小火熬煮成粥。

4.待糯米軟爛時，邊攪拌邊將山藥粉灑入鍋內，約煮20分鐘，將荸薺粉和冰糖入鍋攪勻即可。

【功效】排毒養顏，祛除青春痘。

營養素（每百克的含量）

熱量	三大營養素			膽固醇	膳食纖維	礦物質								
	蛋白質（克）	脂肪（克）	碳水化合物（克）	（毫克）	（克）	鈣（毫克）	鐵（毫克）	磷（毫克）	鉀（毫克）	鈉（毫克）	銅（毫克）	鎂（毫克）	鋅（毫克）	硒（微克）
（千卡）														
64	1.5	0	14.4	0	0.8	14	0.3	42	452	18.6	0.24	20	0.27	0.55

維生素						
維生素A（微克）	維生素B_1（微克）	維生素B_2（微克）	維生素B_6（微克）	維生素B_{12}（微克）	維生素C（毫克）	維生素D（毫克）
3	80	20	60	0	6	0
維生素E（毫克）	生物素（微克）	維生素K（微克）	維生素P（微克）	胡蘿蔔素（微克）	葉酸（微克）	泛酸（毫克）
0.2	0	0	0	20	8	0.4

荔枝
補血健脾

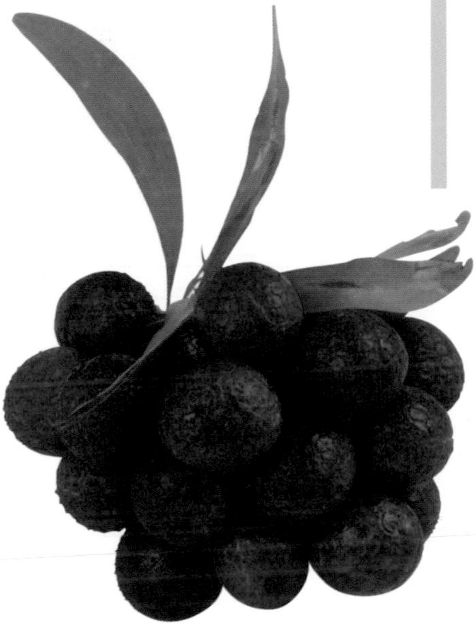

荔枝 又名荔支、丹荔、麗枝等，起源於我國，是熱帶珍貴水果之一，即使在今天世界其他地方栽培也很少。荔枝香甜可口，營養豐富，有「嶺南果王」和「果中珍品」的美譽，古今文人墨客讚美荔枝的文章很多，曾是著名的朝廷貢品。

【保健功效】

◆ **排毒** 現代醫學研究證明，荔枝有補腎、改善肝功能、加速毒素排除、促進細胞生成、使皮膚細嫩等作用，是排毒養顏的理想水果。

◆ **祛斑美容** 荔枝擁有豐富的維生素C，可以促進微細血管的血液循環，有效防治雀斑，並令皮膚光滑。

◆ **其他功效** 荔枝肉具有散滯氣、消腹脹的功效；荔枝葉可治療耳潰瘍；荔枝殼可治療痢疾、血崩、濕疹等病症；荔枝核具有溫中、理氣、止痛作用；荔枝根可治療胃寒脹痛、疝氣、遺精、喉痺等病症。

中醫理論】

荔枝具有養血補肝、健脾止瀉、溫中理氣的功效，對於貧血、婦女崩漏及由於脾胃虛弱引起的腹瀉有很好的治療效果。

【食法宜忌】

宜 ◆荔枝性溫，吃完荔枝後，宜適當喝一些蜂蜜水、冬瓜汁、菊花茶、甘蔗汁等清涼去火的飲料。

◆吃荔枝時，把荔枝蒂部凹進果肉的白色部分也吃掉，大概吃3粒，就可以有效防止上火。

忌 ◆不要空腹吃荔枝，至少要在飯後半小時食用。

◆荔枝不可一次食用過多，否則很可能會引起體內糖代謝紊亂，引起頭暈、噁心、出汗、昏迷等症狀，俗稱「荔枝病」。

【人群宜忌】

宜 ◆貧血、脾胃虛弱者宜經常食用。

◆女性宜經常食用。

忌 ◆牙齦腫痛者不宜食用。

◆對荔枝過敏者、糖尿病患者及陰虛火旺者要禁食或慎食。

【選購要訣】

荔枝以果形圓而略尖、果皮具刺手感覺且鮮紅者為佳。

保存須知

荔枝十分容易變質，最好用保鮮袋密封，放入冰箱冷藏室內，可以保鮮3～5天左右。

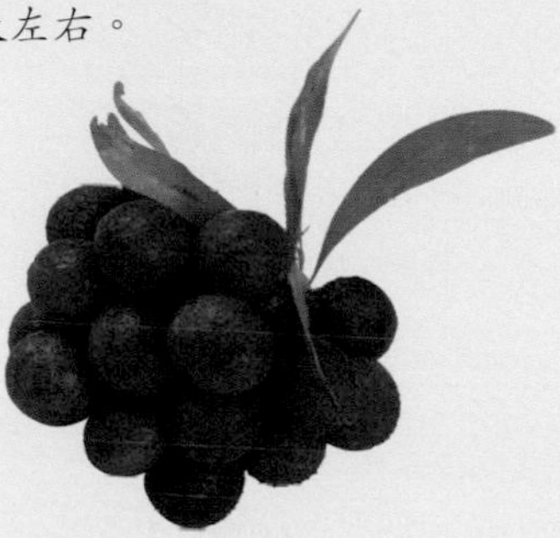

食療處方

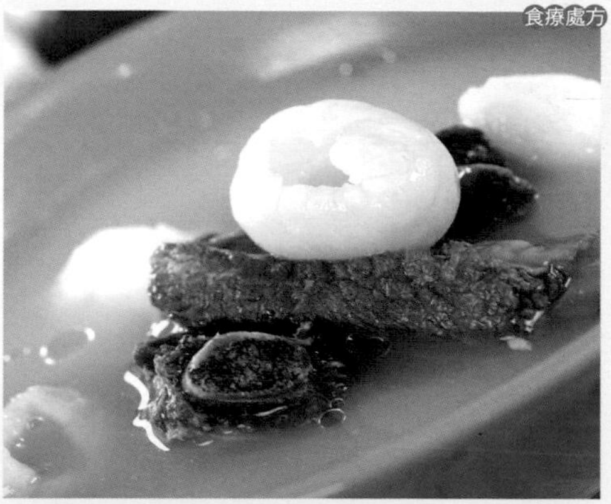

荸薺荔枝排骨湯

【材料】 荸薺100克，荔枝肉50克，紅棗10顆，排骨250克，老薑、鹽少許。

【做法】

1.將排骨洗乾淨，待鍋中開水煮沸後將排骨放入，並將老薑切片，投入5～6片，轉文火燉煮。

2.荸薺削皮，對切成半。

3.排骨湯煮1小時後，加進荸薺、荔枝肉和紅棗，調小火繼續煮30分鐘，食用前添加少許鹽調味即可。

【功效】 補鈣健腦，養心安神，可改善睡眠。

營養素（每百克的含量）

熱量	三大營養素			膽固醇	膳食纖維	礦物質								
(千卡)	蛋白質 (克)	脂肪 (克)	碳水化合物 (克)	(毫克)	(克)	鈣 (毫克)	鐵 (毫克)	磷 (毫克)	鉀 (毫克)	鈉 (毫克)	銅 (毫克)	鎂 (毫克)	鋅 (毫克)	硒 (微克)
61	0.7	0.6	13.3	0	0.5	6	0.5	34	193	1.7	0.16	12	0.17	0.14

維生素						
維生素A (微克)	維生素B_1 (微克)	維生素B_2 (微克)	維生素B_6 (微克)	維生素B_{12} (微克)	維生素C (毫克)	維生素D (毫克)
2	20	60	90	0	36	0
維生素E (毫克)	生物素 (微克)	維生素K (微克)	維生素P (微克)	胡蘿蔔素 (微克)	葉酸 (微克)	泛酸 (毫克)
0.1	12	0	0	20	100	1

椰子
熱帶之寶

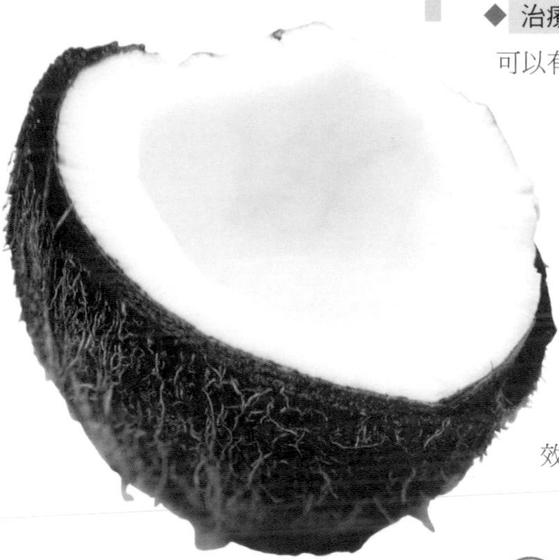

椰子 又名胥椰、胥餘、越子頭，是棕櫚科植物椰樹的果實。椰子原產於菲律賓，我國開始栽種至今已有兩千多年的歷史。椰子是典型的熱帶水果，果實越成熟，所含蛋白質和脂肪越多，其含量是其他一般熱帶水果所不能比擬的，而且椰汁和椰肉都含有豐富的營養成分，被稱為「熱帶之寶」。

【保健功效】

◆ **補充營養** 椰子不但蛋白質含量豐富，而且含油量高達35%，椰油主要成分為癸酸、棕櫚酸、油酸、月桂酸、脂肪酸、游離脂肪酸，這些物質能補充身體營養、抗氧化、延緩衰老。

◆ **明目醒酒** 椰子汁富含蛋白質、脂肪和多種維生素，可以清熱解渴醒酒，還能促進眼部細胞再生，具有一定的明目效果。

◆ **治療虛寒** 椰肉屬於溫補之物，食用椰肉或椰子燉雞可以有效緩解體虛、喉癢、無痰等症狀。

【中醫理論】

清涼解渴：椰汁具有生津、利水等功效，是炎炎夏日清涼解渴的佳品。

強身健體：椰肉性溫，能補陽火，是強身健體的食補佳品。

驅蟲：椰肉具有補益脾胃、殺蟲消疳之功效，是驅蟲的上好食物。

此外，椰汁還有強心、止嘔、止瀉等功效。

【食法宜忌】

宜 ◆椰汁一般是直接飲用，但如果和椰肉混合後食用，不但味道更加鮮美，營養也更為豐富。椰殼打開後椰汁味道會發生很大變化，應儘快喝完。

◆椰肉燉湯營養價值更高。

忌 ◆椰汁和椰肉不宜和煎炸食品一起食用。

【人群宜忌】

宜 ◆兒童、青少年和中老年人宜經常食用。

◆體弱虛寒者宜經常食用。

忌 ◆體內熱盛、肝火旺盛、口乾舌燥者不宜多食用。

◆腸胃不好者不宜多食用。

【選購要訣】

以果實大、果皮呈綠色、果形豐圓者為佳。

保存須知

新鮮椰子放在水中可保存2～3周，而椰汁在倒出後最好儘快食用。

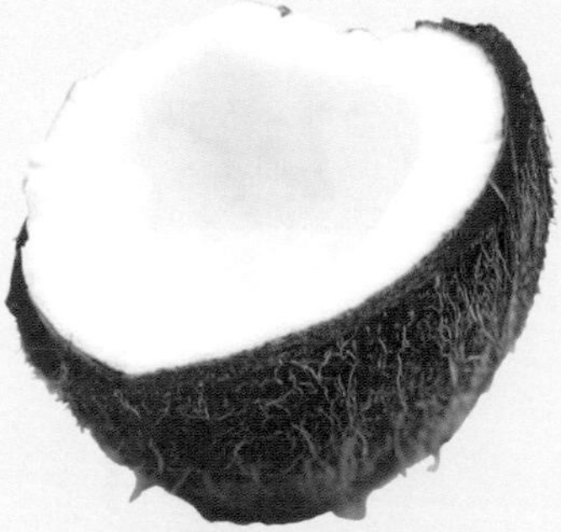

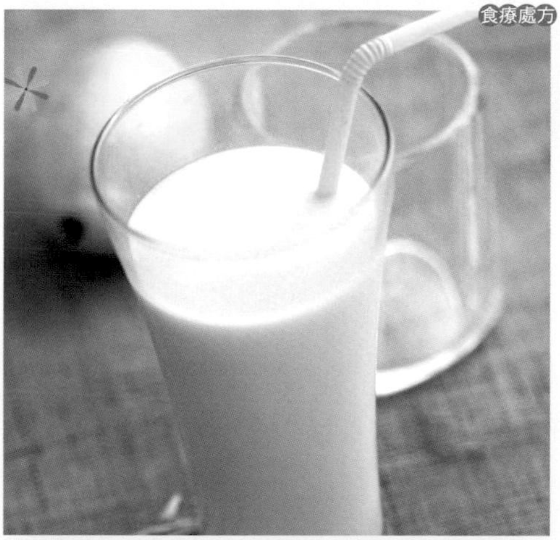

牛奶椰汁

【材料】椰子1個，白糖50克，牛奶100克，涼開水200cc。

【做法】

1.將椰肉取出，放入榨汁機中，加入涼開水攪打成汁，取出去渣。

2.椰汁倒入沸水鍋中，煮滾，加白糖調勻。

3.將椰汁倒入杯中，加入牛奶拌勻，即可飲用。

【功效】調節腦細胞代謝，安眠健腦。

營養素（每百克的含量）

熱量	三大營養素			膽固醇	膳食纖維	礦物質								
(千卡)	蛋白質(克)	脂肪(克)	碳水化合物(克)	(毫克)	(克)	鈣(毫克)	鐵(毫克)	磷(毫克)	鉀(毫克)	鈉(毫克)	銅(毫克)	鎂(毫克)	鋅(毫克)	硒(微克)
231	4	12.1	26.6	0	4.7	2	1.8	90	475	55.6	0.19	65	0.92	6.21

維生素						
維生素A(微克)	維生素B_1(微克)	維生素B_2(微克)	維生素B_6(毫克)	維生素B_{12}(微克)	維生素C(毫克)	維生素D(毫克)
21	10	10	0	0	6	0
維生素E(毫克)	生物素(微克)	維生素K(微克)	維生素P(微克)	胡蘿蔔素(毫克)	葉酸(微克)	泛酸(毫克)
0	26	0	0	0	1	0

蝦
營養佳品

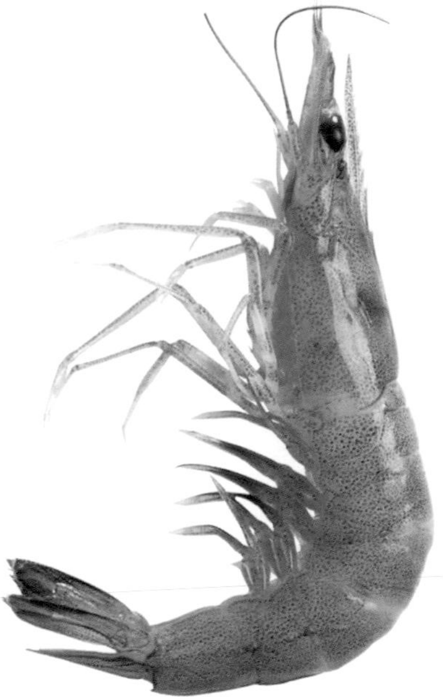

蝦　蝦肉質肥嫩鮮美，無腥味，又沒有刺，極易消化，因此歷來備受青睞。蝦的吃法多樣，營養極為豐富，其蛋白質含量是魚、蛋、奶的幾倍到幾十倍，還含有豐富的鉀、碘、鎂、磷等礦物質及維生素Ａ、胺茶鹼等成分，對健康大有裨益，不失為老幼皆宜的營養佳品。

【保健功效】

◆ **防止動脈硬化**　蝦中含有豐富的鎂，能有效保護心血管系統，減少血液中膽固醇含量，防止動脈粥狀硬化，同時還能擴張冠狀動脈，有利於預防高血壓及心肌梗塞的發生。

◆ **補腎壯陽**　蝦營養價值高，脂肪、微量元素和胺基酸含量尤其多，還含有荷爾蒙，有助於補腎壯陽。蝦卵的蛋白質含量也十分豐富，腎虛者可多食。

◆ **補充鈣質**　蝦殼中的鈣含量極為豐富，加之蝦肉質鬆軟易消化，是小兒補鈣的上好選擇。老年人常食蝦皮，不但可預防因缺鈣所致的骨質疏鬆症，對提高食欲和增強體質都很有療效。

◆ **通乳**　蝦的通乳作用較強，並且富含磷、鈣，對孕婦有補益功效。

◆ **其他功效**　蝦皮有鎮靜作用，常用來治療神經衰弱。

【中醫理論】

蝦性溫、味甘，具有補腎壯陽、通乳、安神的功效。主治陽痿、乳汁不下、神經衰弱等症。

【食法宜忌】

宜　◆為了提升蝦中牛磺酸的作用，可以搭配膳食纖維含量高的食物，尤其是水果類和海帶、紫菜等。

忌　◆色發紅、身軟、掉頭的蝦不新鮮，儘量不吃；腐敗變質蝦不可食。

◆蝦背上的蝦線（泥腸）應挑去不吃。

◆蝦忌與獐肉、鹿肉一同食用。

【人群宜忌】

宜　◆男性、中老年人、青少年、孕婦宜經常食用。

◆動脈硬化、高血壓、骨質疏鬆、缺鈣者宜經常食用。

忌　◆對蝦過敏者不宜食用。

◆過敏性鼻炎、支氣管炎、過敏性皮膚炎、有宿疾等患者不宜食用。

【選購要訣】

以個體適中，蝦殼有光澤，體表呈青色或青白色，蝦身周正，附肢完整，蝦殼不易翻開，在水中不時噴出氣泡者為佳。

保存須知

鮮蝦最好先焯水，然後立即放入冰箱冷凍室貯存，可使蝦的紅色固定，鮮味持久。但也要儘快食用，以免失去鮮味。

蝦仁則須擠入清水中，用竹筷順著一個方向攪打，直到蝦仁發白。將蝦仁瀝乾水分，再加入少許食鹽和太白粉、料酒，順一個方向攪打，直到太白粉在蝦仁上均勻附著為止，放入冰箱內保存。

食療處方

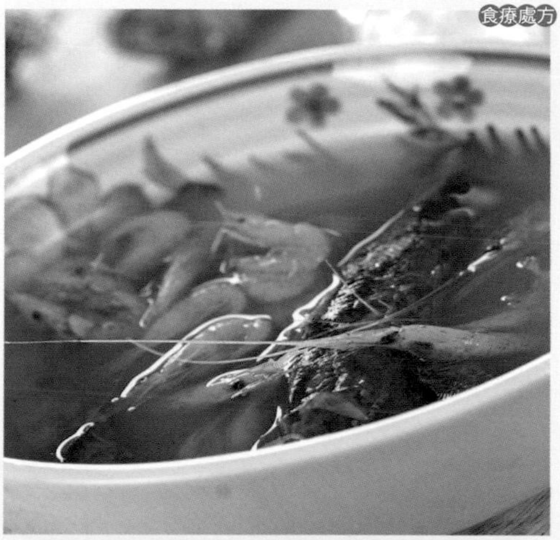

泥鰍河蝦湯

【材料】活河蝦、活泥鰍各100克，鹽少許，冷水適量。

【做法】

1.河蝦清洗乾淨；將泥鰍去內臟洗淨。

2.將河蝦、泥鰍一同放入鍋內，加適量水以文火煮熟，加鹽調味即成。

【功效】本方可治療腎虛腰痛、骨髓敗傷、腰膝痠痛、陽痿遺精等症。

營養素（每百克的含量）

熱量	三大營養素			膽固醇	膳食纖維	礦物質								
(千卡)	蛋白質(克)	脂肪(克)	碳水化合物(克)	(毫克)	(克)	鈣(毫克)	鐵(毫克)	磷(毫克)	鉀(毫克)	鈉(毫克)	銅(毫克)	鎂(毫克)	鋅(毫克)	硒(微克)
93	18.6	0.8	2.8	193	0	62	1.5	228	215	165.2	0.44	46	2.38	33.72

維生素						
維生素A(微克)	維生素 B_1(微克)	維生素 B_2(微克)	維生素 B_6(毫克)	維生素 B_{12}(微克)	維生素C(毫克)	維生素D(毫克)
15	20	70	0.12	1.9	0	123
維生素E(毫克)	生物素(微克)	維生素K(微克)	維生素P(微克)	胡蘿蔔素(毫克)	葉酸(微克)	泛酸(毫克)
0.62	0	0	0	0	23	3.8

牡蠣

海底牛奶

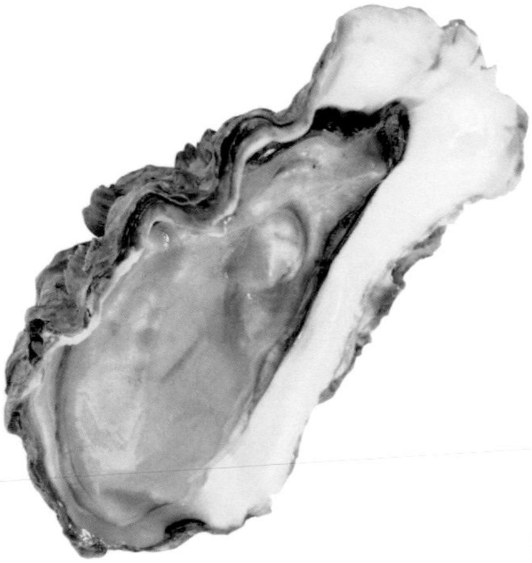

牡蠣 又名蠔、蠣黃、蠔白、海蠣子。全世界牡蠣大約有一百多種，漁民們現多於沿海搭架養殖。牡蠣肉質鮮美，營養價值很高，平均每100克生牡蠣中含有成年人一天所需動物蛋白質的1/2，並含有豐富的鈣、鐵、碘等礦物質，因此有「海底牛奶」的美譽。

【保健功效】

◆ **防癌抗癌** 經常食用牡蠣肉，可增加人體細胞內的穀胱甘肽含量。穀胱甘肽能迅速消除致癌的重要因子——氧自由基，防癌抗癌。

◆ **降脂降壓** 牡蠣中黏稠的部分是富含牛磺酸的胺基酸，牛磺酸可以促使脂溶性維生素迅速被吸收，同時降低膽固醇並促進膽汁的分泌，達到降血脂、降血壓的功效。

◆ **潤肺補腎** 牡蠣富含的鋅元素，是男性生殖系統裡至關重要的礦物質，可提高精子數量。

◆ **滋補強身** 牡蠣含有18種胺基酸、肝糖元、維生素B群和鈣、磷、鐵、鋅等營養成分，常吃可以提高機體免疫力。盛夏季節，牡蠣中的肝糖元含量特別豐富，肝糖元貯存在肝臟之中，作為體力或精力不足時的補充劑。

【中醫理論】

牡蠣有益胃生津、利腎水、延年益壽、細膚美容等眾多功效，對於遺精崩帶、胃痛泛酸、煩躁不眠、眩暈頭痛、肝脾腫大等病症也有著不錯的輔助治療功效。

【食法宜忌】

宜 ◆清洗牡蠣時，先要把外殼洗刷乾淨再取牡蠣肉，肉取出後要用清水浸泡片刻，再用鹽水反覆沖洗，這樣可以殺死大部分有害的微生物。

◆吃牡蠣時蘸點辣椒或者大蒜汁，既可提升牡蠣的鮮味，也可以幫助蛋白質吸收。

忌 ◆牡蠣中含有大量的微生物，儘量不要生吃。

【人群宜忌】

宜 ◆男性、中老年人宜經常食用。

◆體弱、血脂和血壓高者宜經常食用。

忌 ◆脾胃虛寒、胃潰瘍或慢性胃炎、痛風患者應少食。

【選購要訣】

鮮活的牡蠣，殼凸起面圓潤飽滿，有較重的手感，輕敲殼時馬上合起者為佳；無殼的牡蠣以汁液清冽無色者為佳；速凍的牡蠣應該選擇汁液為乳白色者。

保存須知

新鮮牡蠣很容易變質，最好是將肉取出，用保鮮袋密封放入冷凍室內保存。

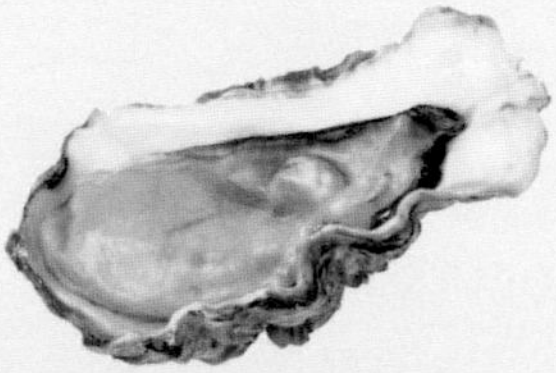

食療處方

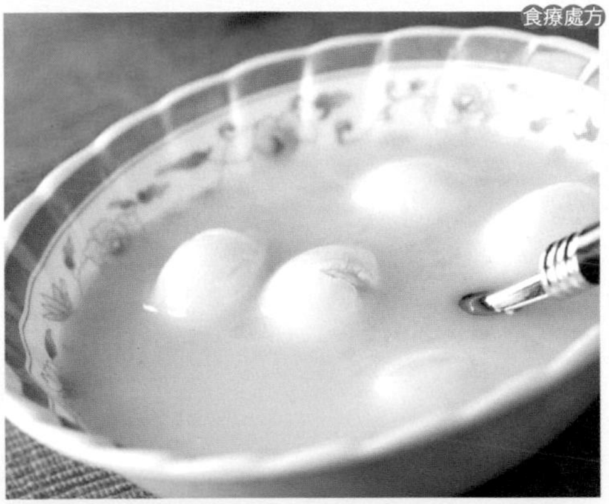

牡蠣粉煮鵪鶉蛋湯

【材料】牡蠣粉10克，鵪鶉蛋6個，冰糖15克，冷水3000cc。

【做法】

1.將冷水1500cc放進鍋內，將鵪鶉蛋放入，燒沸。煮熟鵪鶉蛋，用漏勺撈起，冷卻後剝殼待用；將冰糖打碎成屑，待用。

2.在鍋內加冷水1500cc，投入牡蠣粉燒沸，加入冰糖、鵪鶉蛋即成。

【功效】補血養顏，豐肌澤膚，消斑祛色素，補益脾胃，調中固腸。

營養素（每百克的含量）

熱量	三大營養素			膽固醇	膳食纖維	礦物質								
(千卡)	蛋白質(克)	脂肪(克)	碳水化合物(克)	(毫克)	(克)	鈣(毫克)	鐵(毫克)	磷(毫克)	鉀(毫克)	鈉(毫克)	銅(毫克)	鎂(毫克)	鋅(毫克)	硒(微克)
73	5.3	2.1	8.2	100	0	131	7.1	115	200	462.1	8.13	65	9.39	86.64

維生素						
維生素A(微克)	維生素B_1(微克)	維生素B_2(毫克)	維生素B_6(毫克)	維生素B_{12}(微克)	維生素C(毫克)	維生素D(毫克)
27	20	0.13	0	0	0	0
維生素E(毫克)	生物素(微克)	維生素K(微克)	維生素P(微克)	胡蘿蔔素(毫克)	葉酸(微克)	泛酸(毫克)
0.81	0	0	0	0	0	0

螃蟹
美味橫行

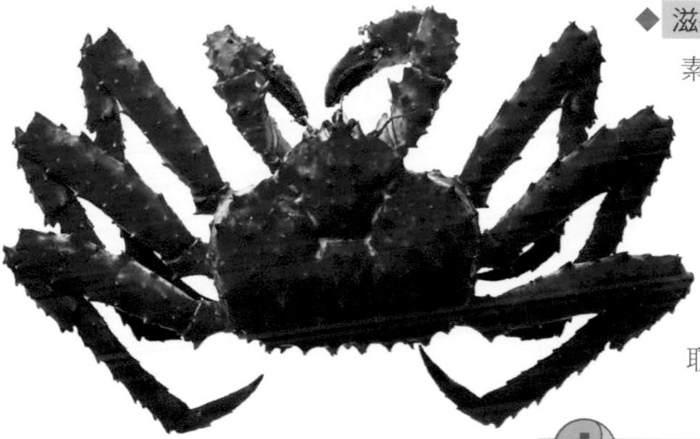

螃蟹 又名無腸公子、含黃伯。人們吃螃蟹有久遠的歷史，可以上溯到周朝。螃蟹是公認的食中珍餚，民間有「一盤蟹，頂桌菜」的民諺，直至今日，金秋時節，持蟹鬥酒，賞菊吟詩還是許多人的樂趣。蟹肉不但味奇美，且營養豐富，是一種高蛋白的補品，對身體健康很有益處。

【保健功效】

◆ **防癌抗癌** 螃蟹含特殊食物纖維成分，有防癌抗癌作用，而且易溶於水和酸性物質中，也容易被酸分解，極易被機體吸收。

◆ **防治結核病** 近年來研究發現，螃蟹中的某種成分還有抗結核作用，吃螃蟹對結核病的康復大有裨益。

◆ **化瘀通絡** 由於螃蟹具有通經絡、養筋活血的功效，對於外傷引起的瘀血、瘀青都有很好的治療作用。

◆ **滋補身體** 螃蟹含有豐富的蛋白質和微量元素，滋補功能甚佳。

◆ **其他功效** 螃蟹還有清熱解毒、滋肝陰、充胃液等多種功效。蟹殼的萃取物還具有清除體內致癌物質、重金屬，吸附脂肪，降低血脂，調節血壓，增加腸內益生菌幫助消化，降低鹽分攝取，抗血栓等功效。

【中醫理論】

螃蟹性寒、味鹹，具有清熱解毒、補骨填髓、養筋活血、通經絡、利肢節、續骨傷、滋肝陰、充胃液的功效。可治瘀血、損傷、黃疸、腰腿痠痛和風濕性關節炎等症。

【食法宜忌】

宜 ◆螃蟹的維生素含量比較低，可以搭配各種蔬菜一起食用，以提升整體的營養。

◆吃螃蟹須配以生薑、醋、蔥等調味品一同食用。

忌 ◆不吃死蟹、生蟹；不食用存放時間過長的熟蟹。

◆不能與茶水、柿子、蝸牛同食。

【人群宜忌】

宜 ◆骨折、外傷患者宜經常食用。

忌 ◆孕婦、脾胃虛寒者不宜多吃螃蟹，特別是蟹足。

◆患有傷風、發熱、胃痛以及腹瀉、消化道炎症，或潰瘍、膽囊炎、膽結石症、肝炎活動期的人都不宜食用。

◆患有冠心病、高血壓、動脈硬化、高脂血症的人應少吃或不吃蟹黃，蟹肉也不宜多食。

◆體質過敏的人不宜食用。

【選購要訣】

以外殼背呈墨綠色（顏色依種類而異），肚臍凸出，螯足上剛毛叢生，將螃蟹翻轉腹部朝天、能迅速用螯足彈轉翻回者為佳。

保存須知

活螃蟹很難保存，必須儘快食用。即使焯水後密封放入冰箱冷凍室內的，最好也在2～3天內食用。

食療處方

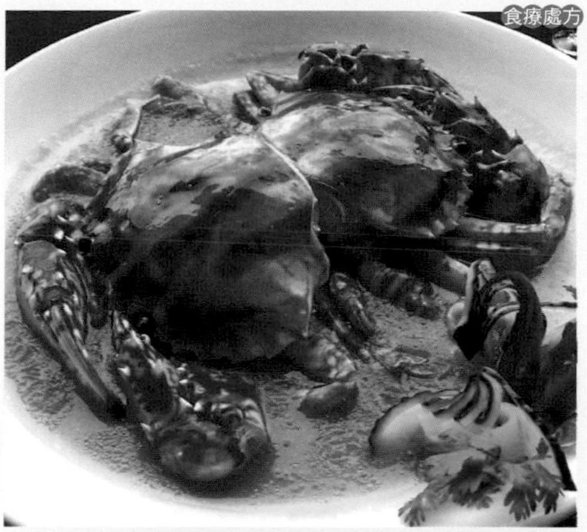

花雕蒸蟹

【材料】螃蟹1隻，花雕酒1大匙，清水3碗，蛋白4個，鹽適量。

【做法】

1.將蛋白、酒與鹽一起打勻，倒入平底盤上，將處理好的螃蟹置於盤內，再放入鍋中。

2.鍋內放水，蓋鍋蓋，先以中火蒸5分鐘，再轉大火蒸5分鐘即可。

【功效】強筋健骨，滋陰養肝。

營養素（每百克的含量）

熱量	三大營養素			膽固醇	膳食纖維	礦物質								
(千卡)	蛋白質(克)	脂肪(克)	碳水化合物(克)	(毫克)	(克)	鈣(毫克)	鐵(毫克)	磷(毫克)	鉀(毫克)	鈉(毫克)	銅(毫克)	鎂(毫克)	鋅(毫克)	硒(微克)
95	13.8	2.3	4.7	125	0	208	1.6	142	232	260	1.67	47	3.32	82.65

維生素						
維生素A(微克)	維生素B_1(微克)	維生素B_2(毫克)	維生素B_6(毫克)	維生素B_{12}(微克)	維生素C(毫克)	維生素D(毫克)
30	30	0.1	0.18	4.7	0	95
維生素E(毫克)	生物素(微克)	維生素K(微克)	維生素P(微克)	胡蘿蔔素(毫克)	葉酸(微克)	泛酸(毫克)
2.99	0	0	0	0	22	0.78

南瓜子
男性健康食品

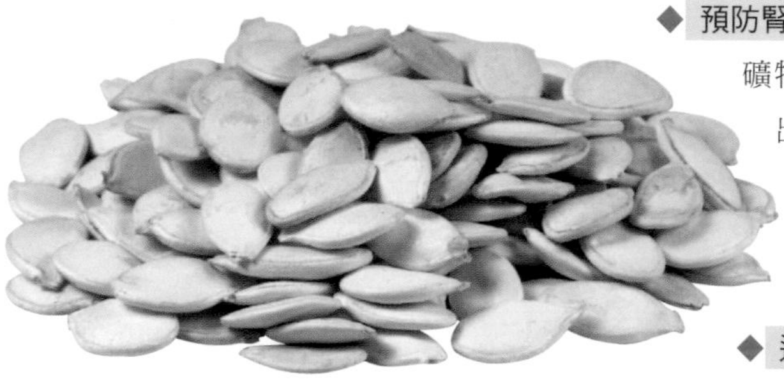

南瓜子　又名白瓜子、南瓜仁，是葫蘆科植物南瓜的種子。除炒食外，還可榨油、磨粉和入藥等。南瓜子營養豐富，含油量高，炒熟後滋味鮮香，頗受人們的歡迎。目前，由於其對人體防疾病、抗衰老和攝護腺的保健作用，南瓜子的商品開發越來越受到重視，市場上已有許多以南瓜子為主要原料的保健食品。

【保健功效】

◆ **增強精子質量**　南瓜子含有豐富的鋅，對於提高男性精子的品質有很大的幫助，可治男子不孕症。

◆ **促進性欲**　南瓜子含有大量的維生素Ｂ群、維生素Ｅ、維生素Ｆ及蛋白質，有激起性欲、引發性衝動的功效。

◆ **保護攝護腺**　南瓜子富含脂肪酸，經常食用可促進攝護腺分泌激素，保持良好功能。南瓜子所含的活性成分可消除攝護腺炎初期的腫脹，有預防攝護腺癌的作用。

◆ **預防腎結石**　南瓜子中有大量磷，常吃可防止礦物質在人體泌尿系統凝結，使之隨尿排出體外，達到預防腎結石的目的。

◆ **驅蟲殺蟲**　南瓜子有殺滅寄生蟲的作用，能治絛蟲病、蛔蟲病，也是血吸蟲患者的首選食療之品。

◆ **通乳**　南瓜子是通乳良藥，取南瓜子加白糖搗爛，早晚空腹以開水飲服，幾天內見效。

◆ **舒緩神經**　在高溫環境或從事精神緊張工作的人，需要大量的維生素Ｂ群，隨時嚼食南瓜子，能緩解精神緊張，並提高耐熱能力。

【中醫理論】

南瓜子味甘、性平，有補中益氣、消炎止痛、解毒殺蟲的功能。

【食法宜忌】

宜 ◆剝殼取仁，入口細嚼後連唾液嚥下，這樣對人體健康更為有益。

忌 ◆炒南瓜子時不要調味過重，避免破壞其原有的營養成分。

◆莫將南瓜子放在嘴裏用唾液浸濕，避免消耗太多津液，要用牙齒邊嗑邊吐殼，最好用手剝殼。

◆南瓜子一次不要吃得太多，每次50克左右為宜，否則可能導致頭昏。

【人群宜忌】

宜 ◆男性，特別是中老年男性宜常食用。

◆少年兒童以及居住在湖區的人群宜適當食用。

忌 ◆胃熱病人忌多食。

【選購要訣】

以顏色金黃、果仁個大肉厚、形狀對稱、質地乾燥、不傷不爛者為佳。

保存須知

炒熟的南瓜子最好放在乾燥通風處，一般能保存2個月以上。新鮮南瓜子不易保存，可洗淨後曬乾儲藏。

食療處方

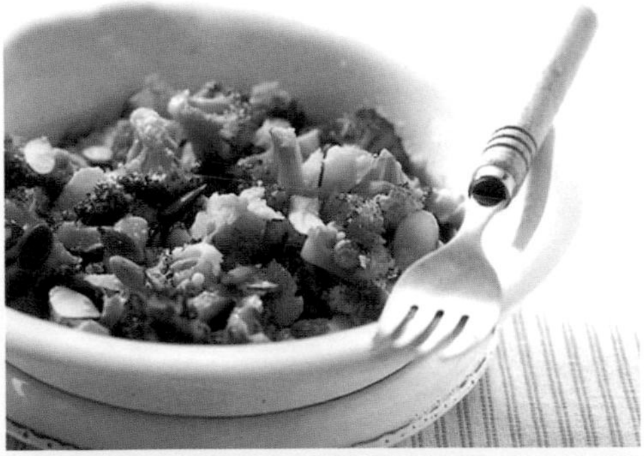

南瓜子青花菜

【材料】青花菜200克，花菜50克，洋蔥1/4個，乳酪2匙，橄欖油3匙，南瓜子仁2匙，杏仁片1匙，西芹粉1匙，生奶油50cc，鹽、胡椒粉少許。

【做法】

1.青花菜和花菜切掉梗，留花朵部分掰小朵，入沸水焯一下；洋蔥切絲。

2.把上述材料裝在烤盤內，撒上橄欖油、鹽、胡椒粉和生奶油，在180℃的烤爐中烤20分鐘。

3.表面變軟後取出撒上南瓜子仁、杏仁、乳酪，再烤5分鐘後撒上西芹粉即可。

【功效】補中益氣，消食健胃。

營養素（每百克的含量）

熱量（千卡）	三大營養素 蛋白質（克）	脂肪（克）	碳水化合物（克）	膽固醇（毫克）	膳食纖維（克）	礦物質 鈣（毫克）	鐵（毫克）	磷（毫克）	鉀（毫克）	鈉（毫克）	銅（毫克）	鎂（毫克）	鋅（毫克）	硒（微克）
520	35.1	31.8	8	0	4.9	235	6.7	670	102	20.6	1.11	2	2.57	2.78

維生素A（微克）	維生素B_1（毫克）	維生素B_2（毫克）	維生素B_6（毫克）	維生素B_{12}（微克）	維生素C（毫克）	維生素D（毫克）
0	0.15	0.15	0	0	0	0
維生素E（毫克）	**生物素（微克）**	**維生素K（微克）**	**維生素P（微克）**	**胡蘿蔔素（毫克）**	**葉酸（微克）**	**泛酸（毫克）**
13.25	0	0	0	0.47	0	1.5

附錄　五色營養TOP10

黑色營養食物 TOP10

甲魚

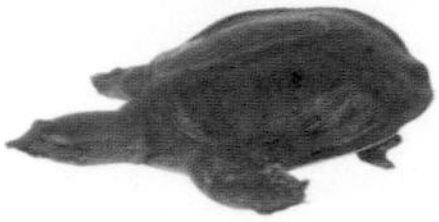

海帶

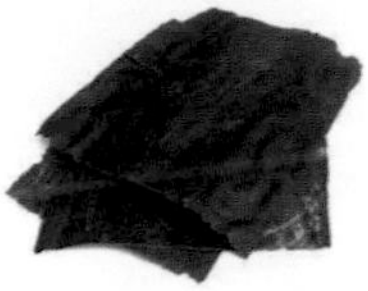

烏骨雞

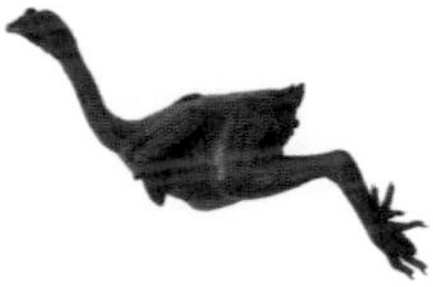

海參

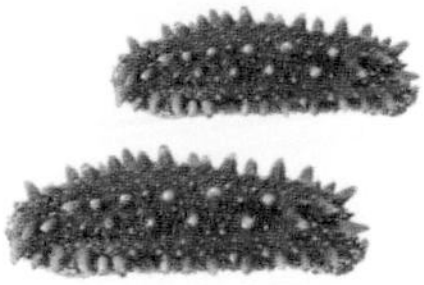

黑芝麻

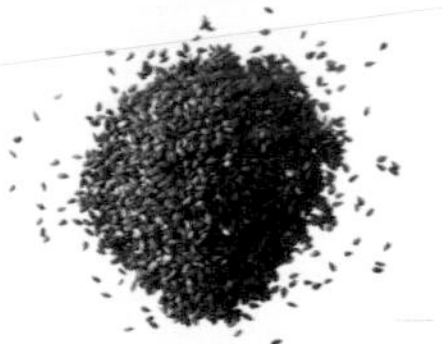

紫葡萄

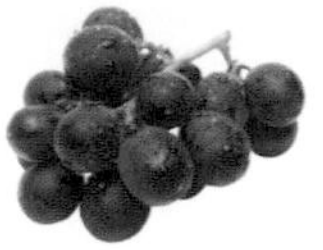

黑米

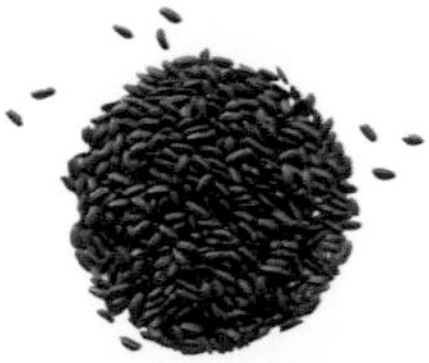

烏梅

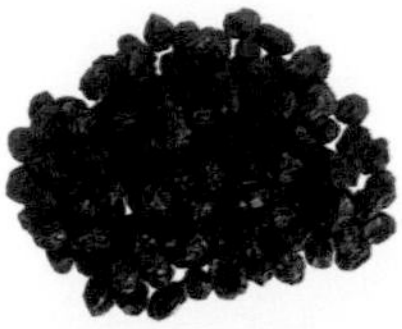

黑木耳

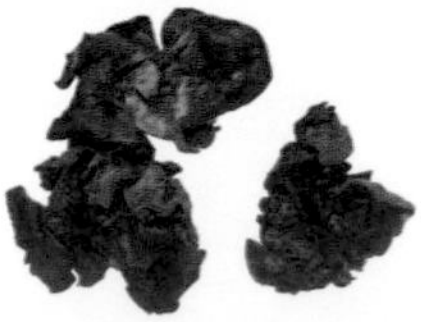

茄子

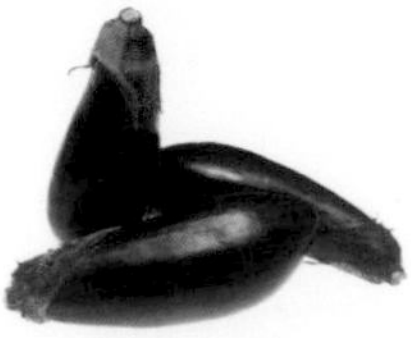

綠色營養食物 TOP10

蘆薈

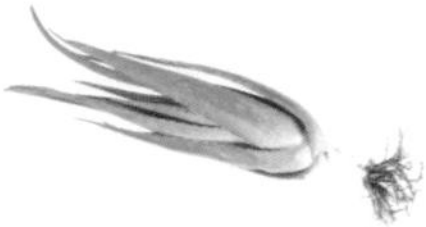

大白菜

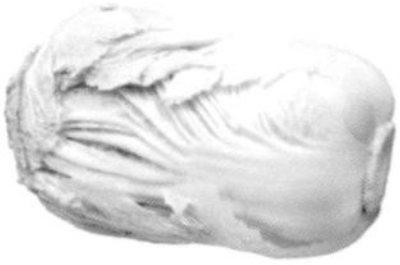

黃瓜

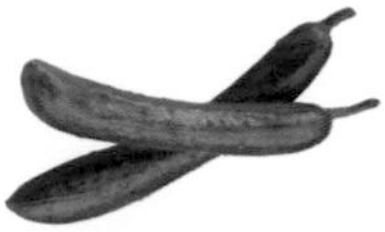

菠菜

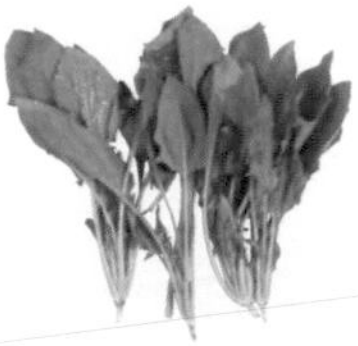

奇異果

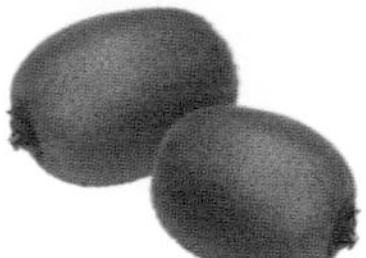

綠豆

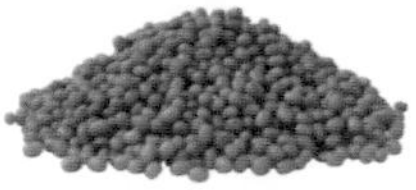

蘆筍

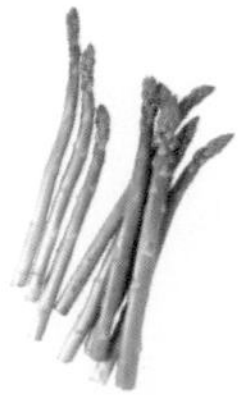

綠茶

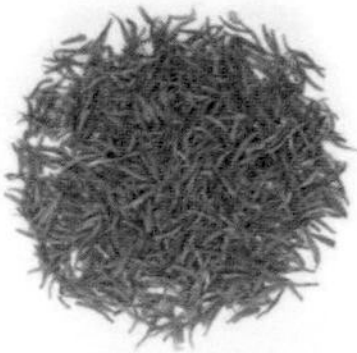

大蔥

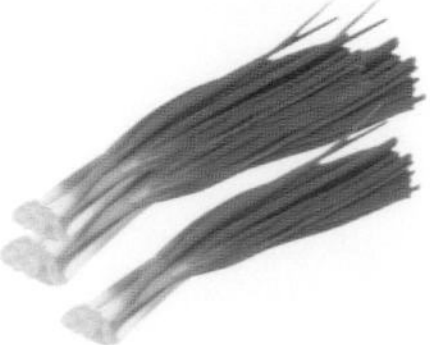

生菜

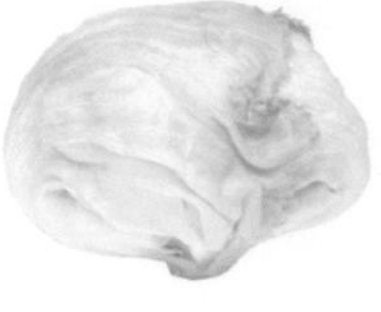

紅色營養食物 TOP10

番茄

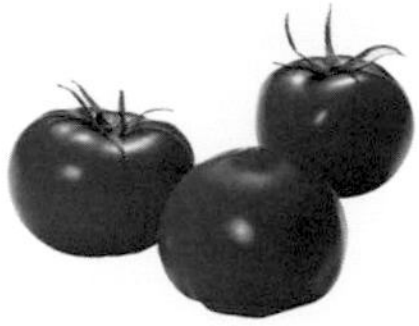

枸杞

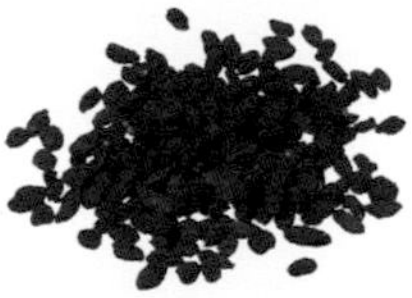

蘋果

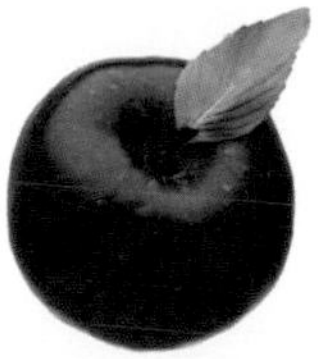

紅薯

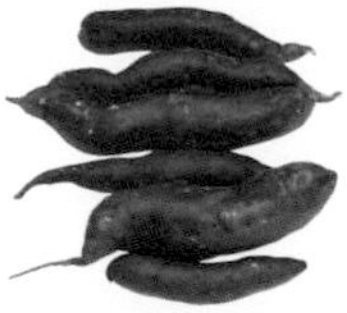

櫻桃

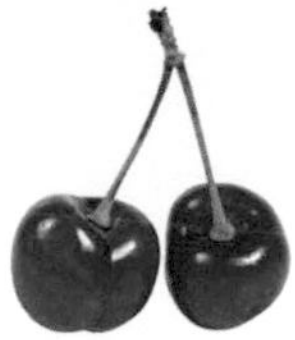

西瓜

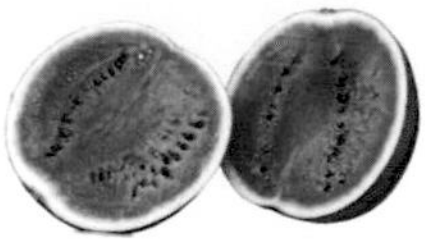

草莓

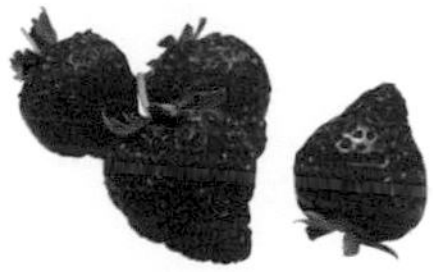

牛肉

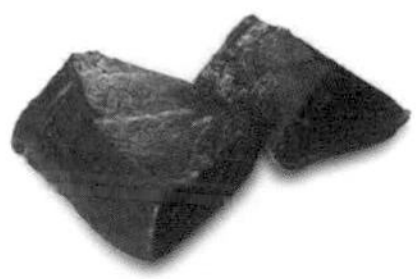

紅棗

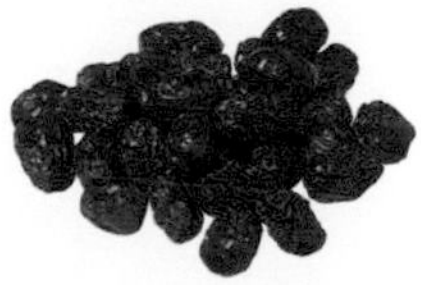

紅酒

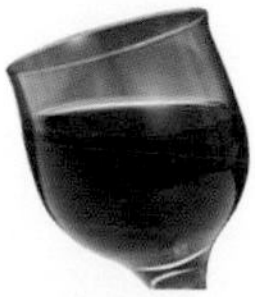

黃色營養食物 TOP10

黃豆

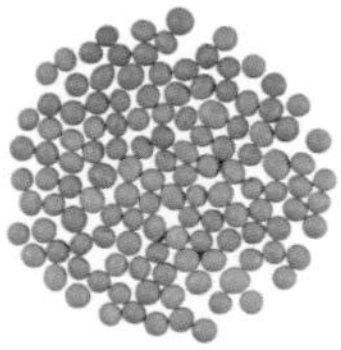

柳橙

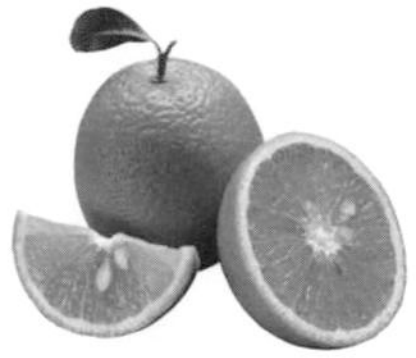

雞蛋

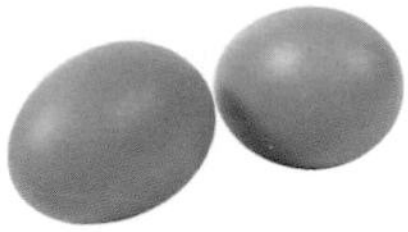

薑

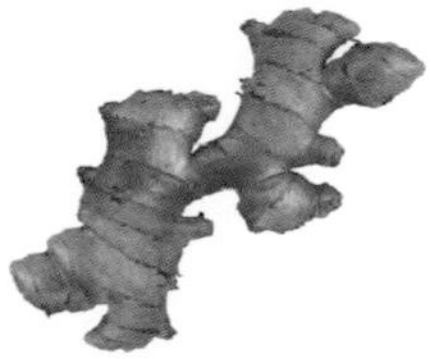

胡蘿蔔

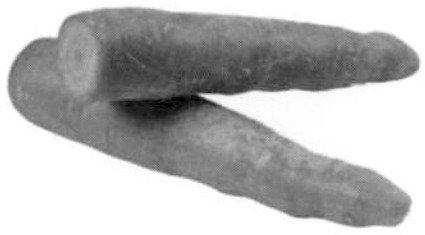

金針菇

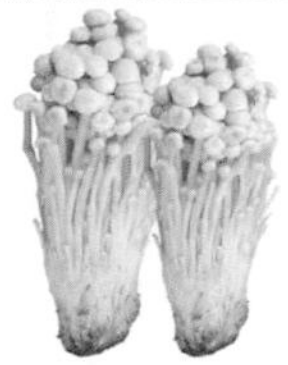

玉米

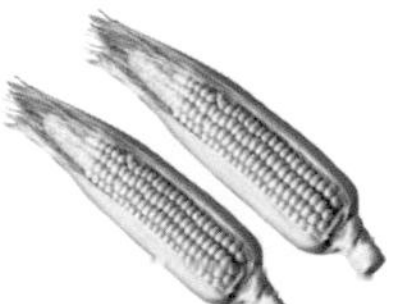

南瓜

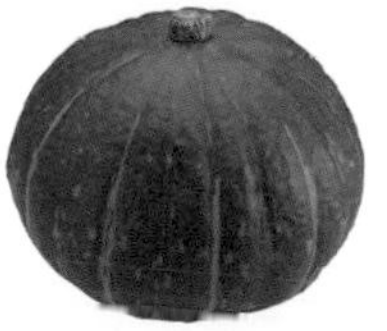

木瓜

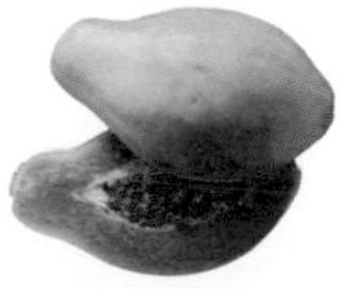

馬鈴薯

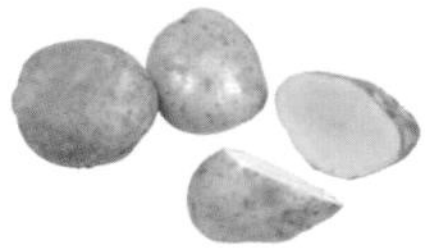

白色營養食物 TOP10

牛奶

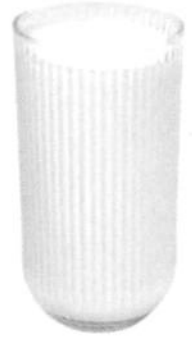

蘿蔔

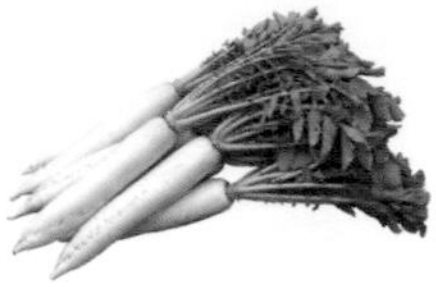

大蒜

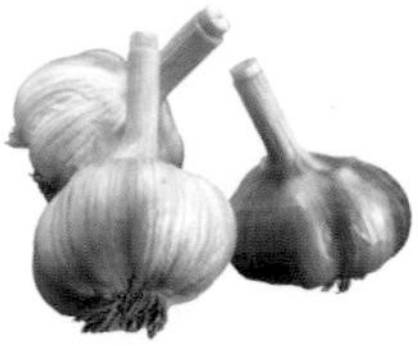

燕麥

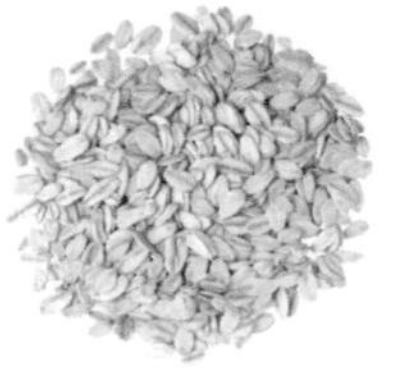

豆腐

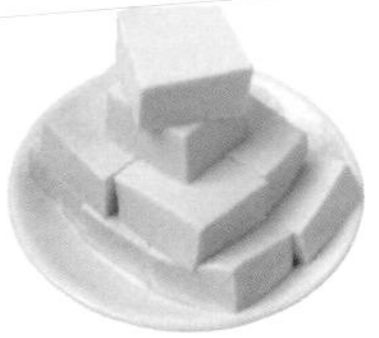

百合

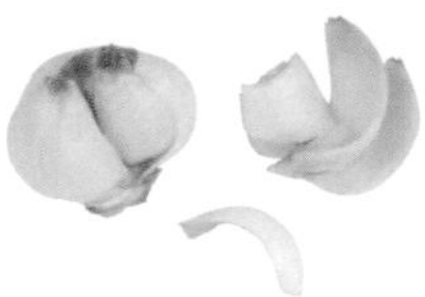

銀耳

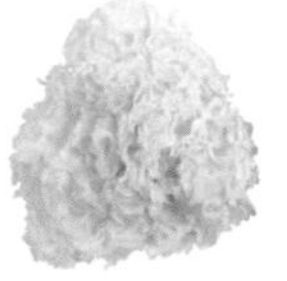

杏仁

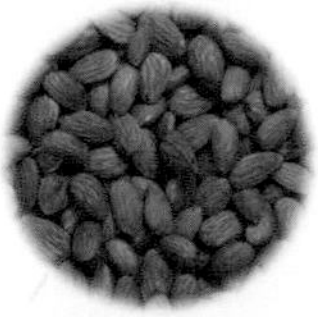

蓮藕

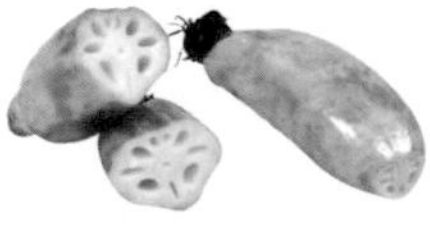

冬瓜

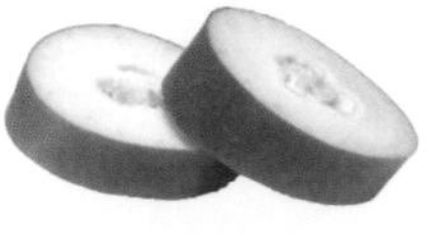

名詞解釋

① 旺火，也叫武火、急火、大火；旺火的火柱高高伸於烹鍋的外面，火焰高而安定，呈黃白色，光度明亮，熱氣逼人，一般用於需快速燒滾的食材。

② 煲，是長時間小火煮，且直接受熱的烹調方式。但是材料的體積比較大，除了主料外，配料不只是單一種，而且讓多項材料由燒煮的過程，使香氣與香味融合成濃郁的一種湯。它和清湯不同的地方，在於燒煮過程中一直都加蓋，採小火直到食物燒成軟爛為止。在容器的選擇上，是採用砂鍋、陶鍋這類保溫力強的鍋，以防止湯汁快速耗乾減少，並使食物的香鮮凝聚，口感格外濃醇帶勁，完全不同於快煮速成的清湯。

③ 米粒上有裂紋者叫爆腰。

④ 牛百頁是牛的內臟之一，即牛隻胃部中的第三個間隔瓣胃（omasum），可以作食物材料，一般用作火鍋、炒食等用途。

⑤ 生抽、老抽是廣東話，指的是淡色醬油和深色醬油。生抽顏色較淡、味道較鹹，一般被拿來用做烹調用。老抽是深色醬油，顏色較深，嚐起來卻沒那麼鹹，一般被用做滷肉上色之用。

⑥ 瓦煲是指小砂鍋。

⑦ 糖桂花或稱桂花醬、桂花滷。

⑧ 焯水（水煮），又稱「水鍋」，是熟處理最普遍的方法，把待加工的材料放進水鍋加熱成半生不熟的狀態後，取出，切好，再進行烹調。

⑨ 卡士達粉（Custard Powder）又稱為蛋黃粉，原本是白色的粉末，聞起來有些類似香草粉的味道，只要加入少量液體混和，就會變成如蛋黃般的顏色且呈濃稠的麵糊狀。用於西點多為製作布丁或泡芙內餡，中點則多取其色如千層糕。

⑩ 煮沸的開水自然冷卻到攝氏20~25度即涼開水。

⑪ 旋刀塊又叫菱形塊，是指將較細長的食材，如青蒜、蔥、蘆筍等，切斷其纖維，而成小型的塊狀方法，爆炒後就會變成片。

⑫ 植物失去水分，葉片及葉柄會皺縮下垂，叫做萎蔫。

⑬ 明油，又稱尾油，它是在菜肴烹製勾芡後，根據成菜的具體情況淋入的油脂，如雞油、薑蔥油、麻油、蒜香油、泡椒油等。

C O P Y R I G H T

文經社

文經家庭文庫 C170

五色營養

國家圖書館出版品預行編目資料

五色營養/〈家庭書架〉編委會 著.
第一版. 臺北市：文經社, 2009. 04
面 ； 公分 --（家庭文庫；C170）
ISBN 978-957-663-564-9（平裝）
1.營養 2.食物
411.3 98004237

文經社網址：
http://www.cosmax.com.tw/
www.facebook.com/cosmax.co
或「博客來網路書店」查尋。

Printed in Taiwan

著 作 人：〈家庭書架〉編委會
監　　修：潘懷宗
發 行 人：趙元美
社　　長：吳榮斌
企劃編輯：羅煥耿
美術設計：普林特斯資訊有限公司
出 版 者：文經出版社有限公司
登 記 證：新聞局局版台業字第2424號

總社・編輯部
社　　址：10485 台北市建國北路二段66號11樓之一
電　　話：（02）2517-6688
傳　　真：（02）2515-3368
E-mail：cosmax.pub@msa.hinet.net

業務部
社　　址：24185 新北市三重區光復路一段61巷27號11樓A
電　　話：（02）2278-3158・2278-2563
傳　　真：（02）2278-3168
E-mail：cosmax27@ms76.hinet.net
郵撥帳號：05088806文經出版社有限公司

新加坡總代理：Novum Organum Publishing House Pte Ltd.
TEL：65-6462-6141
馬來西亞總代理：Novum Organum Publishing House (M) Sdn. Bhd.
TEL：603-9179-6333
印 刷 所：通南彩色印刷有限公司
法律顧問：鄭玉燦律師（02）2915-5229
定　　價：新台幣 300 元

發 行 日：2009年 4 月 第一版 第 1 刷
2012年 4 月 第 10 刷